AF500107

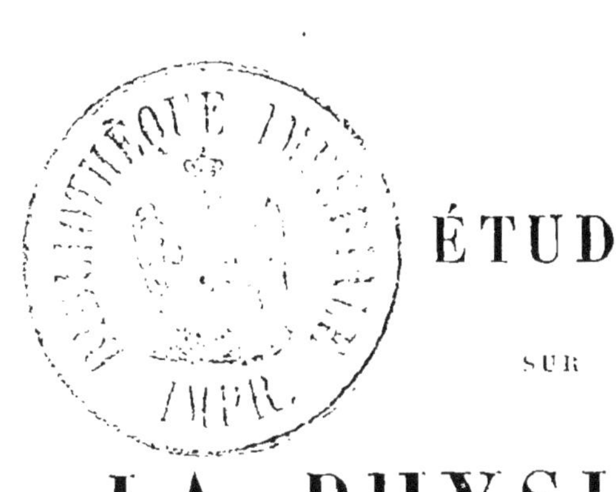

ÉTUDE

SUR

LA PHYSIOLOGIE

DE LA PREMIÈRE ENFANCE

DU MÊME AUTEUR :

RELATION D'UN CAS DE CONTRACTURE DES MEMBRES INFÉRIEURS (*Journal de la Société des sciences médicales et naturelles de Bruxelles*, Janvier 1858).

CONSIDÉRATIONS PRATIQUES SUR LE DIAGNOSTIC DES TUMEURS DE L'ABDOMEN CHEZ LES ENFANTS (Bruxelles, 1858, broch. in-8°).

CINQ OBSERVATIONS DE GUÉRISON DU CROUP PAR LA TRACHÉOTOMIE (*Presse médicale belge*, 1860).

ÉTUDES D'ANATOMIE ET D'HISTOLOGIE PATHOLOGIQUES (*Annales de la Société anat.-patholog. de Bruxelles*. 1859, 1860-61-62).

Prochainement :

ÉTUDE SUR LA PATHOLOGIE DE LA PREMIÈRE ENFANCE.

RECHERCHES CLINIQUES ET EXPÉRIMENTALES SUR UN MOYEN DE PRODUIRE LA DÉGLUTITION FORCÉE.

ÉTUDE

SUR

LA PHYSIOLOGIE

DE LA PREMIÈRE ENFANCE

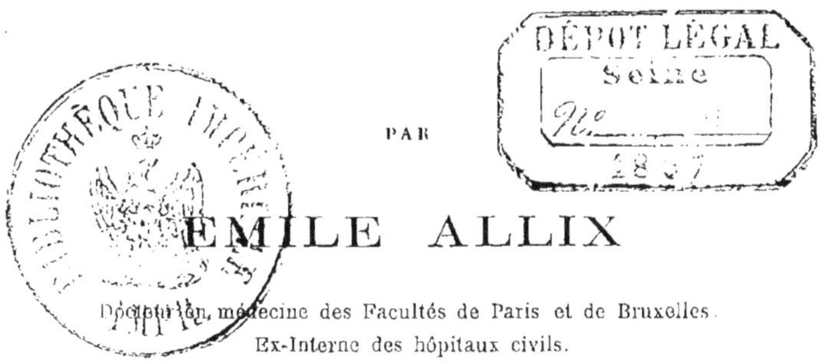

PAR

ÉMILE ALLIX

Docteur en médecine des Facultés de Paris et de Bruxelles.
Ex-Interne des hôpitaux civils.

PARIS

VICTOR MASSON ET FILS

LIBRAIRES-ÉDITEURS

Place de l'École-de-Médecine

1867

A

L'UNIVERSITÉ LIBRE DE BRUXELLES

Faible témoignage de ma vive gratitude envers elle, et de mon ferme attachement au principe de liberté dont elle est une fondamentale et éclatante expression.

E. A.

De la naissance au terme naturel de son existence, l'homme traverse une série de transformations graduelles qui ont permis d'établir, dans la durée de son évolution, des divisions assez tranchées, correspondant d'une manière générale aux périodes d'accroissement (*enfance* et *jeunesse*), d'état stationnaire ou de complet développement (*virilité*), et de décroissance (*vieillesse*).

Chacun de ces âges offre un ensemble particulier de phénomènes organiques, fonctionnels et pathologiques. Ils se succèdent l'un à l'autre par degrés insensibles, de sorte que s'il est toujours facile de distinguer nettement la jeunesse de la virilité confirmée, il est en même temps difficile de saisir la limite qui sépare l'origine de ce dernier âge de la fin du premier. Aussi, les divisions admises dans la science sont-elles toutes un peu conventionnelles et variables. Suivant que l'on a attaché une importance plus ou moins grande aux caractères différentiels de second et de troisième ordre, on a multiplié ou simplifié le nombre des périodes de l'existence. Je n'ai pas à parler de ces classifications diverses et à faire un choix parmi elles; il me suffira de dire que, par l'expression *premier âge* ou *première enfance*, je désigne dans le cours de cette étude la période qui s'étend de la naissance à la fin de la deuxième ou au commencement de la troisième année, c'est-à-dire de la naissance au moment où la dentition primitive est terminée et où le nouvel être a acquis assez de développement pour participer avec activité à la vie de relation. La première enfance, *infantia*, a été subdivisée par Hallé en trois stades : 1° de la naissance à un ou deux mois ; 2° de deux mois à deux ans ; 3° de deux à sept ans. Ce sont les deux premiers stades réunis de l'*infantia* qui m'occuperont principalement, le troisième accessoirement et par comparaison avec les deux autres.

L'enfant a sa manière d'être et sa santé propres. C'est la démonstration et l'analyse de cette vérité que j'ai eu pour objet dans ce travail, cherchant à le faire avec concision et clarté, tout en mettant mon attention à être aussi complet et exact que possible.

Lorsque j'ai commencé cette étude, elle ne devait pas, dans ma pensée, avoir l'étendue que, presque malgré moi, je lui ai vu prendre bientôt. Elle devait seulement servir d'introduction à un exposé des dangers que l'alimentation insuffisante, par suite de difficultés ou d'impossibilités dans la succion et la déglutition, entraîne chez les jeunes enfants. Je désirais, avant d'aborder ce point spécial de pathologie, bien déterminer la prépondérance extrême des actes de nutrition chez les nouveau-nés ; mais je me suis promptement aperçu que, pour cela, il me fallait dépasser les limites restreintes d'une simple introduction. Dès lors, j'ai ajourné à un autre moment le sujet que j'avais d'abord en vue, et qui se rattache à la question de la mortalité par inanition chez les nouveau-nés, question d'un intérêt si poignant et d'une importance pratique si grande.

Pendant plus de trois années j'ai eu à donner mes soins,

comme externe et comme interne, à un nombre sans cesse renouvelé d'enfants de tous les âges, dans le service de médecine et de chirurgie, et à la consultation quotidienne que dirige M. le docteur Henriette à l'hôpital Saint-Pierre de Bruxelles. Je continuerais peut-être encore à remplir ces modestes et laborieuses fonctions si j'avais pu n'écouter que mon goût personnel et la satisfaction ressentie d'être utile à ces petits malades. Il me semble, en effet, impossible de vivre quelque temps avec eux sans s'y attacher vivement. Vous vous efforcez de les comprendre, ils vous apprennent à les aimer. Ils sont faibles et pourtant capables souvent de plus d'énergie que les forts; ils sont petits et parfois il semble que l'affection, sinon la raison, a plus de prise sur eux que sur les grands. Et comme ils savent, ces ignorants naïfs, d'un sourire vous récompenser du bien que vous avez pu leur faire! Durant mon long séjour parmi eux, j'ai voulu me rendre compte de leurs besoins, des caractères de leurs actes organiques en état de santé et de maladie, et j'ai ainsi réuni en grande partie les faits et les observations qui ont été le point de départ de ce travail.

J'ai naturellement divisé mon sujet en autant de chapitres que les phénomènes biologiques comprennent de modes d'actions complexes ou de fonctions. Ainsi, après avoir en quelque sorte défini l'organisme de l'enfant et l'avoir montré dans son ensemble se développant avec énergie et rapidité, j'examine successivement les actes de *respiration*, de *circulation*, de *digestion* et d'*absorption*, de *sécrétion*, de *nutrition* proprement dite, dont l'ensemble constitue la vie végétative et assure la conservation de l'individu. Les fonctions de relation ou de la vie animale, c'est-à-dire les sensations, les mouvements et les modes d'expression de l'enfant, sont étudiées dans un dernier chapitre sous le titre d'*innervation*. Je n'avais pas à parler des actes concernant la vie de l'espèce.

J'ai fait précéder l'examen de chaque grande fonction de quelques données sur la structure de l'appareil principal qui lui correspondait. La vie est l'organisme en mouvement ; l'anatomie est la base nécessaire de la physiologie.

Je voulais ensuite présenter, sous un point de vue général, les rapports qui unissent l'ordre physiologique à l'ordre pathologique, dans cet âge de la vie où la mortalité malheureusement effrayante appelle la réflexion et les efforts de tous ; mais il m'eût fallu pour cela étendre outre mesure cette étude qui, je le crains, paraîtra déjà bien longue telle qu'elle est. La pathologie infantile sera donc de ma part l'objet d'un résumé complémentaire spécial, d'une publication nouvelle — et prochaine, je l'espère.

ÉTUDE

SUR

LA PHYSIOLOGIE

DE LA PREMIÈRE ENFANCE.

« Chez les enfants, la nature prodigue des forces dont les pertes exigent une prompte réparation... »

P. J. Barthez, *Nouveaux éléments de la science de l'homme*, 3e édit., t. II, p. 177.

CHAPITRE PREMIER.

Vitalité et développement de l'enfant.

I. — VIE VÉGÉTATIVE ET VIE ANIMALE.

Si pour l'homme adulte « vivre c'est en même temps changer et demeurer sans cesse »[1], pour l'enfant vivre c'est à la fois changer et s'accroître constamment. Ce qui caractérise en effet ce premier terme de l'existence, c'est l'activité des fonctions nutritives et la prédominance considérable du mouvement de composition sur le mouvement de décomposition, d'où l'accroissement rapide du volume du corps. Cet accroissement n'a pas lieu dans tous les organes d'une manière simultanée et égale. Les changements qu'il détermine sont en général d'autant plus prompts, d'autant plus marqués, que l'enfant est plus jeune.

La vie intra-utérine est purement végétative. Dès que l'em-

1. H. Royer-Collard, *Cours d'hygiène*, in *Gazette médicale*, Paris, 1848, p. 724.

bryon est créé et qu'il a absorbé les matériaux qui lui sont fournis par la vésicule ombilicale et l'allantoïde, il emprunte au sang de la mère toute sa nourriture; les contractions du cœur maternel envoient le sang dans le placenta où les racines vasculaires du cordon le puisent, pour le transmettre au centre circulatoire et de là dans toutes les parties de l'organisme du fœtus. Les principes nécessaires au développement de ce dernier lui arrivent à travers le placenta, déjà élaborés par la digestion, la respiration et la circulation de la mère. Pour être assimilés, ils n'ont pas besoin de subir de nouvelles préparations; ils entrent dans le système vasculaire du fœtus sans passer par les appareils digestif et pulmonaire encore inactifs, et pénètrent, après une simple dialyse, les organes délicats à la nutrition desquels ils sont destinés. Le mécanisme des appareils qui servent le travail de composition est donc extrêmement simplifié à cette époque. Le travail de désassimilation, celui qui enlève et rejette les molécules devenues inutiles ou même nuisibles à l'économie après en avoir fait partie constituante, l'exhalation, toutes les sécrétions, sont, chez le fœtus, presque entièrement nulles, en ne considérant que les organes qui deviendront plus tard les supports de ces fonctions; de sorte que la vie végétative, avant la naissance, présente ceci de remarquable: qu'elle est concentrée sur les actes de nutrition d'où résulte l'accroissement, laissant en repos ceux qui servent la désassimilation afin de rendre l'accroissement plus rapide et plus énergique. Un seul organe, le placenta, remplace à peu près tous les appareils de désassimilation, jusqu'à ce que le nouvel être soit appelé à se composer et à se décomposer dans le milieu aérien.

Après la naissance, lorsque l'enfant peut entrer par l'intermédiaire des sens en relation avec le monde extérieur, la vie animale entre en exercice, d'abord d'une façon obscure et indécise, peu à peu avec assurance et bien-être, tout en restant néanmoins dominée par la vie végétative.

« Toute sensation, dit Bichat dans son beau livre sur la vie et la mort, suppose une comparaison entre l'état actuel et l'état passé. Si l'atmosphère était à un degré invariable de température, nous ne distinguerions pas ce degré. » Or, jusqu'à la naissance, l'enfant ne saurait percevoir de sensations générales et, ses sens n'étant pas en rapport avec leurs excitants particuliers, il ne saurait non plus éprouver de sensations spéciales; il ne peut avoir conscience du milieu dans lequel il se nourrit, ses mouvements sont purement automatiques et d'ordre réflexe. C'est lorsque l'enfant est né que la vie animale se manifeste, et que graduellement ses organes s'appliquent à établir entre eux et l'extérieur des relations de plus en plus nombreuses et précises. Il apprend à toucher, à voir, à entendre, à sentir, à goûter; les moyens d'expression se perfectionnent, il commence à marcher seul et à parler, les facultés intellectuelles et affectives se révèlent par des actes de jour en jour plus conscients et plus complexes.

Mais cette éducation merveilleuse de la vie animale qui se fait en lui est subordonnée à l'accomplissement du travail de la vie végétative, dont l'importance a doublé, dont le rôle actif s'est considérablement accru. Plusieurs organes qui ne fonctionnaient pas avant la naissance entrent alors en jeu, et ceux qui agissaient déjà cessent, augmentent ou modifient leur action. Ainsi, la respiration pulmonaire et cutanée, la digestion stomacale et intestinale, une grande partie des sécrétions et des excrétions, rendues indispensables par le nouveau milieu où le jeune être doit vivre désormais, s'établissent à la naissance.

Ces fonctions nouvelles atteignent-elles subitement la perfection qu'elles auront par la suite? leurs instruments agissent-ils sans hésitation avec une facilité égale à celle qu'ils montreront dans les périodes suivantes? Bichat le pensait, voyant en cela une différence essentielle entre les organes de la vie végétative, qui n'auraient pas besoin d'être exercés pour agir parfaitement, et ceux de la vie animale auxquels un exercice prolongé est nécessaire pour fonctionner avec certitude. Prise dans un sens aussi absolu, l'opinion de Bichat n'est pas tout à fait admissible. L'observation apprend que plus l'enfant est jeune, moins ses organes sont achevés et moins ses fonctions, en général, sont régulières, sa vitalité étant d'ailleurs déjà très-énergique; que les premiers jours de l'existence aérienne sont employés à établir les modifications anatomiques nécessitées par le nouveau mode de nutrition; que la respiration et l'hématose sont d'abord imparfaites, la masse du sang ne traversant pas en totalité les poumons; que le trou de Botal, le canal artériel et le canal veineux n'étant pas encore oblitérés, établissent dans la circulation des particularités qu'elle ne présentera pas plus tard; que l'aliment naturel de l'enfant naissant diffère un peu de ce qu'il sera les premiers jours écoulés, le colostrum que le nourrisson trouve en petite quantité au sein de sa mère n'ayant ni les caractères physiques et chimiques, ni le pouvoir nutritif du lait sécrété bientôt abondamment; que la tendance au refroidissement est extrême au début de la vie extra-utérine, ce qui provient non-seulement de ce que le volume du corps est à son minimum, mais aussi de ce que la nutrition n'a pas toute l'activité qu'elle ne tardera pas à montrer, — la diminution du poids du corps au début de l'existence nouvelle le prouve encore évidemment mieux que tout le reste. On voit donc que tous les appareils de la vie végétative de l'enfant n'agissent pas ordinairement dès la naissance avec une entière perfection, et que pour cela une sorte d'éducation leur est utile à eux comme à ceux de la vie animale. Seulement, tandis que pour les derniers cette éducation se fait attendre et se prolonge dans un âge éloigné, elle se fait rapidement pour les premiers, qui trouvent, grâce à la sollicitude naturelle de la mère dont le nouveau-né dépend tant que la lactation n'a pas achevé l'œuvre commencée pendant la gestation, les conditions matérielles indispensables à leur complet exercice.

Ainsi, le mouvement de composition ou d'assimilation prédomine de beaucoup sur le mouvement opposé, ce que démontrent l'accroissement de tout l'organisme, l'apparition prochaine d'organes tels que les dents qui étaient cachées à l'état de germes, et surtout l'augmentation progressive et très-rapide du poids et des dimensions du corps durant le premier âge. Les phénomènes de la circulation, de l'absorption, des mutations chimiques, de la respiration, ont chez l'enfant une activité infiniment plus grande que chez l'adulte et *a fortiori* que chez le vieillard. Les matériaux solides de nature organique et de nature minérale s'accumulent; mais les liquides abondants, qui pénètrent tous les tissus, lui donnent une consistance assez faible et une sorte de turgescence.

La vitalité, dont le degré, observe très-bien M. Barrier, a pour mesure la quantité du mouvement qui s'opère dans les organes, est exubérante ou du moins très-grande dans l'enfance, et ses instruments délicats.

« En vertu de ces deux conditions, la manifestation la plus normale des phénomènes vitaux, comparée à celle de l'âge moyen, est extrêmement voisine de l'état anormal, de l'état de maladie [1]. »

II. — ACCROISSEMENT DE LA TAILLE.

Pour montrer combien l'accroissement est rapide dans la première enfance, les indications qui résultent des recherches de plusieurs physiologistes doivent être rappelées.

Chaussier a trouvé que, dans la période embryonnaire, la croissance était chaque mois de 2 pouces, et a ainsi évalué, terme moyen, à 18 pouces, ou 490 millimètres, la taille de l'enfant au moment de la naissance.

Billard a mesuré la taille de 54 enfants pris au hasard, *sans distinction de sexe*, et âgés d'un jour à un mois. Suivant lui la plupart des nouveau-nés, soit le premier jour, soit même après quinze ou vingt jours, n'atteindraient pas cette longueur de 18 pouces, le plus grand nombre n'en ayant que 17 : sur les 54 enfants observés, 22 ont offert 17 pouces, et 4 seulement 18; 7 ont présenté 19 pouces, le reste de 15 à 16 seulement. Pour Billard, 16 à 17 pouces peuvent être considérés comme le chiffre ordinaire de la taille des enfants naissants; mais, a-t-il soin d'ajouter, ceux-ci varient déjà sous ce rapport, de même que sous celui de la vigueur, presque autant que les adultes [2].

Sur 119 nouveau-nés, 63 garçons et 56 filles, M. Quetelet a trouvé en moyenne 496 millimètres pour la stature des premiers et 483 millimètres pour celle des secondes [3]. Nous verrons tout

1. *Traité pratique des maladies de l'enfance*, 3e éd., 1861, p. 6 et 7.

2. *Traité des maladies des enfants nouveau-nés*, 2e éd., 1833, p. 44.

3. *Recherches sur le poids de l'homme aux différents âges*. in *Annales d'hygiène*, 1re série, 1833. t. X.

à l'heure qu'il existe une différence semblable dans le poids; l'infériorité du volume du corps de sexe féminin, par rapport au volume du corps de sexe masculin, est donc manifeste dès le début de l'existence.

M. Bouchaud, dont j'aurai plusieurs fois l'occasion de citer la thèse excellente et très-instructive, conclut des mensurations faites par lui sur 7 enfants, qu'à la naissance la taille a en moyenne 490 millimètres, et 680 à la fin de la première année; soit dans l'intervalle un accroissement total de 19 centimètres en longueur, rapide pendant les premiers mois (4-3-2 centimètres), et très-lent les derniers (1 et 1 1/2 centimètre par mois)[1].

M. Quetelet a été conduit, par ses recherches multipliées, à admettre un chiffre un peu plus élevé, près de 20 centimètres (19$^{cent.}$, 8), pour cet accroissement durant la première année; dans la seconde, il est environ *moitié moindre*, c'est-à-dire de 9 centimètres; de 7$^{cent.}$, 3 dans la troisième; 6$^{cent.}$, 4 la quatrième, et autant la cinquième; un peu moins de 6 centimètres pendant chacune des dix années suivantes. Le développement du corps de l'homme en hauteur continue à se faire encore quelquefois après la vingt-cinquième année; mais c'est surtout dans la première enfance qu'il est considérable. La taille qui avait augmenté de 50 centimètres environ et doublé pendant les six premières années, ne croît plus que de 5 à 6 centimètres par an pour les garçons et 4 à 5 pour les filles. Le développement en largeur et en épaisseur est au contraire plus marqué vers l'âge de la puberté.

Les chiffres de Burdach sont sensiblement moins élevés que ceux de M. Quetelet, auxquels je m'arrête; la moyenne d'allongement qu'ils indiquent pour les premières années est certainement trop faible.

L'augmentation de la taille, subordonnée au développement des pièces du squelette dans le sens vertical, n'est pas répartie d'une manière égale sur les diverses sections du corps. Chez le jeune enfant, la moitié supérieure l'emporte sur la moitié inférieure, l'abdomen est très-long, les jambes fort courtes. La tête

1. *De la mort par inanition et études expérimentales sur la nutrition chez le nouveau-né* · thèse inaugurale, Paris, 1864, p. 77.

est relativement plus volumineuse que les autres parties; le crâne, qui forme chez le nouveau-né presque les deux cinquièmes de la hauteur de la tête, la face étant enfoncée et petite, n'en occupe plus qu'un cinquième chez l'adulte. Sue a entrepris d'établir les rapports de la longueur du tronc et des membres avec la stature générale, à diverses époques de l'existence [1]. Il a reconnu qu'à la naissance la longueur du tronc est de 270 millimètres et celle des membres thoraciques ou pelviens de 216 millim. environ. A un an, la taille étant de 60 centimètres, le tronc mesure 36, et chacun des quatre membres 24. Le développement des extrémités inférieures l'emporte alors sur celui des extrémités supérieures. A trois ans, le corps ayant en hauteur 90 centim., le tronc a 51, les bras 38 et les jambes 39 centim., à peu de chose près; il existe entre les bras et les jambes une différence de 3 centim. à dix ans, de 5 cent.,5 à vingt ans.

MM. Duncan (d'Édimbourg) et Hecker (de Munich) ont récemment recherché [2], chacun de leur côté, quelle pouvait être l'influence de l'âge de la mère et de la primiparité ou de la pluriparité sur le poids et la taille du jeune enfant, c'est-à-dire si le développement de celui-ci, le premier jour, était en rapport avec le degré d'énergie de la puissance génératrice. Le travail de l'auteur anglais a pour base l'analyse des registres de la Maternité d'Édimbourg, mentionnant 2,070 accouchements et 2,087 naissances. Les chiffres de l'auteur allemand concordent avec ceux de M. Duncan. Leur conclusion à tous deux est que le poids moyen et la taille moyenne des enfants de femmes primipares sont notablement inférieurs à ceux des enfants de pluripares. M. Hecker attribue cette différence à l'influence même de ces conditions puerpérales; M. Duncan la fait dépendre, avec raison à mon avis, de l'âge plus ou moins avancé de la femme, qu'elle soit mère pour la première fois ou qu'elle l'ait été déjà. Si les nouveau-nés de primipares sont en général moins volumineux que les autres, c'est que leurs mères sont ordinairement très-jeunes et n'ont pas atteint l'époque normale de l'active fécondité. Il a été constaté, en effet, que c'est durant la période

1. *Mémoires des Savants étrangers*, t. II, p. 472 et suiv.

2. *Poids et taille du nouveau-né en rapport avec l'âge de la mère*, in *Annales d'hygiène*, 1865, 2e série, t. XXIV.

d'un entier développement, de vingt-deux à trente-quatre ans que les femmes ont eu les enfants les plus lourds (3,690 grammes en moyenne) et les plus grands (525 millimètres terme moyen), ce qui s'explique de soi-même.

III. — ACCROISSEMENT DU POIDS.

Le développement de l'organisme se traduit par l'augmentation progressive de son poids. La connaissance du poids du corps est la meilleure indication de l'état de vigueur de l'enfant et de la manière dont les fonctions de nutrition s'exécutent.

L'importance de la balance, appliquée aux observations de physiologie et de clinique infantiles, a d'abord été méconnue; mais aujourd'hui elle est bien comprise, et les résultats fournis par ce moyen ne sauraient plus être négligés. Je vais m'y arrêter un instant.

On se contentait autrefois de dire qu'en naissant l'enfant pesait de 5 livres à 5 livres et demie; les recherches se bornaient là. Cependant, Burdach et Chaussier avaient remarqué qu'ordinairement les nouveau-nés perdaient un peu de leur poids avant de croître, et M. Quetelet, en confirmant l'exactitude de ce fait intéressant, avait reconnu dans sept séries d'observations que cette diminution allait croissant jusqu'au troisième jour, à partir duquel l'enfant reprenait de son poids, assez lentement toutefois pour que le septième jour il n'eût pas encore recouvré tout ce qu'il avait perdu. Je donne ici le résumé, en moyenne, des observations du savant statisticien belge :

1er JOUR.	2e JOUR.	3e JOUR.	4e JOUR.	5e JOUR.	6e JOUR.	7e JOUR.
3 kil.,126	3 kil.,057	3 kil.,017	3 kil.,035	3 kil.,039	3 kil.,035	3 kil.,060

Garçons : poids moy. 1er j. 3kil.,20	Poids maxim. 4kil.,50	Poids minim. 2kil.,34
Filles : — 2 ,21	— 4 ,25	— 1 ,12

De nouvelles recherches, poussées beaucoup plus loin, en montrant que ces oscillations dans le développement du jeune être aussitôt après la naissance étaient la règle, ont fourni de nouveaux et précieux résultats.

Malgaigne a suivi à l'aide de la balance, pendant une année entière, l'accroissement progressif de deux petites filles jumelles venues au monde, dit-il, tellement chétives, qu'au seizième jour la plus forte ne pesait que 2,100 grammes, la plus faible 1,800 grammes seulement. Vingt-six jours après cette première pesée, l'aînée avait gagné 500 grammes, la cadette 450, c'est-à-dire l'une et l'autre la valeur du quart du poids primitif (à la fin de l'année le poids des deux petites filles avait triplé, il était de 6,325 grammes pour l'aînée et 6,275 grammes pour la cadette). Les pesées suivantes faites de mois en mois, en même temps qu'elles indiquèrent chaque fois un accroissement prononcé, surtout dans les premiers mois, prouvèrent l'influence fâcheuse que diverses affections légères ou graves peuvent avoir sur le développement du nouveau-né. La vaccine, une bronchite, une diarrhée très-intense, dont les deux sœurs furent atteintes, se firent sentir à la pesée qui suivit par une diminution considérable dans le chiffre de l'accroissement normal qui avait été observé le mois précédent[1].

M. le docteur Winckel (de Berlin), dans le but de vérifier les résultats de recherches analogues faites en Allemagne par M. de Siebold et d'étudier l'accroissement quotidien de l'enfant, a pris lui-même avec soin, chaque jour, le matin à la même heure, pendant dix jours consécutifs, en évitant autant que possible toute cause d'erreur, le poids de 44 filles et de 56 garçons nouveau-nés [2]. Il a ainsi trouvé qu'à la naissance :

Pour les garçons, le poids moyen était de 3^k,375, maximum 4^k,125.
Pour les filles, — — 3^k,250, — 4^k,250.

Le poids des garçons, terme moyen, l'a emporté de 125 grammes sur celui des filles; dans l'un et l'autre sexe, les limites dans lesquelles il a varié ont été très-étendues.

Contrairement à l'assertion de M. de Siebold, *tous* les enfants ont perdu de leur poids aussitôt après la naissance. Le premier

1. *Traité d'anatomie chirurgicale*, 2e édit., 1859, p. 34 et 35.
2. *Monatsschrift für Geburtskunde und Frauenkr.*; 1862. Analysé dans *Union médicale*, 1863.

jour, la diminution a été en moyenne de plus de 90 grammes; le deuxième jour, 90 des 100 nouveau-nés observés perdirent 78 grammes chacun; le troisième, 41 enfants diminuèrent, toujours en moyenne, de 51 grammes; le quatrième, 15 perdirent encore chacun 45 grammes. Ces 100 enfants, dont 93 nés à terme et 7 avant terme ont diminué jusqu'au cinquième jour (les garçons, d'ordinaire plus lourds, moins que les filles). En total, chacun d'eux a perdu environ 226 grammes, et les six septièmes de ce poids durant les deux premiers jours. Il n'y a pas eu de différence notable à cet égard entre les enfants élevés au sein maternel et ceux nourris de lait de vache.

Les 7 enfants venus avant terme ont perdu 15gr., 60 de plus que les autres, ce qui, ajoute M. Winckel, est insignifiant. Je me permettrai de n'être pas du même avis; cette décroissance en plus serait sans doute insignifiante pour un nourrisson vigoureux, mais pour un petit être déjà chétif, elle est un avertissement de sérieuse importance.

M. de Siebold, qui faisait ses pesées tousles deux jours seulement, avait noté que la période de décroissance était séparée du moment où l'augmentation de poids commençait par un temps d'arrêt de quelques jours. M. Winckel est venu contredire cette observation : sur les 78 nouveau-nés qui prenaient le sein, l'accroissement de poids succéda sans intervalle à la diminution, et chez les trois quarts il put être apprécié du troisième au quatrième jour. Le dixième jour, il avait atteint pour chacun des 78 enfants le chiffre total de 195 grammes, et, en tenant compte des maladies dont 18 d'entre eux ont eu à subir la mauvaise influence, pour chacun des 60 autres le gain a été de 241gr., 8.

L'augmentation de poids s'est faite moins vite chez les filles que chez les garçons, le chiffre trouvé par la balance le premier jour demeurant sans effet sur le degré de perte ou de gain; car les filles, qui ont un poids moindre en naissant, comme je l'ai dit, auraient dû perdre proportionnellement moins, ce qui n'a pas eu lieu.

L'alimentation au biberon s'est seulement montrée défavorable à l'époque où l'accroissement a débuté. Un seul des 15 enfants nourris de lait de vache avait le dixième jour repris 12 grammes; il restait encore en perte de 85gr., 8. Tous les autres ont continué à décroître jusqu'au dixième jour; l'un mourut émacié, après avoir perdu 522 gr., 6 pendant ce court espace de temps.

Sur les 7 enfants nés avant terme, un seul a accusé une augmentation assez constante à partir du quatrième jour, pour offrir le dixième un gain total de 46gr.,8. Chez 3 autres, elle a été inconstante et plus faible encore, puisque le dixième jour le poids primitif n'était pas retrouvé. Les 3 derniers diminuaient toujours à ce moment.

Lorsqu'en 1863, à la Maternité de Paris, avec le concours intelligent de madame Alliot, sage-femme en chef, et de ses élèves, M. le docteur Bouchaud a entrepris ses patientes recherches, consignées dans la thèse inaugurale que j'ai déjà citée, il ignorait le travail récent du médecin de Berlin. Ces dernières observations, dont je vais maintenant parler, n'en ont que plus de valeur; en même temps qu'elles sont venues confirmer dans ce qu'ils ont d'essentiel les faits précédents, elles en ont d'une manière remarquable étendu la portée.

Relativement au poids durant les premiers jours de la vie, M. Bouchaud donne le tableau des pesées de 54 enfants, faites par lui, au moyen d'une balance de précision, aussitôt après la naissance, chacun des jours suivants, à la même heure, entre deux ou trois heures de l'après-midi, jusqu'au décès, à l'abandon ou à la sortie du nourrisson, en général jusqu'au dixième jour. Trois ou quatre heures après la naissance, l'évacuation de l'urine et du méconium peut occasionner une diminution de poids très-notable, s'élevant même à plus de 120 grammes, et capable d'induire en erreur, si l'on n'y prenait garde, en faisant croire à une déperdition réelle de l'organisme. Cette remarque fournit sans doute l'explication des divergences qui ont été indiquées à diverses reprises entre les chiffres représentant les pertes de poids après la naissance.

M. Bouchaud accompagne le relevé de ses expérimentations de données sur l'âge des accouchées, leur état de santé, l'état de santé des nouveau-nés, jugé surtout d'après la nature des matières expulsées de l'intestin; il résulte de ce travail que sur les 54 enfants :

1° 5 n'ont pas subi de diminution de poids; 4, dont 2 fils et une fille de primipares, ont au contraire augmenté dès le premier jour (72-60-20 et 5 grammes en plus à la deuxième pesée); l'autre est resté stationnaire à 4,000 grammes jusqu'au quatrième jour, moment où, la succion des mamelons par l'enfant devenant difficile à cause de la trop grande distension des seins, une perte de 30 grammes a été notée[1].

Schwartz avait déjà rencontré un enfant à la mamelle qui, loin de diminuer comme cela a lieu d'habitude les premiers jours, avait gagné à la fin de la première semaine en poids 750 grammes, et en longueur 37 millimètres[2]. Ces faits, rares il est vrai, mais qui le seraient moins peut-être si les recherches, au lieu d'être faites dans les hôpitaux, étaient faites sur des enfants de parents aisés, sont en opposition formelle avec l'opinion trop absolue de M. Winckel. Ils montrent que si, en grande majorité, les nouveau-nés traversent, avant l'établissement régulier et parfait de leurs fonctions nouvelles nécessaire à une active assimilation, une courte période défavorable à leur développement, il peut cependant s'en trouver quelques-uns dont l'organisme soit apte sans transition aucune à se nourrir fructueusement.

2° Les 49 autres enfants ont dès la naissance perdu de leur poids. Le deuxième jour, sur ce nombre, 38 ont continué à diminuer, un seul est resté stationnaire à 3,400 grammes pour diminuer de nouveau le lendemain sans motif appréciable, 5 ont gagné et ont ensuite continué à s'accroître. Le troisième jour, 18 ont perdu, 26 ont gagné; ceux-ci étaient dans de bonnes, ceux-là dans de mauvaises conditions de santé. Tous les enfants bien portants ont augmenté le troisième jour et avaient, au plus tard le septième, repris le poids qu'ils apportaient en naissant; dans les cas où il n'en a pas été ainsi, une influence pernicieuse de la part de la nourrice ou du nourrisson se faisait sentir, et, ce qui ne surprendra pas, les conditions déplorables de la Maternité de Paris où l'on expérimentait étant connues de tout le monde, cela s'est souvent présenté.

Les pertes éprouvées ont été : le premier jour, de 65 grammes en moyenne pour les enfants dans de bonnes conditions, de 112 grammes pour les autres; le deuxième jour, de 35 grammes

1. *Ouvrage cité*, p. 15.
2. *Erziehungslehre*, t. III, p. 314.

pour les uns, de 59 pour les autres (presque moitié moins que la veille); ces derniers seuls ont continué à décroître les jours suivants. On voit ainsi combien peut être utile au médecin cet examen comparatif du poids de l'enfant. De même que les observations de M. Winckel, les tableaux de M. Bouchaud prouvent que les filles diminuent davantage que les garçons.

On reconnaît, en additionnant toutes ces pesées quotidiennes, que l'augmentation mensuelle de l'enfant est considérable au début et le devient beaucoup moins à la fin de la première année. A cinq mois il a doublé de poids, et pendant les sept autres mois il croît à peine de la même quantité, bien que celle-ci ne forme que le tiers de son poids nouveau. Pour les cinq premiers mois, on peut fixer l'accroissement moyen à 20 ou 25 grammes par jour et pour les mois suivants à 10 ou 15 grammes. L'augmentation en poids, considérée d'une manière générale, suit une progression arithmétique décroissante dont le premier terme est 750, le dernier 200 et la raison 50 grammes. On a ainsi le tableau suivant :

»	Naiss	1er mois.	2e m.	3e m.	4e m.	5e m.	6e m.	7e m.	8e m.	9e m.	10e m.	11e m.	12e m.
Augm.	»	750	700	650	600	550	500	450	400	350	300	250	200
Poids moyen.	3,250	4,000	4,700	5,350	5,950	6,500	7,000	7,450	7,850	8,200	8,500	8,750	8,950

En divisant par 30 l'augmentation de chaque mois, on aura pour l'augmentation quotidienne :

1er mois.	2e m.	3e m.	4e m.	5e m.	6e m.	7e m.	8e m.	9e m.	10e m.	11e m.	12e m.
25 gram.	23	22	20	18	17	15	13	12	10	8	6

Sans doute, aucun enfant ne suivra exactement cette progression; les différentes causes individuelles et accidentelles qui font varier l'accroissement sont trop nombreuses pour cela. Ces nombres ne sont pas moins très-admissibles et très-importants à retenir.

Lorsque l'enfant entre dans sa deuxième année, son poids a triplé, il est environ de 9 kilogrammes; pour le doubler ensuite il faut six ans, d'après les calculs de M. Quetelet, et sept autres années pour le doubler encore. L'homme, au terme de son entier développement, n'a pas atteint le double du poids qu'il avait à quatorze ans. La femme est toujours d'un moindre poids et d'une moindre taille que l'homme; à douze ans toutefois, la puberté où la croissance s'active étant plus précoce chez elle, elle acquiert momentanément un volume à peu près égal à celui de l'homme à ce même moment de la vie. L'un et l'autre, arrivés à la période de virilité, pèsent environ vingt fois autant qu'à la naissance.

A présent que j'ai montré la marche rapide que suit la croissance de l'enfant, je dois rechercher quelles en sont les conditions et les manifestations organiques, c'est-à-dire comment chacun des actes de la vie végétative concourt à ce résultat.

CHAPITRE DEUXIÈME.

Respiration.

I. — APPAREIL RESPIRATOIRE.

Le développement simultané du fœtus et de l'utérus dans lequel celui-ci est contenu et formé étant parvenu, le 270e jour de la gestation, au point où les principes nutritifs fournis par le sang de la mère ne sont plus aptes à l'entretien du jeune être; la capacité de l'utérus ne pouvant désormais augmenter sans que cette extension ne devienne pour le tissu musculaire dont cet organe est composé un stimulus qui l'oblige à se contracter et à chasser au dehors le fœtus qui a acquis toute sa maturité, ce dernier est appelé à une existence nouvelle: après avoir été créé, il naît, et des changements multiples surviennent dans son économie.

L'établissement de la respiration pulmonaire est l'acte essentiel et caractéristique qui annonce la naissance; un premier soupir commence la vie extra-utérine, un dernier la termine. L'enfant, jusqu'alors placé dans un liquide, change tout à coup de milieu, il entre en relation avec l'aérosphère et, les forces inspiratrices intervenant, l'air se précipite dans les poumons.

La première inspiration, comme l'impulsion du cœur, le premier mouvement de succion, comme d'autres actes indépendants de la volonté, reconnaît pour seule cause véritable une nécessité de la nature, que l'on a fort inutilement essayé d'expliquer par les lois physiques, une sensation interne, le besoin, qui pousse à accomplir certaines actions pour satisfaire à la force primordiale de la vie. Il est impossible à l'intelligence humaine de définir cette force autrement que par ses manifestations elles-mêmes. Quelle qu'en soit la cause, la respiration s'établit, les mouvements d'inspiration et d'expiration se succèdent d'abord faibles, bornés et assez peu réguliers au moment de la naissance, bientôt actifs, plus étendus et rhythmés. En même temps que ces phénomènes mécaniques de la respiration s'accomplissent, leur but est rempli, c'est-à-dire l'hématose ou transformation du sang veineux noir, qui revient des organes mêlé à la lymphe et au chyle, en sang artériel rouge, qui sera distribué à toute l'économie pour y entretenir l'énergie fonctionnelle.

L'appareil respiratoire est formé d'organes, dont les uns (fosses nasales, larynx, trachée-artère, bronches) ne font que livrer passage à l'air, dont les autres (parois pectorales en partie contractiles et en partie résistantes) servent à produire l'agrandissement et le rétrécissement alternatifs de la cavité thoracique pour l'entrée et la sortie de l'air, dont les derniers (poumons) sont le siége essentiel de l'échange endosmotique entre l'air, qui distend leurs nombreux ramuscules bronchiques, et le sang qui afflue dans leurs innombrables vaisseaux capillaires. Les fosses nasales et le larynx, outre leur rôle dans la respiration, sont les agents de l'odorat et de la voix; j'aurai à en parler ailleurs.

A la naissance, la trachée et les bronches, quoique petites, sont assez bien conformées; leurs cartilages, unis entre eux par du tissu lamineux et élastique, et formant avec des fibres musculaires lisses une seule et même couche, sont distincts, de faible consistance et comme imprégnés de sang; leur muqueuse, tapissée d'épithélium vibratile, est très-sensible, d'un rose pâle, offre avant d'avoir été en contact avec l'air des plis longitudinaux qui disparaissent après, et est souvent garnie de mucosités sécrétées par ses glandules, mélangées peut-être dans les derniers temps de la vie fœtale avec un peu du liquide de l'amnios introduit dans les conduits pulmonaires[1], — matières capables, lors-

1. P. A. Béclard, *Recherches qui semblent prouver que le fœtus respire l'eau contenue dans l'amnios*, in *Bulletin de la Faculté de Paris*, 1813, n° VIII.

qu'elles sont accumulées en grande abondance, de gêner l'établissement de la respiration.

Les deux *poumons* ont une structure spongieuse; on y distingue une enveloppe séreuse, la *plèvre,* un parenchyme formé par les ramifications bronchiques et leurs terminaisons en culs-de-sac, les *alvéoles pulmonaires,* avec de nombreux nerfs et vaisseaux, et un tissu interstitiel qui assemble en lobules de divers ordres les parties élémentaires de ces organes. Ils sont compressibles et dilatables, et, séparés l'un de l'autre par le médiastin et le cœur, ils remplissent exactement la cavité thoracique. Avant leur ampliation par l'air, ils sont denses, charnus, d'un rouge brun, comme hépatisés, assez faciles à déchirer; après que l'enfant a respiré, ils deviennent aussitôt d'une pesanteur spécifique moitié moindre, mous, rosés, crépitants, très-élastiques. Ce changement ne s'opère pas à la fois dans toute l'étendue des poumons; il n'est pas rare de rencontrer, à l'autopsie de nourrissons morts de tout autre chose que d'une affection de l'appareil respiratoire, des parties de poumon compactes qui n'avaient pas respiré. Les lobules sont beaucoup plus apparents et faciles à isoler chez l'enfant que chez l'adulte.

Par suite de l'entrée de l'air dans leurs canalicules, les poumons se dilatent, croissent de 1 centimètre en hauteur, 4 centimètres en largeur, de 41 millimètres cubes en capacité[1]; et, de 47 grammes, leur poids primitif, selon Ossiander, atteint celui de 86 grammes[2], ou, selon M. Sappey, s'élève de 62 à 94 grammes[3]. L'entrée de l'air, qui a pour effet immédiat de diminuer de moitié le poids spécifique des poumons, a donc pour résultat d'augmenter, au contraire, leur poids absolu de plus d'un tiers, ce qui ne dépend pas uniquement du volume d'air inspiré, mais encore et surtout de l'afflux considérable du sang au moment où ces organes commencent à fonctionner.

Chez le nouveau-né, les alvéoles terminaux des canalicules bronchiques de dimensions moyennes mesurent 0^{mm},05; de un an à un an et demi, 0^{mm},10; de trois à quatre ans, 0^{mm},12; de

1. Bernt, *Handbuch der gerichtlichen Arzneikunde*, p. 266.
2. *Handbuch der Entbindungskunst*, t, I, p. 656.
3. *Traité d'anatomie descriptive*, 1864, t. III, p. 411.

cinq à vingt-cinq ans, ils augmentent de 8 centièmes de millimètre[1].

Après la naissance, les poumons (ceux de l'homme pèsent de 1,000 à 1,200 grammes) semblent se développer par le simple grossissement de ses éléments déjà formés, et non par la formation de nouvelles radicules dans leur épaisseur; conséquemment, la surface et la capacité respiratoires, en rapport avec les dimensions de ces radicules, augmenteraient en raison directe des progrès de l'âge, deviendraient doubles à la fin de la première année de ce qu'elles étaient au début, triples dans la période de seconde enfance et quadruples dans l'âge adulte.

Naturellement, la poitrine s'agrandit en même temps que les organes qu'elle contient se développent; l'étendue de ses diamètres est en rapport avec la stature, l'âge, mais d'une façon très-éloignée toutefois. Dans la première enfance, elle est déjà spacieuse, mais garde encore par rapport à l'abdomen une capacité beaucoup moindre qu'après la période de croissance: elle est étroite à son sommet, aplatie en arrière, régulièrement arrondie en avant et sur les côtés, sauf une légère dépression circulaire correspondant aux attaches du diaphragme au niveau du tiers inférieur, et va en s'évasant de haut en bas où elle se continue presque sans ligne de démarcation avec l'abdomen. Les parois du thorax, constituées en arrière par les vertèbres dorsales, en avant par le sternum et les cartilages costaux, latéralement et en haut par les côtes et les muscles qui ferment leurs intervalles, en bas par le diaphragme, muscle impair, aplati, qui forme une cloison en voûte flexible convexe du côté du thorax, intermédiaire entre celui-ci et l'abdomen, ces parois présentent chez le jeune enfant peu de résistance. Le sternum, très-étroit, et les côtes, grêles, très-élastiques, sont assez souples pour être enfoncés sans être fracturés; leurs articulations jouissent d'une mobilité exagérée; les cartilages sont mous et gélatineux; les muscles faibles, mais cependant très-actifs.

1. Rossignol, *Recherches sur la structure intime du poumon*, in *Mémoires des concours*, publiés par l'Acad. de médec. de Belgique, Bruxelles, 1847, t. I, p. 50. — Mandl, *id.*, in *Gazette hebdomadaire de médecine*, Paris, 1857, t. IV, p. 390.

II. — MODE RESPIRATOIRE.

L'âge influe d'une façon remarquable sur la respiration. Ce sont toujours les mêmes instruments qui agissent chez l'enfant, l'homme et le vieillard, mais suivant un mode, une puissance, une fréquence, un rhythme variables, qui amènent des différences correspondantes dans les effets chimiques obtenus.

La cavité thoracique, susceptible de s'agrandir dans ses trois dimensions par l'action des muscles qui s'insèrent sur le squelette de ses parois, s'agrandit surtout dans le sens vertical par la contraction du diaphragme, chez le jeune enfant. Les côtes et le sternum se déplacent à peine. C'est essentiellement à l'abaissement du centre phrénique qu'est due l'augmentation de l'espace occupé par les poumons, leur ampliation et l'entrée de l'air dans les bronches du nouveau-né; le changement de direction des côtes inférieures, qui sont portées un peu en dehors et en bas pendant que le diaphragme s'abaisse, contribue aussi à produire l'inspiration. Ce mode respiratoire, le premier des trois admis par Beau et M. Maissiat dans leurs mémoires sur le mécanisme des mouvements de dilatation et de resserrement de la poitrine[1], et auxquels ils ont donné les noms de *abdominal*, *costo-inférieur*, *costo-supérieur*, est particulier au jeune enfant. Il se traduit à l'extérieur par un gonflement de l'abdomen. D'après ces deux physiologistes, la respiration commencerait à prendre le type costo-supérieur, propre au sexe féminin, vers l'âge de trois ans; chez les petites filles examinées par M. Sibson[2], ce n'est que vers l'âge de dix à douze ans que ce type s'est bien prononcé par un gonflement de la partie supérieure de la poitrine, la partie inférieure demeurant presque immobile. Dans tous les cas, il m'a paru que la respiration cessait d'être purement abdominale chez les filles un peu plus tôt que chez les garçons. Le mode costo-inférieur, dans lequel les côtes moyennes et inférieures se relèvent et poussent en avant le sternum,

1. *Archives générales de médecine*, Paris, 1842 et 1843, 3e série, t. XV, p. 403, et 4e série, t. II et III.

2. *On the movements of respiration in disease*, in *Trans. of the Med.-Chir. Soc. of London*, 1848, vol. XXXI.

sans que, pour ainsi dire, le sommet du thorax prenne part au mouvement, et dans lequel le diaphragme reste moins actif, appartient à l'homme adulte.

L'abaissement de la voûte diaphragmatique, dans l'inspiration, est l'effet de la contraction involontaire de ses fibres musculaires; le rôle des poumons est alors seulement passif. Au contraire, dans l'expiration qui chasse l'air introduit précédemment, le diaphragme est en quelque sorte passif; il se relève dans l'intérieur du thorax à raison de l'espèce de succion qu'exerce sur lui la force élastique et contractile des poumons, force qui détermine le retrait de ces organes et l'expulsion de l'air modifié.

Au moment des cris de l'enfant et de ses efforts causés par les besoins non satisfaits ou la colère, le mécanisme des mouvements d'inspiration et d'expiration, on le comprend, devient plus compliqué; de nouvelles puissances musculaires, les muscles costaux et abdominaux, interviennent.

III. — FRÉQUENCE DES MOUVEMENTS RESPIRATOIRES.

Ce double mouvement respiratoire se renouvelle dans l'âge adulte, et à l'état de santé et de repos, de 16 à 24 fois par minute habituellement. Sur les 1,714 personnes examinées à ce point de vue par M. Hutchinson, il ne s'en est trouvé que 141 respirant moins de 16 ou plus de 24 fois par minute. Parmi les 1,573 autres adultes dont la fréquence respiratoire oscillait entre ces limites restreintes, le nombre observé a été : 20 pour un tiers; 16, 17 ou 18 pour un second tiers; 20 à 24 pour le dernier[1]. Le nombre 20 peut être considéré comme exprimant la moyenne des inspirations et des expirations chez l'homme en une minute.

Chez l'enfant, la respiration est beaucoup plus rapide. Les recherches de M. Quetelet avaient déjà établi que, peu après la naissance, l'on comptait, terme moyen, 44 inspirations (maximum 70, minimum 23), et que ce nombre diminuait ensuite progres-

1. *On the capacity of the lungs*, in *Trans. of the Med.-Chir. Soc. of London*, 1846, vol. XXIX, p. 226 et suiv.

sivement; de telle sorte que, la cinquième année, il était réduit à 26[1]. On n'a remarqué aucune inégalité de fréquence respiratoire entre les filles et les garçons nouveau-nés; mais plus tard, la respiration serait un peu plus lente chez les premiers que chez les seconds. M. Mignot donne comme moyenne de ses observations, faites sur 14 garçons et filles de trois à sept jours, pendant qu'ils étaient éveillés et calmes dans leurs berceaux, le chiffre de 35 inspirations par minute[2]. Mes recherches, dont on trouvera le résumé au chapitre de la calorification, m'ont conduit à admettre de préférence, pour le commencement de la vie, le nombre 44 proposé par M. Quetelet; et, pour les mois suivants jusqu'à la troisième année, le chiffre de 35 à 40 environ. Valleix a compté de 30 à 32 respirations sur des enfants de sept mois à deux ans et demi. Rilliet et M. Barthez croient que, de deux à cinq ans, à l'état de veille et de calme, les inspirations varient de 20 à 32[3]. Ces chiffres, ainsi que ceux de M. Bouchut, qui attribue 20 à 30 inspirations seulement par minute aux très-jeunes enfants, et de 25 à 35 quand ces mêmes enfants crient et s'agitent, sont certainement trop faibles [4].

Cette discordance dans l'évaluation de la fréquence des mouvements respiratoires s'explique par la facilité avec laquelle ceux-ci s'accélèrent ou se suspendent dans le jeune âge. Toutes les fonctions de nutrition s'exerçant alors avec une grande promptitude, et ayant toutes entre elles les connexions les plus intimes, la masse du sang afflue en abondance vers les poumons, qui sont ainsi sans cesse énergiquement sollicités à agir. D'un autre côté, on conçoit qu'à cette première époque de la vie les excitations, les sensations, les étonnements si variés et en même temps si fugaces qui la remplissent, doivent retentir sur la respiration et lui faire subir des modifications souvent répétées. Tantôt elle se ralentit, s'interrompt; tantôt elle se précipite d'une façon insolite, à la plus légère émotion de plaisir ou de peine. Les enfants à la mamelle sont tellement exci-

1. *Essai de physique sociale,* Paris, 1835, t. II, p. 84.

2. *Recherches sur les phénomènes normaux et morbides de la circulation, de la caloricité et de la respiration chez les nouveau-nés;* thèse inaug., Paris, 1851, p. 9.

3. *Traité des maladies des enfants,* Paris, 1861, 2e édit., t. I, p. 39.

4. *Traité pratique des maladies des nouveau-nés,* Paris, 1862, p. 23.

tables, que pour une cause en apparence minime on les voit souvent s'agiter et respirer au point de sembler anhélants ; mais bientôt, lorsqu'on est parvenu à les apaiser, ils regardent étonnés, et les mouvements des parois de leur poitrine ou de leur abdomen s'arrêtent; puis, ils éclatent en sanglots ou en rires, leur trouble recommence pour cesser de nouveau peu après, — et cela à plusieurs reprises.

L'influence de l'état de veille ou de sommeil, et de la position du corps, sur la fréquence des inspirations est celle qui a été le mieux étudiée. Éveillés, les enfants ont une respiration plus rapide que lorsqu'ils sont endormis. Que l'on jette les yeux sur le tableau de la page 206 de ce travail, et l'on verra que la diminution des mouvements respiratoires produite par le passage de l'état de veille à l'état de sommeil est très-marquée. Elle a été évaluée à 1 inspiration sur 4; je l'ai trouvée plus forte dans certains cas et moins forte dans d'autres. M. Gorham a noté que, chez les nouveau-nés, le nombre des inspirations, de 41 pendant le sommeil, s'élevait à 58 au réveil, le corps étant tenu dans la position verticale. Cette différence continuait, tout en s'affaiblissant, à être grande la première, la deuxième et la troisième année ; vers la quatrième, elle n'était plus que de 2 ou 3 inspirations par minute. M. Gorham a en outre constaté que chez les enfants, contrairement à ce qui a lieu plus tard, la respiration était plus fréquente dans la position assise que dans la position debout, sans doute parce que dans cette dernière le volume prédominant des viscères abdominaux gênait les mouvements du diaphragme [1].

L'extrême rapidité des mouvements respiratoires dans le jeune âge n'est pas spéciale à l'espèce humaine ; c'est un phénomène qui paraît constant chez les animaux à température élevée. Ainsi, par exemple, on compte 10 à 12 inspirations par minute chez le jeune cheval et 9 à 10 chez le cheval adulte; 16 à 17 chez l'agneau et 13 à 16 chez le mouton. On remarque même une relation entre la taille des animaux et la fréquence de leur respiration ; celle-ci est lente chez les grandes espèces

1. *On the respiration of infants in health and disease,* in *London Med. Gaz.*, 1838, p. 203.

(4 ou 5 seulement pour la baleine), moins lente pour les moyennes (15 à 18 pour le chien), et accélérée chez les petites (35 pour le lapin); les gros oiseaux respirent de 20 à 30 fois par minute, les petits de 30 à 50 fois, suivant M. Milne Edwards [1].

L'excitation nerveuse, l'exercice musculaire, l'élévation de la température extérieure, exercent une influence accélératrice très-sensible sur les mouvements d'ampliation et de resserrement de la poitrine.

IV. — RHYTHME DES MOUVEMENTS ET BRUITS RESPIRATOIRES.

Lorsque la fonction pulmonaire s'accomplit avec calme et normalement, l'inspiration et l'expiration, qu'un temps de repos sépare, se succèdent à des intervalles à peu près égaux. On ne peut bien observer le rhythme normal d'après lequel ces deux mouvements se produisent, durant le premier âge, que lorsque l'enfant est endormi; car lorsqu'il est éveillé, non-seulement sa respiration s'accélère, mais de calme et régulière qu'elle était elle devient aisément irrégulière, intermittente, troublée. En regardant respirer un nouveau-né qui dort tranquille, on reconnaît que la durée totale de l'expiration est un peu plus longue que celle de l'inspiration. M. Sibson a vu que, le temps de l'inspiration comprenant 6 pulsations artérielles, celui de l'expiration en comprenait 6 parfois 7 chez l'homme adulte parfaitement calme, et 8 ou 9 chez la femme et l'enfant dans les mêmes conditions [2]. La pause qui succède au mouvement inspiratoire et précède l'expiration, ou pause inspiratoire, est très-courte et cesse même d'être appréciable quand la respiration est précipitée; la pause qui suit l'expiration, ou pause expiratoire, est au contraire marquée dans les cas habituels.

Le soupir, c'est-à-dire une inspiration lente et profonde

1. *Leçons sur la physiologie et l'anatomie comparées de l'homme et des animaux,* Paris, 1858, t. II, p. 486.

2. *On the movements of respiration in disease,* in *Trans. of the Med.-Chir. Soc. of London,* 1848, vol. XXXI, p. 378.

suivie d'une expiration rapide et sonore, qui dans l'état physiologique se produit d'une manière légère et involontaire une fois sur six mouvements respiratoires chez l'adulte, se montre très-fréquemment chez le jeune enfant. La respiration de celui-ci s'interrompt à la moindre cause ; dès lors, il éprouve le besoin d'introduire dans ses poumons une plus grande quantité d'air afin de compenser celle qui vient de lui faire défaut.

Le passage de l'air dans l'appareil pulmonaire donne lieu à un bruit ou murmure vésiculaire, que l'on entend lorsqu'on applique l'oreille sur la poitrine. « La respiration des enfants, dit Laënnec à qui la science doit la précieuse découverte de l'auscultation médiate, est très-sonore et même bruyante ; elle s'entend aisément à travers des vêtements épais et multipliés. Il semble que chez eux l'on sente distinctement les cellules aériennes se dilater dans toute leur ampleur ; tandis que chez l'adulte on croirait qu'elles ne se remplissent d'air qu'à moitié... Cette différence de bruit existe principalement dans l'inspiration. Ces caractères de la respiration sont d'autant plus marqués que l'enfant est en plus bas âge[1]. » L'exactitude de cette dernière assertion a été avec raison contestée par M. Trousseau et M. Bouchut, après eux par Rilliet et M. Barthez. Ils ont observé que chez les nourrissons la respiration, loin d'être très-sonore et même bruyante, est, à cause de son peu d'étendue, accompagnée d'un bruit peu intense ; de sorte que, professe M. Trousseau, l'épithète de puérile, signifiant intense, donnée par Laënnec à la respiration de l'enfant, a été à tort appliquée par lui à la respiration du nouveau-né, et ne saurait l'être qu'à celle de l'enfant ayant passé l'âge de deux ans et demi ou trois ans. C'est alors seulement que le murmure vésiculaire est d'ordinaire très-sonore et véritablement puéril.

Chez beaucoup de jeunes enfants à la mamelle l'inspiration écoutée durant les moments de calme est courte, sans rien de moelleux, et l'expiration difficilement saisissable ; chez d'autres le murmure vésiculaire ne diffère pas notablement de ce qu'il est à l'âge adulte, l'inspiration est assez forte et prolongée, l'expiration courte et faible. Si l'enfant est agité et irrité, le

1. *Traité de l'auscultation médiate*, édit. de Bruxelles, 1837, p. 18.

bruit inspiratoire s'éteint très-rapidement, celui de l'expiration se prolonge avec force. L'inspiration pourra être seule entendue, ou bien l'expiration, suivant que le petit être, chagrin et anxieux, retiendra l'une ou l'autre ; mais dans tous les cas ce ne sera que par exception, au moment d'un soupir, d'un cri, ou des sanglots, par exemple, que l'on trouvera les caractères de la respiration puérile. Un bruit intense, une respiration bronchique normale, s'entend au niveau de la trachée et des grosses bronches.

A la percussion, la résonnance du thorax des nouveau-nés est extrêmement variable, suivant leur état d'embonpoint ou de maigreur, le temps de l'acte respiratoire, la région où l'on percute. En général, d'après Rilliet et M. Barthez, « plus les enfants sont jeunes, moins leur poitrine résonne [1]. » Cette sonorité, et l'élasticité perçue par le doigt qui percute, sont pourtant plus grandes dans le premier âge que dans l'âge viril, ce qu'expliquent très-bien le peu d'épaisseur des parois pectorales et l'ossification incomplète des côtes. La résonnance augmente au moment de l'inspiration et diminue au moment de l'expiration. Elle est plus faible là où les parois de la poitrine sont plus épaisses et chargées de graisse. Elle est à son maximum en avant sous la clavicule, en arrière dans l'intervalle des deux omoplates ; à son minimum, en avant à la région précordiale, en arrière dans les fosses épineuses. Enfin, les cris poussés par l'enfant déterminent des vibrations étendues dans les parois du thorax.

V. — PUISSANCE RESPIRATOIRE.

On conçoit combien de telles variations dans les mouvements thoraciques du jeune enfant doivent influer sur la quantité d'air qui entre dans les poumons à chaque inspiration, et celle qui en sort à chaque expiration correspondante ; combien offre de difficulté l'évaluation même approximative de la capacité pulmonaire au début de l'existence.

1. *Ouvrage cité*, t. I, p. 48.

Les recherches importantes de spirométrie, faites par M. Hutchinson sur près de deux mille personnes, ont démontré que la *capacité vitale*, c'est-à-dire la capacité *extrême* des poumons mesurée par le volume d'air qu'une inspiration ou une expiration aussi complète que possible est capable de déplacer, était en rapport direct avec la hauteur du corps. Chez les hommes adultes, suivant qu'ils sont petits ou grands, ce volume d'air serait, à la température de 15 degrés centigrades, de 2 litres 3/4 à 3 litres 1/2 environ, et par chaque centimètre d'augmentation dans la taille, toutes choses restant égales d'ailleurs, augmenterait de 5 centilitres [1]. A égalité de taille, la quantité d'air maximum susceptible d'être introduite par la femme dans ses poumons est inférieure de trois quarts de litre à celle que l'homme peut inspirer en une fois.

D'après cela, il était à prévoir que, dans la période de croissance, l'âge devait influer considérablement sur la capacité respiratoire. L'expérience a prouvé, en effet, qu'elle augmente de l'enfance à l'âge viril et s'affaiblit ensuite, qu'elle correspond en même temps à la grandeur absolue de la cavité thoracique et à la dilatabilité de ses parois; mais ses rapports avec la taille ne sont pas pour les enfants les mêmes que pour les adultes. Chaque centimètre additionnel dans la taille des premiers ajoute à la capacité inspiratrice extrême 6,5 à 9 centimètres cubes de six à huit ans, 9 à 11 centimètres cubes de huit à dix, et 11 à 15 centimètres cubes de dix à quatorze ans (M. Wintrich). La quantité d'air introduit dans les poumons par une inspiration forcée serait, d'après Bourgery, de 1 litre à sept ans, 2 litres à quinze ans et à soixante, 2 lit., 80 à vingt et quarante ans [2].

La capacité respiratoire *ordinaire*, ou le volume d'air utilisé à chaque mouvement normal de dilatation du thorax, est aussi en relation avec la taille; mais les variations que les diverses périodes de la vie lui font subir sont plus grandes que dans le cas précédent. Ainsi, ce volume étant représenté par 1 chez un enfant de sept ans, il serait 2 à quinze, 4 à trente et 8 à

1. *Ouvrage cité*, p. 157.

2. *Mémoire sur les rapports de la structure intime avec la capacité des poumons*, in *Comptes rendus de l'Acad. des Sciences*, Paris, 1843, t. XVI, p. 182 et 184.

quatre-vingts ans ; en d'autres termes, les poumons seraient traversés à chaque respiration ordinaire par 8 fois autant d'air dans la vieillesse, 4 fois autant dans la virilité que dans la seconde enfance. Un adulte de taille moyenne, en repos, chassant de sa poitrine, à la suite d'une inspiration ordinaire, environ 333 centimètres cubes ou 1/3 de litre d'air (plusieurs auteurs disent 1/2 litre, les différences individuelles sont en effet très-grandes), un enfant de sept ans en expirerait donc près de 84 centimètres cubes. Les difficultés inhérentes à ce genre d'expérimentations ont empêché de les poursuivre sur des enfants plus jeunes ; cependant, en tenant compte de la taille moitié moindre à un an qu'à sept ans, des dimensions des alvéoles pulmonaires qui croissent dans la même proportion sans que leur nombre se multiplie, et des faits que je viens de rappeler, on ne se hasardera pas trop, me semble-t-il, en admettant que chez le nouveau-né, vers la fin de la période de lactation, il y a de 40 à 50 centimètres cubes d'air inspiré à chaque mouvement respiratoire.

La capacité respiratoire extrême n'augmente pas autant que la capacité respiratoire ordinaire dans le premier âge ; conséquemment, le volume d'air que les poumons pourraient introduire, mais ne reçoivent pas à l'état normal, le *complément* respiratoire, diminue avec rapidité par les progrès de l'âge. Tandis qu'à vingt ans une seule inspiration forcée fournit autant d'air à la poitrine que neuf inspirations ordinaires, à sept ans un de ces mouvements exagérés équivaut à douze des autres (Bourgery). Cela explique pourquoi les jeunes enfants peuvent faire entendre très-facilement des cris prolongés, des sons soutenus, qui épuiseraient bien vite un adulte, et pourquoi, quand la provision d'air est sur le point d'être usée, la respiration doit aussitôt s'accélérer.

La quantité d'air nécessaire à l'entretien de la fonction pulmonaire dépend de ces deux facteurs : nombre exprimant la capacité respiratoire, et nombre des inspirations qui se succèdent en un temps déterminé ; nous pouvons maintenant l'évaluer. En prenant pour chiffre moyen du volume d'air inspiré ou expiré par l'adulte en une fois 333 centimètres cubes, et 20 pour exprimer le renouvellement des inspirations en une minute, les moyennes correspondantes pouvant être chez le jeune enfant 45 centimètres cubes et 40 inspirations, on trouve que la quantité d'air employée est :

A l'âge adulte, 333 × 20 = 6600 centimètres cubes par minute, ou environ 400 litres par heure;

Au premier âge, 45 × 40 = 1800 centimètres cubes par minutes, ou plus de 100 litres par heure.

Or, à un an le poids du corps étant à peu près six fois moindre qu'à vingt ans, il s'ensuit que par rapport à ce poids la quantité d'air nécessaire à la respiration est, d'une manière approximative, plus grande d'un tiers dans le premier de ces deux âges que dans le second.

VI. — EFFETS CHIMIQUES DE LA RESPIRATION. TRANSPIRATION PULMONAIRE.

Diminution dans la quantité d'oxygène, augmentation considérable de l'acide carbonique et de la vapeur d'eau, variations très-faibles dans la proportion de l'azote, ce sont là les changements importants que l'hématose respiratoire fait subir à la composition de l'air. La puissance du travail des poumons s'évalue surtout par la quantité d'oxygène consommé, d'acide carbonique excrété et d'eau produite, ainsi que par l'influence salutaire que l'organisme en éprouve.

Ici encore, la considération du volume du corps vivant a une très-grande importance; on aperçoit une relation évidente entre le poids et la taille et le rendement du travail respiratoire, cela non-seulement chez l'homme, mais aussi dans les autres espèces de la série animale. En thèse générale, dans des temps égaux, les petits mammifères et les oiseaux consomment moins d'oxygène et rendent moins d'acide carbonique que les grands animaux, que ce soient des individus d'espèces semblables ou d'espèces différentes que l'on compare entre eux. L'homme produit en une heure moins d'acide carbonique que le bœuf ou le cheval, le chat ou le chien moins que lui, les petits rongeurs tels que le cochon d'Inde moins encore. Est-ce à dire que les êtres de petit volume ont une énergie respiratoire plus faible que ceux de grande taille? Assurément non, car le poids des uns est beaucoup plus considérable que le poids des autres. C'est à la quantité de matière vivante, exprimée par le poids du corps, qu'il faut rapporter l'évaluation de la puissance pulmonaire, elle-même représentée par la quantité d'oxygène absorbé et d'acide carbonique exhalé.

Lorsqu'on étudie ainsi comparativement à la masse du corps les mutations chimiques de la respiration, on trouve que les animaux de grande taille ont, pour 1 kilogramme de leur poids, une activité fonctionnelle moindre que ceux de petite taille pour un même poids. Ce fait a été nettement prouvé par les expériences de Letellier et par les belles recherches de MM. Regnault et Reiset. Letellier a constaté que des oiseaux de petit volume, des moineaux, des serins ou des verdiers, pesant en moyenne 28gr.,4, exhalaient par kilogramme et par heure parfois autant d'acide carbonique que des oiseaux beaucoup plus gros, des tourterelles par exemple, qui pesaient 159gr.,1. Les moineaux produisaient 13 grammes d'acide carbonique, tandis que les tourterelles n'en fournissaient que 4gr.,5[1]. Un moineau dépense, proportionnellement au poids de son corps, dix fois plus d'oxygène qu'une poule : pour le premier 11gr.,860, la seconde 1gr.,186 pour un même poids et un temps égal. D'après M. Boussingault, un cheval ne produit que 0gr.,755 d'acide carbonique par kilogramme et par heure, et, d'après Letellier, une souris 16gr.,711, ce qui suppose pour le cheval une respiration vingt et une fois moins forte que pour la souris.

Des différences analogues existent chez l'homme suivant l'âge où on l'observe. Les nombreuses et précises expériences de MM. Andral et Gavarret ont appris que l'activité des combustions qui s'accomplissent dans l'économie, sous l'influence de l'oxygène absorbé à la surface de la muqueuse pulmonaire, diminuait avec les progrès de l'âge, depuis l'enfance jusqu'à l'extrême vieillesse. En effet, un garçon de huit ans a excrété sous la forme de gaz carbonique en une heure 5 grammes de carbone, quantité plus grande relativement au poids du corps que celle du carbone brûlé par un adolescent de quinze ans (8gr.,7) et par un

1, *Annales de chimie et de phys.*, Paris, 1845, 3e série, t. XIII, p. 478.

adulte (11 grammes). Chez des vieillards de soixante-trois à quatre-vingt-douze ans, la quantité absolue de carbone brûlé était à peu près la même que chez les enfants de douze à seize ans; chez un vieillard de cent deux ans, atrophié par le grand âge, elle n'était guère plus forte que chez un enfant de huit à neuf ans[1]. Une série des expériences faites par M. Scharling (de Copenhague) concerne un petit garçon d'environ neuf ans, qui pesait 22 kilogrammes; une autre série, des adultes de vingt-huit à trente-cinq ans dont le poids moyen était de 73$^{kil.}$,5. L'enfant a fourni en vingt-quatre heures 133 grammes de carbone, les adultes en moyenne 230 grammes, ce qui donne par kilogramme du poids du corps à peu près 6 grammes pour le premier et 3 grammes pour les seconds. A poids égal, et à toutes les époques de la vie, l'exhalation d'acide carbonique, ou bien l'activité respiratoire, est plus intense chez les individus du sexe masculin que chez ceux du sexe féminin: une petite fille de dix ans, pesant 23 kilogrammes, consommait en vingt-quatre heures 5$^{gr.}$,43 de carbone; un petit garçon de neuf ans, du poids de 22 kilogrammes, en brûlait dans le même temps 6$^{gr.}$,04[2].

Cette prédominance relative des phénomènes de la respiration dans les organismes peu avancés en âge est à coup sûr plus grande à la première période de l'existence, lorsque la croissance est à son plus haut degré d'énergie. Au moment de sa naissance, l'être est parfois faible et comme engourdi et sa respiration très-bornée, il peut même résister à une interruption assez prolongée des mouvements respiratoires; mais il n'en est pas toujours ainsi, et dans tous les cas le besoin d'air devient bien vite impérieux, la respiration très-active. Il n'a pas été fait jusqu'ici d'expériences directes pour comparer, au point de vue de la dépense d'oxygène, les divers moments de la première enfance avec les âges suivants; il y a là une lacune dans la science. Ce n'est que par analogie avec ce que l'on connaît des modifications éprouvées par le travail pulmonaire de la seconde enfance à la vieillesse, et avec ce qui a été observé chez quelques espèces

1. *Recherches sur la quantité d'acide carbon. exhalé par le poumon dans l'esp hum.*, in *Ann. de chim. et de phys.*, 1843, 3e série, t. VIII, p. 129.

2. *Recherches sur la quantité d'acide carbonique expiré par l'homme*, in *Ann. de chim. et de phys.*, 1843, 3e série, t. VIII, p. 486.

animales, que l'on peut apprécier d'une manière satisfaisante la puissance respiratoire durant le premier âge.

L'air expiré contient plus d'acide carbonique chez les enfants que chez les adultes, MM. Hervier et Saint-Lager l'ont constaté[1]. D'un autre côté, le volume d'air qui est nécessaire à la respiration est, on l'a vu, proportionnellement considérable chez les jeunes enfants; par conséquent, dans le premier âge, où les fonctions de nutrition sont sans cesse dans une complète activité, le poids de carbone expiré est très-élevé, et beaucoup plus que par la suite si on le rapporte à la masse du corps. L'absorption d'oxygène qui est, en volume, lorsque la croissance est terminée et dans les circonstances ordinaires, d'un vingtième de l'air inspiré, ou 20 à 21 litres par heure, ce qui correspond en poids à environ 30 grammes, est toujours plus forte dans le jeune âge[2]. Despretz a constaté le fait sur des chiens : tandis qu'à cinq ans ces animaux absorbaient chacun 65$^{\text{lit.}}$,3 d'oxygène par heure, à sept ou huit mois seulement ils en absorbaient 4$^{\text{lit.}}$,98; si ces nombres étaient placés en regard du poids respectif des animaux qu'ils concernent, on verrait certainement que la dépense d'oxygène faite par ces chiens était bien supérieure par unité de poids à sept mois qu'à cinq ans.

Suivant M. Milne Edwards, la quantité d'oxygène absorbé, attribuable à la combustion du carbone pour former de l'acide carbonique, serait moindre dans le jeune âge que dans l'âge adulte[3]. Les rapports entre l'oxygène absorbé et l'acide carbonique exhalé peuvent, il est vrai, en état de santé offrir de notables variations; mais en même temps que les recherches de M. Doyère ont rendu manifeste l'indépendance relative de cette absorption et de cette exhalation gazeuze, elles ont montré aussi que les variations dont il s'agit, toujours plus grandes pour l'absorption de l'oxygène que pour l'exhalation de l'acide carbonique, arrivaient au bout d'un certain temps à se compenser et à fournir des moyennes où la quantité de l'oxygène disparu et celle de l'oxygène expiré en combinaison avec le carbone étaient très-

1. *Comptes rendus de l'Acad. des Sciences*, t. XXVIII, p. 260.

2. Dulong, *Mémoires de l'Acad. des Sciences*, 1842, t. XVIII, p. 341.

3. Article Respiration, dans le *Dictionnaire classique d'histoire naturelle*, 1828, t. XIV, p. 526.

voisines, 1 : 0,9707. La première quantité a été constamment un peu supérieure à l'autre dans presque toutes les expériences de MM. Regnault et Reiset.

L'excédant d'oxygène introduit dans l'organisme sur l'oxygène qui s'en échappe sous forme d'acide carbonique est sans doute destiné à donner naissance à de l'eau, en se combinant avec l'hydrogène des éléments organiques comburés, eau de la respiration, qui se mêle à celle introduite en nature par les boissons et les aliments, et qui suinte à travers les parois des vaisseaux ; on ne saurait l'évaluer séparément, elle est dans tous les cas insignifiante, comparée à la quantité d'eau qui arrive du dehors toute formée dans le sang.

Outre l'échange de gaz qui se fait dans les poumons par la respiration, le renouvellement de l'air détermine l'évaporation d'une certaine quantité d'eau ou la transpiration pulmonaire. Ce phénomène est lié à la fonction respiratoire, quoique régi seulement par les lois de la physique et ne subissant l'influence de la puissance vitale qu'indirectement, en raison des conditions physiques spéciales qui entourent sa manifestation. L'évaporation aqueuse à la surface de la muqueuse pulmonaire augmente avec l'étendue de cette surface et l'activité de la respiration ; elle est en relation avec le volume d'air inspiré à chaque dilatation de la poitrine, la fréquence des mouvements inspiratoires et le degré hygrométrique de l'atmosphère où l'on respire. L'air expiré, dans la respiration normale, est presque saturé de vapeur d'eau; celle-ci provient du sang, de même que l'eau de toutes les sécrétions. La transpiration pulmonaire étant, toutes choses égales d'ailleurs, d'autant plus intense que la respiration est plus active, les jeunes enfants doivent expirer une grande quantité de vapeur d'eau avec l'air chargé d'acide carbonique et appauvri d'oxygène. M. Bouchaud a fait l'expérience suivante : il a enveloppé des nouveau-nés, pendant leur sommeil et après les avoir mis au sein, d'une toile imperméable qui ne laissait à découvert que la face, et les a pesés deux fois à deux heures d'intervalle; il a ainsi trouvé une diminution de 4 grammes en deux heures ou de 48 grammes en vingt-quatre heures (terme moyen 45), provenant de la respiration seule[1]. Lorsque l'enfant s'éveillait,

1. *Ouvrage cité*, p. 63 et 64.

s'agitait et criait, la respiration devenant plus fréquente, la perte était beaucoup plus forte. Un enfant de six ans examiné par M. Barral a perdu, par l'évaporation pulmonaire et cutanée, 695 grammes d'eau, chiffre considérable. De la moyenne des expériences faites la plupart sur lui-même par M. Valentin, on peut admettre qu'un adulte, dans les conditions normales de santé et de température, perd environ 540 grammes d'eau par la respiration en vingt-quatre heures; un jeune homme de petite taille en a excrété environ 350 grammes par jour, un autre, de plus haute stature, 773 grammes[1]. On voit que le poids de l'eau expirée varie beaucoup suivant les individus.

L'eau en se vaporisant de la sorte prend aux voies aériennes, c'est-à-dire à l'organisme, une grande quantité de chaleur; mais d'un autre côté l'air inspiré, par suite des actions chimiques qu'il alimente, détermine un résultat contraire et de beaucoup plus considérable que le premier. La respiration est ainsi une source vive de chaleur, elle contribue puissamment à donner à l'être vivant sa température propre, phénomène dont il sera question plus loin comme conséquence des fonctions de nutrition en général.

L'azote de l'atmosphère n'est pas, dans les conditions normales, utilisé par la nutrition; son rôle est de mitiger les propriétés trop vives de l'oxygène, et de prévenir par là une oxydation trop prompte des substances organiques. Loin d'être comme l'oxygène en plus grande quantité dans l'air inspiré que dans l'air expiré, l'azote est au contraire en proportion un peu plus forte habituellement dans l'air de l'expiration que dans celui de l'inspiration. Cet excédant est engendré dans l'organisme par la destruction complète des substances azotées ou la transformation de ces substances en produits ternaires non azotés; il est d'ailleurs assez minime, car il équivaut aux 5 ou 6 millièmes seulement de la quantité d'oxygène absorbé.

Les actes respiratoires sont influencés constamment par de nombreuses causes physiologiques et physiques, outre celles qui tiennent à l'âge, à la taille et au poids du corps. L'état de plénitude ou de vacuité de l'estomac, le régime alimentaire, l'état de

1. *Lehrbuch der Physiologie des Menschen.*, t. 1, p. 536.

repos ou d'activité musculaire, de veille ou de sommeil, les conditions chimiques et physiques du milieu ambiant, font varier dans des limites étendues le degré de la puissance pulmonaire.

Pour expliquer ces variations nombreuses et évaluer cette puissance exactement, il faut tenir compte de toutes les influences que l'organisme peut subir et considérer l'ensemble des actions physiologiques dont il est le siége. Celles-ci ne sont pas indépendantes les unes des autres, elles sont coordonnées. L'être reste un, tout en se modifiant sans cesse. Une certaine puissance vitale est liée à une certaine activité respiratoire, tout changement dans le degré de l'une est accompagné d'un changement analogue dans le degré de l'autre. La corrélation qui existe entre les divers appareils de l'être vivant est particulièrement remarquable pour ceux de la respiration et de la circulation; la rapidité avec laquelle l'air respirable se renouvelle dans les poumons est en quelque sorte équivalente à la rapidité avec laquelle la masse du sang se renouvelle dans le cœur et les vaisseaux; les mouvements de ces deux actes de nutrition s'accélèrent et se ralentissent simultanément dans une même mesure, suivant la susceptibilité spéciale à chaque individu (voir le tableau de la page 206). La remarque que je viens de faire pour la circulation et la respiration est applicable aux autres phénomènes de la vie végétative, considérés entre eux et dans leurs rapports avec ces deux grandes fonctions.

VII. — RESPIRATION CUTANÉE.

L'être vivant est en contact par toute l'étendue de sa surface avec l'atmosphère. Les phénomènes d'échanges entre lui et l'air ambiant ne se font pas uniquement au travers de la muqueuse pulmonaire. Ils ont lieu également au travers de la peau. L'une et l'autre membranes absorbent de l'oxygène, exhalent de l'acide carbonique et de la vapeur d'eau; la nature de la respiration cutanée est donc tout à fait analogue à celle de la respiration pulmonaire.

La peau est très-riche en capillaires sanguins, condition favorable à l'hématose; mais elle est, comparée à la muqueuse des canalicules bronchiques, très-dense et épaisse, elle est revêtue d'un épithélium pavimenteux stratifié, et tandis que toute la masse du sang traverse les poumons, une partie seulement passe dans les vaisseaux sous-cutanés, circonstances qui limitent beaucoup le travail respiratoire supplémentaire qui se fait à la surface du corps. En somme, la quantité d'oxygène soustrait à l'air par la peau et la quantité d'acide carbonique qu'elle y exhale sont très-inférieures à celles que l'appareil pulmonaire absorbe et expulse; des expériences de M. Scharling et de MM. Regnault et Reiset, il résulte que les premières sont aux secondes comme 1 est à 40 ou 50, c'est-à-dire que la respiration cutanée est 40 ou 50 fois moindre que la respiration par les poumons. Chez un petit garçon de neuf ans et une petite fille de dix ans, la différence était plus considérable encore : l'un excrétait en un même temps 0,124 de carbone par la peau et 6,426 par l'appareil pulmonaire, l'autre 0,124 par la peau et 6,072 par les poumons.

La quantité de vapeur d'eau qui s'échappe du corps par la respiration cutanée est, au contraire, très-forte, elle varie suivant l'état individuel et les circonstances extérieures; on peut l'évaluer, terme moyen, à plus de 900 grammes en vingt-quatre heures pour l'adulte, quantité presque double de celle évaporée à la surface des cavités bronchiques [1].

On comprend que, toutes choses égales d'ailleurs, les phénomènes de respiration à la surface de la peau doivent être en raison de l'étendue de cette surface. Sans augmenter dans un rapport direct avec le poids du corps, ils doivent être d'une manière absolue plus marqués chez les grands individus que chez les petits; mais il doit en être tout autrement lorsqu'on tient compte de leur masse organique, ceux de petite masse ayant une surface cutanée relativement plus étendue que ceux de grand volume. Ainsi, deux animaux du même ordre, deux rongeurs, une souris et un cochon d'Inde, ont perdu, dans des temps égaux, par évaporation : la première, 8 centièmes de son poids qui était de $7^{gr.}$,5, et l'autre, pesant 180 grammes, à peine 2 centièmes de son poids total [2]. M. Bouchaud a pu éva-

1. Lavoisier et Seguin, *Mémoires de l'Académie des Sciences*, Paris, 1790, p. 609.
2. W. Edwards, *De l'influence des agents physiques sur la vie*, Paris, 1824. p. 638, tabl. 55 et 56.

luer à 55 ou 60 grammes la perte d'eau que peu de jours après sa naissance l'enfant éprouvait en vingt-quatre heures par la respiration cutanée. Or, l'adulte pesant environ vingt fois ce que pèse le nouveau-né devrait perdre 20 × 55 = 1100 si la perte était en rapport direct avec le poids du corps; ne perdant que 900 grammes, on voit que l'évaporation est relativement moins abondante chez lui que chez le jeune enfant.

Un nouveau-né non encore alimenté, du poids médiocre de 2,550 grammes, n'ayant ni uriné ni rendu de méconium, a diminué en deux heures de 6gr.,50, ce qui suppose une perte de 80 grammes en un jour. Avec les cris, l'agitation, l'évaporation s'active encore davantage; elle est toujours une cause intense de refroidissement, et souvent ainsi l'origine d'affections graves. De là, la nécessité des vêtements épais enveloppant tout le corps de l'enfant à la mamelle, et le besoin d'une douce et constante chaleur artificielle, tant que son faible développement le laisse incapable de résister par lui-même aux effets d'une trop basse température.

CHAPITRE TROISIÈME.

Circulation.

I. — LE SANG, SA COMPOSITION ET SA QUANTITÉ.

Avant de rechercher ce que la circulation du sang peut offrir de particulier dans le premier âge, je dois d'abord parler de ce liquide en lui-même, indépendamment du rôle qu'il remplit dans la nutrition de tous les organes.

En examinant au microscope le sang des animaux, on le trouve composé d'une partie fluide, le plasma, dans lequel nagent des globules rouges ou hématies, aplatis, déprimés à leur centre, ronds chez tous les mammifères, excepté ceux de la famille des caméliens qui les ont elliptiques de même que les oiseaux, les reptiles et les poissons, et des corpuscules blancs ou leucocytes, à surface lisse, sphériques, ou de forme irrégulière par suite de la faculté qu'ils possèdent d'émettre des expansions sarcodiques. Les globules rouges sont spéciaux au sang, les globules blancs se rencontrent en outre et surtout dans la lymphe.

Le *plasma* est de l'eau (785 parties sur 1,000 parties de sang) tenant en dissolution de l'albumine (70 pour 1,000), de la fibrine (2,2), d'autres composés organiques et de nombreux composés minéraux (8,6), ainsi que des gaz: oxygène, azote, acide carbonique, quelquefois des traces d'hydrogène.

Le sang, pour 1,000 parties, renferme 134,2 de globules desséchés; humides, ceux-ci représentent environ 50 pour 100 de la masse totale du liquide. Le poids des globules supposés secs n'a qu'à être multiplié par 4 pour donner le poids des globules humides et fournir ainsi le poids du sérum contenu dans le caillot (M. Schmidt).

Les *leucocytes* du sang proviennent de la lymphe et ont été pour ce motif appelés également corpuscules lymphatiques. Ils sont constitués par une petite masse arrondie de matière organisée, visqueuse, transparente, homogène, sarcodique ou susceptible d'exécuter des mouvements lents analogues à ceux de certains animalcules infusoires, dans laquelle on distingue un, rarement deux noyaux grisâtres et finement granuleux, sans nucléoles. Ces globules ont $0^{mm},01$ de diamètre; l'eau, l'acide acétique, etc., les contractent, les pâlissent et finissent par les dissoudre. Leur pesanteur spécifique est moindre que celle des autres corpuscules sanguins. Ils sont peu abondants, on trouve trois globules blancs pour mille rouges. Leur rôle dans la constitution du sang est un rôle secondaire et de transition, qui n'a pas été clairement déterminé jusqu'ici; les plus essentielles propriétés de ce liquide lui viennent de ses hématies.

Outre les leucocytes, on trouve dans le sang comme éléments incolores, tantôt en grand nombre chaque fois que des aliments gras ont été digérés et la graisse versée par le chyle dans le système vasculaire sanguin, tantôt en nombre très-restreint, des granulations d'une extrême petitesse ou *globulins*, qui semblent être formées de graisse entourée d'une couche mince de matière albuminoïde solidifiée. M. Charles Robin les considère comme étant les noyaux libres des corpuscules lymphatiques. MM. Schultz et Müller leur attribuent une haute importance dans la formation des globules rouges.

Les *hématies* sont des éléments anatomiques d'un diamètre de $0^{mm},006$ à $0^{mm},007$, d'une épaisseur de $0^{mm},002$, élastiques et flexibles, limités par une membrane albuminoïde incolore, très-délicate; elles sont essentiellement composées de matières protéiques avec un peu de matières grasses et inorganiques: avant tout, d'hématosine, principe colorant rouge fort altérable, uni à une certaine proportion de fer (7 pour 100), et de globuline, substance analogue à la caséine du lait, insoluble dans le plasma alcalin où l'albumine est en dissolution, mais soluble dans l'eau pure et se coagulant alors en petits grains par l'action de la chaleur, insoluble à froid dans l'alcool qui la dissout à chaud, et présentant la propriété caractéristique de se transformer sous l'influence prolongée de l'oxygène, de l'acide carbonique et de la lumière, en une nouvelle substance protéique cristallisable, l'hématocristalline. Les hématies sont le siége de phénomènes physiologiques remarquables : elles se modifient par les progrès de l'âge, elles fixent l'oxygène de l'air inspiré, le transportent dans la circulation et le cèdent aux organes pour servir au travail nutritif général; on peut les considérer comme des organites utriculaires flottants, doués d'un genre d'activité spéciale qui les rapproche des ferments et donne au sang les qualités d'une matière vivante.

Les quelques analyses du sang de fœtus de divers vertébrés s'accordent à montrer qu'avant la naissance il y a abondance de globules blancs et rouges. Les hématies de l'embryon humain qui n'a pas dépassé la longueur de 2 ou 3 centimètres sont volumineuses ($0^{mm},011$ de diamètre et 3 à 4 millièmes d'épaisseur); elles possèdent jusqu'après le quatrième mois un noyau central sphérique qui paraît être simple d'abord, mais qui ne tarde pas à se diviser; on trouve en effet de ces hématies primordiales qui, au lieu d'un seul, renferment deux noyaux ou même davantage. Cette division de leur portion centrale serait le premier terme de leur multiplication par fissiparité (MM. Fahrner, Kölliker, Remak). Dès que le foie a acquis un certain volume, ce phénomène cesse de se produire. A partir de ce moment, le nombre des hématies nucléées diminue, les globules sanguins qui apparaissent sont plus petits, sans noyau, et semblables à ceux que l'on voit dans les périodes suivantes de la vie. Chez tous les animaux vertébrés aussi bien que chez l'homme, on observe une tendance à l'amoindrissement des globules à mesure que l'organisme se perfectionne.

La densité des globules sanguins n'est que légèrement supérieure à celle du plasma dans lequel ils nagent; ils donnent au sang son opacité sans diminuer d'une façon notable sa fluidité, qui lui permet de circuler dans les vaisseaux. Mais lorsqu'il est retiré de l'organisme et abandonné à lui-même, quelquefois aussi dans les vaisseaux pendant la vie, quand la circulation est entravée, on le voit se prendre en une masse gélatineuse qui peu à peu se contracte et se sépare en deux parties distinctes :

l'une solide, opaque, rouge, le caillot ou cruor, composé des globules et de la fibrine; l'autre liquide, transparente, faiblement teintée en jaune, le sérum, qui n'est autre que le plasma privé de fibrine.

Cette coagulation spontanée du sang est due à la présence de la fibrine qui, sous l'influence de la vie, se présente à l'état fluide, mais qui, soustraite à cette influence, devient insoluble, prend l'état solide sous la forme d'une masse gélatineuse très-élastique, au milieu de laquelle les globules sont entraînés et agglomérés. Bornons-nous à constater le phénomène, sans entrer dans les hypothèses hasardées par lesquelles on a prétendu l'expliquer, et disons seulement que, dans les conditions physiologiques, rien de semblable n'arrive, et que la fluidité du sang est liée à l'activité vitale.

Le temps pendant lequel le sang conserve l'état liquide après sa sortie du corps varie un peu chez les diverses espèces d'animaux, ceux de même espèce, et suivant l'âge et le sexe. Il semble être plus long dans les organismes puissants que dans ceux dont la force et la motilité sont médiocres; et d'un autre côté, il est à remarquer que la consistance du caillot est en raison inverse de l rapidité du sang à se coaguler. Dans les expériences de Nasse, le sang des passereaux commença à se prendre en gelée en 20 secondes où 1 minute, celui des gallinacés en 1 ou 2 minutes, celui du lapin en moins de 1, du chien 3, du bœuf 6 minutes; celui de la femme un peu moins de 3, et de l'homme près de 4 minutes. Durant le jeune âge, elle est ordinairement plus prompte qu'à l'âge adulte[1].

La composition du sang varie, quant aux proportions des principes qui le constituent, suivant l'âge. La densité ou pesanteur spécifique de ce liquide exprime d'une manière approximative sa richesse en éléments solides et salins par rapport à l'eau qui les tient en suspension ou en dissolution. Or, Polli a remarqué que cette densité du sang était en général plus faible chez l'enfant que chez l'adulte; le sang de l'enfant serait donc moins riche en matériaux solides que celui de l'homme dans toute la force de l'âge. Présentée ainsi, l'observation n'est pas entièrement exacte.

1. Article SANG, in Wagner's *Handwörl. der Physiologie*, 1842, t. I, p. 104.

D'après les expériences nombreuses de M. Denis, il faut en effet distinguer à cet égard quatre espèces de sang :

1° Celui des enfants, des vieillards, des adultes faibles, dont la densité est de 1,045 à 1,049;

2° Celui des adultes en bonne santé, d'une densité de 1,050 à 1,059 (elle est moins élevée pour la femme que pour l'homme);

3° Celui des adultes vigoureux à tempérament sanguin, de 1,061 à 1,069;

4° Enfin, le sang fourni par le cordon ombilical d'un enfant au moment de la naissance serait le moins aqueux de tous; sa pesanteur spécifique atteindrait de 1,070 à 1,075 [1].

Le sang placentaire est plus riche en globules, en matières grasses, salines et extractives, moins riche en albumine et en fibrine que le sang du fœtus, et celui-ci renferme une plus grande proportion de globules que le sang de l'adulte. M. Poggiale a trouvé dans le sang placentaire 172 de globules et 744 d'eau. Dans trois autres expériences, il a comparé le sang du placenta fourni par le bout supérieur du cordon et le sang de l'enfant provenant du bout inférieur du même cordon; la proportion d'eau a toujours été plus forte dans le second: terme moyen, le poids des matières solides a été de 255 pour le premier, et de 252 pour le second. Le même chimiste a aussi remarqué que le sang du nouveau-né abondait en globules et ne donnait à l'analyse que peu de fibrine. Ces différences ne se manifestent pas chez tous les vertébrés : si le sang du chien nouveau-né est comme celui du très-jeune enfant plus chargé de globules qu'à l'âge adulte, le sang des espèces chat, lapin, pigeon se comporte tout autrement [2].

Il résulterait ensuite des analyses de M. Denis, que la proportion de l'eau dans le sang, après avoir augmenté à partir de la naissance jusqu'à l'âge de cinq mois environ, diminuerait progressivement de cinq mois à trente ans; la proportion des globules, au contraire, diminuerait pendant les cinq premiers mois

1. *Essai sur l'application de la chimie à l'étude du sang de l'homme*, 1838, p. 211.

2. *Recherches chimiques sur le sang*, in *Comptes rendus de l'Acad. des Sc.*, 1847, t. XXV, p. 112. — *Compos. du sang des anim. nouv.-nés : ibid.*, p. 200.

et augmenterait alors jusqu'à la trentième année. De trente à cinquante ans, l'état du sang resterait stationnaire; il s'appauvrirait enfin durant la période de vieillesse [1].

La quantité de fibrine subit un accroissement rapide aussitôt après la naissance, et semble ne varier ensuite que très-légèrement par les progrès de l'âge. MM. Andral, Gavarret et Delafond, dans leurs nombreuses expériences, ont vu que l'élévation ou l'abaissement du chiffre des globules n'entraînait pas de changement correspondant dans le chiffre de la fibrine. Chez 3 agneaux âgés de trois, de dix-huit et de vingt-quatre heures, le poids des globules étant de 108 et de 117 pour les mâles, de 98 pour l'agneau femelle de constitution faible, celui de la fibrine a été invariablement de 1,9. Chez un 4e animal, âgé de quarante-huit heures, il y avait 103 de globules et 2,5 de fibrine; chez un 5e, âgé de quatre-vingt-seize heures, les globules se sont élevés à 109 et la fibrine à 3, chiffre qui représente la moyenne physiologique de cette substance pour les années suivantes [2].

De l'enfance à la vieillesse, la proportion de l'albumine et des matières grasses resterait à peu près la même. Elle est en général moins élevée chez les jeunes organismes que chez les adultes, moins chez ceux qui sont mal nourris que chez ceux dont l'alimentation et la digestion sont normales. Quant aux principes minéraux contenus dans le sang, il est impossible de dire quelle serait l'influence exercée par l'âge ou le sexe sur leur degré d'abondance. M. Lehmann admet que la quantité de sels du plasma est plus forte chez l'homme que chez la femme, et moindre durant la période de croissance; cela s'est présenté dans un certain nombre d'analyses comparatives, mais dans quelques autres le contraire a eu lieu.

Le sang offre encore dans sa composition chimique et ses qualités physiques des différences d'un autre ordre. Chez le même individu, quel que soit son âge, le fluide nourricier n'est pas identique dans toutes les parties de l'organisme; les actes

1. *Rech. de physiol. sur le sang*, in *Journ. de physiol.* de Magendie, 1829, t. IX, p. 218.

2. *Recherches sur la comp. du sang de quelques anim. domest.*, 1842, tabl. III, p. 27 (extr. des *Ann. de chim. et de phys.*, 3e série, t. V).

physiologiques, auxquels il prend une part si nécessaire, lui donnent un aspect, une constitution et des propriétés différentes suivant qu'on l'examine d'une manière comparative dans les divers systèmes de vaisseaux où il est renfermé. Le sang qui vient de subir le contact médiat de l'aérosphère à la surface respiratoire, le sang des artères, est d'un rouge vermeil et jouit seul de la faculté d'entretenir l'activité vitale, soit dans l'ensemble de l'économie, soit dans un quelconque de ses instruments; le sang qui revient de tous les organes se mettre de nouveau en rapport avec l'air dans les poumons, le sang des veines, est d'un rouge sombre tirant sur le noir [1] et insuffisant à l'entretien de la vie; Bichat l'a admirablement démontré.

Cette différence d'action vivifiante de ces deux variétés de sang tient à la quantité variable d'oxygène et d'acide carbonique qu'ils possèdent en dissolution dans le plasma ou en combinaison instable avec les hématies. Le sang artériel est à peu près deux fois plus chargé d'oxygène que le sang veineux; il y a, au contraire, une proportion beaucoup plus considérable d'acide carbonique dans celui-ci. On transforme artificiellement, comme le fait physiologiquement la respiration, le sang noir en sang vermeil par l'addition d'une certaine quantité d'oxygène gazeux; et, en ajoutant à ce dernier liquide du gaz carbonique, on lui donne les caractères du premier.

A l'analyse chimique, on trouve toutes les mêmes substances protéiques, grasses et minérales dans les deux variétés de sang, seulement avec de légères différences dans la proportion de quelques-unes d'entre elles. Ainsi, le sang désoxygéné contient relativement plus d'eau et un peu moins de fibrine que le sang oxygéné; sa coagulation est plus faible. Quant à l'albumine, aux globules, à la graisse et à la somme des matières extractives et salines, les opinions sont contradictoires : F. Simon, Denis, M. Poggiale, M. Lehmann, ont trouvé plus de ces substances, Prevost et M. Dumas, Lecanu, M. J. Béclard moins dans les veines que dans les artères, ce qui provient sans doute de ce que les ana-

1. Le sang des veines n'est pas constamment noir ; il a une coloration rouge plus ou moins foncée suivant l'état de repos ou de fonctionnement de l'organe d'où il sort; il diffère dans chaque veine prise en particulier, et surtout dans chacune de celles des viscères abdominaux ; — j'y reviendrai.

lyses n'ont pas toujours été faites dans les mêmes conditions et sur du sang extrait des mêmes vaisseaux. Ces variations, faibles dans tous les cas, sont accidentelles et ne sauraient servir de caractères distinctifs aux deux espèces de sang.

Depuis Harvey, qui le premier s'est occupé de cette question, on a souvent tenté l'évaluation de la quantité de liquide contenue dans la totalité de l'appareil vasculaire sanguin. Elle présente de grandes difficultés, et toutes les expériences entreprises dans ce but n'ont jamais pu donner qu'un résultat approximatif. Néanmoins, tel qu'il est, ce résultat a une sérieuse valeur pour le médecin qui, cherchant à combattre un état morbide grave, croit devoir recourir aux moyens spoliateurs.

M. Weber a reconnu que la quantité de sang proportionnelle à la masse du corps pouvait représenter dans certains cas, chez l'homme adulte, un huitième de son poids total, c'est-à-dire que, pesant environ 65 kilogrammes, il avait dans ses vaisseaux 8 kilogrammes de sang environ ; dans d'autres cas, cette quantité peut descendre à un vingtième. En acceptant ces chiffres comme applicables au premier âge, on voit qu'un nouveau-né du poids de 3^{kil}., 50 n'aurait à peu près que 160 à 380 grammes de sang, et très-probablement une quantité plus voisine du premier que du dernier chiffre; aussi, les hémorrhagies sont-elles fort à redouter à ce moment de la vie de l'enfant. Lorsque MM. Guersant et Blache assurent que, de la naissance jusqu'à la deuxième année, on peut soustraire à l'organisme en vingt-quatre heures de 50 à 125 grammes de sang par les saignées et ensuite de 125 à 250 grammes[1], on ne peut s'empêcher de trouver avec Malgaigne, eu égard à l'accroissement du poids du corps durant cet espace de temps, ces indications arbitraires et périlleuses.

II. — APPAREIL DE LA CIRCULATION DU SANG.

Le liquide sanguin est contenu et circule dans un système de canaux élastiques et contractiles, ramifiés, fermés de toutes parts, excepté aux points où viennent s'aboucher dans son intérieur les deux conduits lymphatiques, le canal thoracique et

1. *Dictionn. de méd.* en 30 vol., 1844, t. XXVIII, p. 22.

le grand vaisseau droit, qui terminent le système circulatoire de la lymphe, également fermé à ses origines dans la trame des tissus. Le sang, qui arrive des poumons dans l'oreillette gauche, de là dans le ventricule gauche, est chassé dans les artères par les contractions du cœur, organe central de la circulation ; il est distribué ainsi à toute l'économie à travers une multitude de vaisseaux capillaires, continus d'un côté avec les artères qui apportent le sang, de l'autre avec les veines qui le ramènent à son point de départ, au cœur, mais dans l'oreillette droite et de là dans le ventricule droit. Les cavités droites sont séparées des cavités gauches du même organe par une cloison musculaire Du ventricule droit, le sang, devenu veineux dans son trajet, est, avant de rentrer dans ce grand cercle vasculaire qu'il vient de parcourir, envoyé aux poumons pour y être révivifié.

Durant la vie fœtale, l'hématose se faisant non par les poumons mais par le placenta, intermédiaire entre l'organisme maternel et l'embryon qui en dépend, l'appareil circulatoire et la circulation du sang diffèrent nécessairement de ce qu'ils sont après l'établissement complet de la respiration aérienne. Le sang qui arrive du placenta par la veine ombilicale du cordon est le sang artériel ; celui qui y retourne par les artères ombilicales est le sang veineux du fœtus. En aucun point de l'appareil vasculaire de ce dernier, le sang vermeil n'est à l'état de pureté, il est partout mélangé au sang noir. L'existence du canal veineux, qui fait communiquer la veine ombilicale avec la veine cave inférieure; du trou de Botal, dans la cloison interauriculaire du cœur; du canal artériel, qui permet le passage du sang envoyé dans l'artère pulmonaire, par les contractions du ventricule droit, à la rencontre du sang chassé dans l'aorte par l'action du ventricule gauche: — telles sont les conditions anatomiques de ce mélange, particulières à la vie intra-utérine.

Aussitôt après la naissance, ces canaux et cet orifice commencent à s'oblitérer, et on trouve bientôt l'appareil circulatoire exactement disposé, comme dans la suite des âges de l'individu, pour la séparation des deux variétés de sang et une sanguification parfaite. C'est ordinairement du huitième au dixième jour que le trou de Botal et le canal artériel sont fermés; les artères ombilicales, puis la veine du même nom et le canal veineux sont complétement oblitérés dès le quatrième ou le cinquième jour. A mesure que le calibre du canal artériel diminue de l'aorte vers l'artère pulmonaire, et que les artères ombilicales se rétrécissent de l'ombilic à leur insertion aux iliaques, les parois de ces conduits s'épaississent et acquièrent une force de résistance supérieure à l'effort de dilatation de la colonne sanguine lancée par les contractions du cœur.

L'oblitération de la veine ombilicale et du canal veineux se fait autrement; au lieu d'être active elle est en quelque sorte passive, elle succède simplement à l'absence du sang dans la cavité de ces vaisseaux. Leurs tuniques s'épaississent à peine, elles s'affaissent et deviennent contiguës dès que, par suite du changement d'existence du jeune être, le cordon ne reçoit plus de sang du placenta. De là la fermeture précoce et prompte de ces vaisseaux, tandis que l'oblitération du trou de Botal, du canal artériel et de l'artère ombilicale, étant seulement le résultat d'un changement progressif dans la texture de leurs parois, nécessite un temps plus ou moins long pour devenir complète.

Le travail de séparation de la partie du cordon ombilical adhérente à l'abdomen du nouveau-né, et la cicatrisation de la plaie ombilicale qui en est la suite, ont été attentivement suivis par Denis (de Commercy) sur 53 nourrissons de l'hospice des Enfants trouvés de Paris [1], et par Billard sur 86 autres dans le même établissement [2].

D'après les indications de ces deux observateurs de vrai mérite, le temps que met le cordon à se détacher offrirait d'assez grandes variations: en général, 5, 6, 7 ou 8 jours suivant le premier, 4 ou 5 suivant le second. M. Bouchaud a remarqué qu'à partir du moment où la circulation de l'enfant devient indépendante de celle de la mère, le cordon rendu ainsi sans objet s'était communément détaché (65 fois sur 80) du quatrième au sixième jour, et que ce phénomène avait été d'autant plus précoce que la nutrition du nouveau-né avait été plus

1. *Recherches d'anatomie et de physiologie pathologiques*, 1826, p. 295 et suiv.
2. *Traité des maladies des enfants nouveau-nés*, 2e édit., 1833, p. 16 et suiv.

promptement active. Le travail dont il s'agit, qui est par sa nature en même temps physiologique et pathologique, semble retentir parfois sur le mouvement nutritif du jeune être en retardant, lorsqu'il se prolonge, le moment où le corps commencera à augmenter de poids; mais il serait difficile d'admettre, comme on l'a voulu, un rapport de cause à effet entre ce travail et la diminution que subit l'organisme pendant les premiers jours de l'existence aérienne, — ce serait vraiment attacher trop peu d'importance à la façon dont les fonctions digestives s'exécutent. Peu après la naissance, le cordon se flétrit, s'aplatit, prend une teinte verdâtre ou brunâtre et, dès le deuxième jour, se dessèche de son extrémité libre jusqu'auprès de l'abdomen, où l'anneau cutané qui l'entoure s'injecte et se gonfle momentanément, en laissant suinter un peu de sérosité jaunâtre, pour s'affaisser et se replier bientôt sur lui-même. La base du cordon est alors incessamment baignée par un liquide purulent, assez abondant dans le cas où elle est large et épaisse, rare et pour ainsi dire nul dans le cas plus fréquent où elle est étroite et mince; elle se ramollit, s'érode circulairement, et ainsi s'accomplit l'élimination funiculaire. Elle laisse une plaie suppurante à bord circulaire; le cercle ombilical représente l'orifice d'un enfoncement infundibuliforme, dans lequel proéminent les extrémités rompues et épaissies des vaisseaux ombilicaux et de l'ouraque. Ce bourrelet est attiré peu à peu vers la cavité abdominale par le retrait de ces vaisseaux, qui s'atrophient; en même temps, le développement des parois de l'abdomen agrandit de plus en plus l'espace qui se trouve entre eux et l'ombilic. La peau rentrée et froncée autour de l'infundibulum rétréci, puis effacé, se cicatrise sur ses bords légèrement enflammés. C'est ordinairement du dixième au douzième jour que la cicatrisation de l'ombilic est terminée. L'appareil circulatoire n'offre plus alors aucune des particularités de l'âge fœtal.

Le cœur, organe central de la circulation, de nature musculaire, de forme conique, enveloppé dans un double sac membraneux, le péricarde, logé entre les deux poumons sur le diaphragme, et divisé à l'intérieur en quatre cavités: deux supérieures, les oreillettes, deux inférieures et principales, les ventricules, le cœur a chez le fœtus, relativement au reste du corps, un volume beaucoup plus grand qu'après la naissance, ce qui provient plutôt de la grande épaisseur relative de ses parois que de la largeur de ses cavités. La différence d'épaisseur, qui existe chez l'adulte entre les deux côtés de l'organe au profit du côté gauche, est encore très-peu prononcée à la naissance. Pendant la période de croissance, le cœur paraît augmenter de volume en proportion de l'ensemble du corps. Parchappe assure que si l'on représente le poids du corps par 1,000, celui du cœur sera représenté par environ 5 1/3 chez l'adulte et 6 chez le nouveau-né[1]; vide, il pèse au début de la vie de 15 à 20 grammes. De un à quatre ans, sa longueur serait, d'après M. Bizot, de 22 lignes 5 cent.), sa largeur de 27 lignes (6 cent.), un peu moins chez les filles; de cinq à neuf ans : longeur 31 lignes et largeur 33 lignes pour les garçons, 26 et 29 pour les filles[2]. Les mesures des différentes parties du cœur ont été prises d'une façon très-complète par Rilliet et M. Barthez sur 193 enfants de quinze mois à quatorze ans et demi. Je dois me borner aux suivantes ; pour les autres, je renvoie à l'excellent ouvrage de ces deux savants cliniciens[3]. Sur 53 enfants âgés de quinze mois à deux ans et demi, on a trouvé le plus souvent, en centimètres et millimètres :

CIRCONFÉRENCE à la base des ventricules, le cœur étant		DISTANCE de la base à la pointe, le cœur étant plein	ÉPAISSEUR MAXIMUM des PAROIS			CIRCONFÉRENCE des ORIFICES			
Plein.	Vide.		Ventr. droit.	Ventr. gauche.	Cloison	Tricuspide.	Mitral.	Aortique	Artère pulmon
12 et 14	11 à 13	5 et 6	0,2	0,7 à 0,9	0,7 et 0,9	6 à 6,7	5 à 5,8	3,5 à 3,9	4 à 4,5

La cavité du ventricule droit, d'abord plus petite à la naissance que celle du ventricule gauche, acquiert promptement

1. *Du cœur, de sa structure et de ses mouvements*, 1844, p. 171.

2. *Recherches sur le cœur*, in *Mém. de la Soc. médic. d'observat. de Paris*, 1836, t. I.

3. *Traité clinique et pratique des maladies des enfants*, 2e édit., 1861, t. I, p. 56 et 57.

une supériorité de plus en plus marquée ; mais l'épaisseur des parois du premier, comme on le voit, est inférieure à celle du second, de sorte que le ventricule veineux est à la fois d'une grande capacité et d'une faible contractilité chez les jeunes enfants. L'orifice de l'artère pulmonaire, d'abord moins large que l'orifice de l'aorte, devient un peu plus grand vers la sixième année. Les valvules des orifices auriculo-ventriculaires, et leurs freins ou cordons tendineux sont fort résistants, quoique minces. Le corpuscule d'Arantius, qui occupe le milieu du bord libre de chacune des valvules sigmoïdes, est très-grêle dans le jeune âge ; le rapprochement de ces petites soupapes détermine néanmoins la clôture parfaite de l'orifice autour duquel elles sont fixées.

La présence du cœur entre le mamelon gauche et le sternum se révèle à la percussion par une matité occupant un espace de forme circulaire ou elliptique, dont l'étendue est de 4 à 7 centimètres verticalement, et de 4 à 8 transversalement. M. H. Roger donne pour limites à la matité normale de la région précordiale : en haut, le deuxième espace intercostal ; en bas, la cinquième côte ; en dedans, une ligne tirée verticalement du deuxième au quatrième espace intercostal, au niveau des articulations des cartilages costaux avec le sternum [1].

Le système artériel est remarquable chez les enfants par son grand développement. Les parois des artères sont molles, peu épaisses, riches en *vasa vasorum*, et se laissent aisément distendre par le sang, sans jamais présenter d'inflexions alternes. Leur calibre va en croissant, jusqu'au moment où s'arrête la croissance générale.

Les veines égalent à peu près le volume des artères, tandis qu'à l'âge de virilité elles le dépassent ; elles sont garnies de valvules. Leurs parois sont proportionnellement très-fermes. Leur diamètre augmente de plus en plus dans l'âge adulte.

Les vaisseaux capillaires sont extrêmement développés, les injections les pénètrent et les remplissent facilement. Leur abondance dans chaque organe ou portion d'organe est en rapport direct avec le degré d'activité physiologique dont cette partie de l'économie est le siége.

1. *Séméiotique des maladies de l'enfance*, 1864, p. 162 et suiv.

III. — ACTION DU CŒUR.

Le sang est sans cesse mis en mouvement dans les vaisseaux par les contractions involontaires, répétées et périodiques du cœur, et par l'action adjuvante des parois élastiques et contractiles de ces vaisseaux.

Les fibres musculaires dont se compose la couche superficielle du cœur, unifiant, d'une part, les deux oreillettes, d'autre part, les deux ventricules, on conçoit que l'étage supérieur de l'organe puisse se contracter indépendamment de l'étage inférieur, mais que chaque moitié de l'un et de l'autre doive agir forcément d'une manière simultanée avec la moitié qui lui est congénère. C'est en effet ce qui a lieu : les deux oreillettes se resserrent ensemble, les deux ventricules à la fois, et après les oreillettes; de même, la dilatation des deux cavités auriculaires se fait en un seul temps, celle des cavités ventriculaires du même coup et indépendamment de la première. La contraction du cœur est donc successive. La systole des oreillettes correspond à la diastole des ventricules, et la diastole des oreillettes à la systole des ventricules.

Le sang veineux, qui afflue dans l'oreillette droite par les grosses veines caves et les veines coronaires, et le sang artérialisé, qui revient de l'appareil respiratoire par les veines pulmonaires dans l'oreillette gauche, sont chassés par la systole de ces oreillettes dans les ventricules, à travers les orifices tricuspide et mitral que l'abaissement de leurs valvules rend libres. Les ventricules ainsi dilatés et gonflés se resserrent à leur tour, les valvules mitrale et tricuspide se rapprochent, les sigmoïdes s'écartent, et le sang est lancé d'un côté par l'artère pulmonaire vers les poumons pour y subir l'influence modificatrice de l'air, de l'autre par l'aorte vers la périphérie de tout l'organisme pour y porter dans chacune de ses parties les matériaux nutritifs nécessaires à l'activité vitale. Le jeu des soupapes membraneuses situées autour des orifices auriculo-ventriculaires et artériels détermine la voie que doit suivre le sang refoulé par les contractions cardiaques.

La systole des oreillettes est suivie presque immédiatement par la systole des ventricules; un temps de repos complet isole ces deux mouvements des deux systoles suivantes. La durée d'un mouvement total ventriculaire et auriculaire étant représentée par le chiffre 3, la durée de la systole de l'étage supérieur peut être évaluée à 1, celle de l'étage inférieur à 1, et celle de l'intervalle à 1 également. Dans un cas d'ectopie du cœur, observé par M. Follin sur un nouveau-né, les deux contractions se suivaient presque sans intermédiaire, mais étaient séparées des suivantes par un petit intervalle. Dans un cas analogue, examiné par M. Cruveilhier, les deux systoles alternaient régulièrement sans temps de repos. Dans un autre cas d'ectopie, décrit par un médecin américain, M. Robinson, la contraction ventriculaire succédait si vite à la contraction auriculaire, qu'il était impossible de l'en distinguer, et que toutes les parties du cœur paraissaient se resserrer et se dilater simultanément. Il faut donc admettre une certaine variabilité dans le rhythme des mouvements cardiaques et dans les phénomènes qui en résultent[1].

Quand le cœur est au repos, son tissu musculaire devient flasque et s'aplatit; quand il se contracte, il devient dur, se bombe et se raccourcit dans tous ses diamètres. Le raccourcissement général de l'organe est assez faible au moment de la contraction des oreillettes; sa plus grande réduction est causée par la contraction des ventricules, qui l'emportent par la force et les dimensions sur les premières. En prenant cette nouvelle forme, le cœur se redresse à sa pointe, et vient heurter sa face antérieure contre la paroi antérieure de la poitrine. Ce choc se fait sentir au moment de la systole des ventricules, qui est de plus accompagnée d'une sorte de torsion par laquelle le cœur ventriculaire se déplace légèrement sur lui-même, autour de son axe longitudinal, de gauche à droite; au moment de la diastole ventriculaire, la pointe du cœur s'abaisse et s'éloigne du sternum.

La circulation cardiaque ne se fait pas silencieusement; elle donne lieu à la production de deux sons qui diffèrent l'un de

1 *Archives génér. de médec.*, 1854, 4e série, t. XXIV, p. 101; — *Gazette médicale*, 1841, t. IX, p. 497; — *American journ. of med. sc.*, 1832, vol. XI, p. 346.

l'autre par leur timbre et leur durée. Le premier bruit a, chez l'adulte, son maximum d'intensité plus bas que le second; à cause de cela, on les a distingués par les noms de bruit inférieur et de bruit supérieur. Chez l'enfant, par suite du faible volume du cœur et de la faible étendue de la région qu'il occupe, cette différence de siége des deux bruits cardiaques n'est guère appréciable; ils s'entendent l'un et l'autre facilement et avec le plus de force à peu près au niveau du troisième espace intercostal gauche. Le premier est sourd et prolongé; il coïncide avec la systole ventriculaire, le choc de la pointe contre les parois du thorax, la tension des valvules mitrale et tricuspide, et le redressement brusque des sigmoïdes. Le second, plus clair, plus court, plus voisin de l'oreille qui ausculte, est synchronique avec la diastole des ventricules, l'abaissement des valvules auriculo-ventriculaires et le rapprochement des sigmoïdes. Lorsque les battements du cœur se succèdent avec une grande rapidité, le second bruit tend à se confondre avec le premier.

Les bruits cardiaques se succèdent en général à des temps égaux; les irrégularités qu'ils peuvent présenter indiquent des intermittences dans les contractions du cœur. Le premier est isolé du second par un très-minime silence; le second du premier par un grand repos. Chez l'homme adulte, le rhythme des bruits du cœur a pu être représenté par une mesure musicale à trois temps, formée de deux noires et d'un soupir: la première noire correspondant au premier bruit, la seconde au second bruit, et le soupir au grand silence; en réalité, la durée de chacun de ces temps n'est pas aussi rigoureusement égale. Chez l'enfant, le rhythme de ces bruits n'est pas tout à fait le même. Il résulterait des observations faites par M. Churchill sur ce point spécial de physiologie que, avant la naissance, les bruits du cœur fœtal alternent comme chez l'adulte, avec cette différence que le deuxième, au lieu d'être le plus faible, est le plus fort. Après la naissance, le rhythme change; il a été comparé à une mesure à quatre temps, composée de deux noires séparées par deux soupirs: le premier et le second bruit étant l'un et l'autre suivis d'un silence dont la durée serait égale à la leur. Vers l'âge de dix-huit mois, le premier silence s'abrége beaucoup, le second se prolonge, de telle sorte que le rhythme peut être indiqué par deux noires suivies de deux soupirs : le premier bruit, correspondant à la première noire, étant le plus intense[1].

La pression systolique exercée sur le sang, au moment de son entrée dans le système artériel, a été mesurée à l'aide d'une sorte de manomètre à air libre, par la hauteur de la colonne liquide à laquelle la force d'impulsion ventriculaire développée fait équilibre. L'expérience a appris que, en cela, il n'y avait qu'une légère variation entre les animaux d'espèce et de taille très-diverses et dont le cœur était de volume très-différent. On n'observe aucun rapport certain entre le poids du corps et le degré de force cardiaque. Ainsi, M. Poiseuille a vu le liquide lancé par les contractions du ventricule gauche s'élever à peu près à la même hauteur dans son hémodynamomètre lorsqu'il l'appliquait sur des chiens de taille très-inégale, et dont le cœur pesait tantôt 83 grammes seulement, tantôt 120 et jusqu'à 200 grammes; bien plus, sur des chevaux dont le cœur pesait 2 kilogr. 1/2 ou même 3 kilogr., la colonne liquide n'était pas notablement supérieure à celle constatée sur les petits chiens[2]. M. Volkmann a, de son côté, reconnu que le cœur d'une poule pouvait élever la colonne manométrique aussi haut que le fait d'ordinaire celui d'un cheval (160 millim. de mercure environ), dont le volume est pourtant mille fois plus grand. Cela ne signifie nullement que la force d'impulsion développée par le cœur soit égale chez ces animaux si divers par la taille et le poids du corps. En effet, la masse du sang à mettre en mouvement dans les vaisseaux est fort différente, et les résistances que la puissance cardiaque doit vaincre pour faire progresser ce liquide sont très-diverses. La force déployée pour élever chaque molécule sanguine à une même hauteur doit être proportionnée au nombre de ces molécules qui traversent ensemble l'orifice d'écoulement; plus ce nombre sera considérable, plus cette force devra être grande, plus la quantité de liquide sera élevée, le diamètre de cet orifice large, plus les obstacles à surmonter seront multipliés, plus le volume du cœur devra être grand pour faire avancer le sang sous une même pression et une égale vitesse. Toutes ces

1. *On the rhythm of the heart of the fœtus in utero and the infant after birth*, in *Dublin Quarterly Journ. of med. sc.*, 1855, t. XIX, p. 326.
2. *Recherches sur la force du cœur aortique*, 1828, p. 41.

circonstances influent nécessairement sur le degré de puissance contractile du cœur. En général, toutes choses étant égales d'ailleurs, pour une même espèce animale, la colonne de liquide doit s'élever davantage chez les grands individus que chez les petits, dans l'âge adulte que dans le jeune âge. M. Volkmann a observé sur un jeune chien une pression carotidienne de 104 millimètres, lorsque sur des chiens plus âgés elle était de 123 et de 157 millimètres même[1].

La force de contraction du ventricule droit est beaucoup moindre que celle du ventricule gauche; ses parois charnues sont moins épaisses. Cette inégalité est en rapport avec l'étendue des deux cercles circulatoires : le cœur droit n'ayant à faire parcourir au sang veineux que le petit cercle circulatoire pulmonaire, le cœur gauche présidant à la grande circulation générale de toute l'économie.

IV. — ACTION DES VAISSEAUX SANGUINS.

A. — *Artères.*

Le système vasculaire sanguin ne se borne pas à contenir et à conduire le flot de sang que le cœur expulse de ses cavités à chaque systole des ventricules. S'il en était ainsi, la circulation dans les vaisseaux serait intermittente, de même que les contractions cardiaques. Mais les parois de ces tubes ne sont pas inextensibles, elles sont formées en grande partie de fibres élastiques et de fibres-cellules musculaires; elles sont douées conséquemment d'élasticité et de contractilité, peuvent se laisser distendre par le sang et réagir sur lui. Leur action, d'ailleurs subordonnée à celle du cœur, a surtout pour but de régulariser la circulation; elle transforme le mouvement intermittent et saccadé de projection imprimé au sang par l'organe central, en un mouvement continu et uniforme vers la périphérie. Son effet est de ralentir ce premier mouvement et de le con-

1. *Die Hämodynamik nach Versuchen*, 1850, p. 178.

tinuer pendant la durée du repos qui suit la systole. Or, les frottements du sang déplacé contre les parois vasculaires sont l'obstacle principal qui gêne le libre écoulement de ce liquide ; et, la physique l'enseigne, ils croissent comme les carrés de la vitesse du courant : par conséquent, l'élasticité des artères, en diminuant la vitesse du courant sanguin, diminue les résistances passives et contribue ainsi à augmenter la quantité de sang que, sous l'effort cardiaque, le système vasculaire est susceptible de distribuer.

Lorsque le ventricule gauche se contracte, la pression exercée sur la colonne liquide est employée en partie à la faire avancer dans les artères et en partie à produire la dilatation de celles-ci ; mais, dès que la systole vient à cesser et que le temps de repos commence, ces vaisseaux reviennent sur eux-mêmes en comprimant leur contenu. Ainsi chassé, le sang ne saurait rétrograder dans le ventricule, les valvules sigmoïdes de l'orifice aortique se sont en effet rapprochées de façon à lui fermer le passage ; il suit forcément la direction centrifuge donnée au courant par l'action du cœur.

L'augmentation de la capacité des artères à chaque systole ventriculaire résulte à la fois de leur élargissement et de leur élongation. Ces vaisseaux tendent ensuite à se resserrer en vertu de l'élasticité de leur tissu, surtout pour les grosses branches, et de leur contractilité lente, surtout pour les petites. Ces divers mouvements causent parfois une locomotion visible de tout le vaisseau, qui se courbe en arc, se relève, pour reprendre après sa situation première ; mais ils sont le plus souvent trop faibles pour être sensibles à la vue ou au toucher. Dans tous les cas où le doigt peut être appliqué sur une artère reposant en sens opposé à la pression digitale sur un plan résistant on perçoit un soulèvement alternatif, un léger choc désigné sous le nom de *pouls*, à chaque nouvelle ondée de sang que le cœur lance dans le système vasculaire. Le pouls est la conséquence de l'effort que fait le courant sanguin pour dominer la résistance à l'écoulement causée par la dépression de l'artère sur un point; il correspond à la systole des ventricules, au battement du cœur et à son premier bruit. Dû au mouvement de progression imprimé au sang par la contraction cardiaque, le pouls s'affaiblit et retarde davantage sur le moment où cette contraction se produit à mesure que l'on s'éloigne du centre circulatoire; il cesse d'être perceptible dans les petites artérioles.

De même, la poussée latérale ou tension du sang dans l'arbre artériel diminue un peu du cœur vers la périphérie, parce que la somme des résistances qu'il rencontre en avançant dans ses canaux s'accroît de plus en plus. Dans les grosses artères avoisinant l'organe d'impulsion, la tension varie à chaque instant en raison de l'arrivée intermittente du sang; la hauteur de la colonne liquide soulevée par elle dans l'hémodynamomètre augmente pendant la systole et diminue pendant la diastole. Pour évaluer la poussée sanguine dans un point du système artériel, il faut donc prendre la moyenne entre ces deux hauteurs maximum et minimum. De cette manière, M. Volkmann a trouvé qu'elle était de 165 millimètres de mercure dans l'artère métatarsienne d'un chien, tandis que dans la carotide elle était de 172 millimètres. Ces différences de tension dans les troncs situés près du cœur et dans les branches qui en sont éloignées ne sont pas en rapport avec les distances.

La tension artérielle varie encore sous l'influence des mouvements respiratoires; elle diminue au moment de l'inspiration, qui tend à agrandir les réservoirs du sang comme elle agrandit la cavité pulmonaire, et augmente pendant l'expiration, qui tend au contraire à les resserrer. L'action alternative de la respiration sur le courant sanguin n'est pas synchronique avec l'action intermittente du cœur; elle se reproduit moins fréquemment, de sorte que tantôt la force accélératrice produite par le mouvement d'expiration sur la poussée liquide coïncide avec la contraction ventriculaire pour en augmenter l'effet, tantôt se développe au moment du repos cardiaque et contribue alors seule à faire avancer le sang dans les artères; enfin, dans le cas où l'inspiration accompagne le repos du cœur, la colonne manométrique descend beaucoup plus bas, et celle-ci monte moins haut quand l'inspiration coïncide avec la systole du cœur, que dans le cas où l'action de cet organe est isolée.

Le sang ne circule pas avec une égale vitesse dans les artères des diverses régions de l'économie. Cela provient principalement des différences qui existent dans le calibre des vaisseaux de ces régions. D'ordinaire, lorsqu'une artère se ramifie, la somme des dimensions des nouvelles branches est plus grande que le calibre du tronc d'origine; conséquemment, la vitesse du sang doit en général diminuer du centre vers la périphérie.

Un dernier phénomène de la circulation artérielle est la production de vibrations sonores dans les principales grosses branches du système. Le stéthoscope appliqué sur le trajet de l'aorte, des sous-clavières, des carotides, etc., permet d'entendre habituellement deux bruits identiques par leur rhythme à ceux du cœur. L'un est faible et sourd, se produit en même temps que la dilatation du vaisseau, le battement cardiaque et le pouls, et paraît avoir pour cause la collision moléculaire du sang et son frottement contre les parois solides qui le contiennent; l'autre, plus clair, s'entend au moment du resserrement de l'artère et du repos de l'organe central, il semble provenir du cœur et résulter seulement de la transmission du second bruit cardiaque, de l'orifice aortique à une courte distance, l'oreille cessant de le percevoir bientôt quand on s'éloigne du centre circulatoire. Ces bruits varient suivant l'état du sang, de la circulation, des parois artérielles et des parties voisines; ils sont généralement d'autant plus forts, que le mouvement sanguin est plus énergique et plus rapide. Chez les enfants et les femmes ils sont doux, sonores, et ont un moelleux qui contraste avec la sécheresse et la dureté qu'on leur trouve chez les hommes adultes et les vieillards.

B. — *Capillaires.*

Entre les artérioles terminales et les radicules veineuses se trouve interposé un système de canalicules microscopiques débouchant les uns dans les autres, et dont les plus petits ont juste assez de largeur ($0^{mm},005$ à $0^{mm},007$ de diamètre) pour laisser passer les globules sanguins à la file l'un de l'autre, grâce à l'élasticité de ces organites qui leur permet de s'allonger et de s'infléchir un peu. Les capillaires, en s'anastomosant entre eux, constituent une sorte de réseau à mailles plus ou moins serrées, dans lequel le sang peut se mouvoir en diverses directions. La direction du courant est en effet indifférente dans les canalicules qui sont perpendiculaires aux branches d'entrée et aux branches de sortie du réseau; il peut arriver que, le passage du liquide étant plus ou moins facile à l'une ou à l'autre extrémité de chacun de ces petits vaisseaux, le sens du courant change momentanément. Mais la direction générale du flot sanguin n'en restera pas moins toujours la même; la pression qu'il supporte du côté des artères, et qui l'oblige à pénétrer dans le réseau des capillaires, étant plus forte que la résistance à vaincre du côté des veines, la direction générale du courant qui s'établit ainsi doit être nécessairement des artères vers les veines.

La transparence de la paroi membraneuse des petits vaisseaux permet de voir au microscope le sang circuler dans leur intérieur. On constate par ce moyen que la colonne liquide en mouvement n'occupe pas toute la largeur du vaisseau, qu'elle est entourée d'une couche mince de plasma presque immobile, adhésive, dans laquelle les globules chassés par le courant central s'engagent rarement; lorsqu'ils se mêlent à cette zone périphérique, ils s'y arrêtent souvent, oscillent, tournoient sur eux-mêmes par suite de l'inégalité de vitesse des diverses tranches du liquide, et finissent par être entraînés. D'ordinaire, ce sont des globules blancs et non des globules rouges qui viennent s'accoler ainsi à la surface interne du vaisseau, et passer ensuite de la couche de plasma stagnante dans le grand courant central; cela vient de ce que les globules rouges glissent avec une grande facilité sur les surfaces avec lesquelles ils sont en contact, tandis que les globules blancs y adhèrent beaucoup. L'épaisseur de la zone liquide, immobilisée à la surface interne des parois vasculaires, reste à peu près la même, quel que soit le diamètre du vaisseau; on conçoit dès lors que celui-ci diminuant de plus en plus, il arrivera un moment où l'attraction exercée par ses parois deviendra la principale résistance à vaincre par la puissance circulatoire. Dans les vaisseaux très-fins, le courant sanguin est beaucoup plus lent que dans les autres.

Le sang s'engage et circule dans les capillaires en vertu de la force motrice développée par les contractions cardiaques, transmise et transformée par l'intermédiaire du ressort artériel. Les intermittences du pouls ne s'y font plus sentir d'une manière appréciable. Mais les tubes que le sang parcourt sont d'une extrême ténuité, leurs parois élastiques et contractiles; ils influent par là sur la circulation.

Le faible calibre de ces tubes, comparé à celui des artères et des veines, est la cause de frottements bien plus multipliés pour le liquide qui les traverse. En outre, la somme des calibres de tous les capillaires de l'organisme l'emporte considérablement sur la grandeur de la section du tronc aortique, origine de l'arbre artériel. L'aire totale du système capillaire a été évaluée par M. Donders à 500 fois celle de l'entrée de l'aorte, à 800 ou 850 fois par M. Vierordt; elle l'emporte également sur le calibre additionné de l'arbre veineux. L'espace dans lequel le sang se meut en traversant le système des capillaires est donc beaucoup plus étendu, et la vitesse du courant beaucoup moins grande que dans les deux autres systèmes de vaisseaux. Elle serait en moyenne chez l'homme, d'après M. Vierordt, de $0^{mm},6$ et $0^{mm},9$ par seconde dans les très-petits capillaires; dans ceux qui laissent passer plusieurs globules à la fois, cette vitesse serait de $1^{mm},5$, à 5 millimètres.

L'élasticité et la contractilité des capillaires déterminent, sur des fractions plus ou moins restreintes de leur réseau, des changements de diamètre lents et passagers, des dilatations et des resserrements, qui d'habitude durent peu, mais qui modifient parfois les circulations locales, au point d'amener des hyperémies, des stases sanguines et un état inflammatoire.

C. — *Veines.*

C'est toujours le mouvement dont le sang est animé dans les artères, par l'action du cœur et de ces vaisseaux, qui, après l'avoir fait passer dans les capillaires, le fait avancer dans les veines; mais d'autres forces viennent ici concourir à la production de cette circulation centripète.

La plus générale de ces causes adjuvantes est la contraction intermittente des muscles, qui exerce chaque fois qu'elle survient une pression variable de courte durée sur les vaisseaux placés dans les interstices musculaires, dans l'épaisseur des muscles, entre leur surface et les gaînes aponévrotiques ou la peau. Les veines ainsi comprimées, le sang qu'elles contiennent ne peut se déplacer que dans une seule direction, des capillaires vers le cœur, par suite de la présence de valvules à leur intérieur; valvules qui sont disposées, de distance en distance, de façon à s'écarter quand le liquide les presse de la périphérie vers le centre circulatoire, pour livrer passage au courant centripète, et à se rapprocher au contraire dès qu'il les presse en sens inverse, pour opposer un obstacle infranchissable au retour du courant vers les réseaux capillaires.

Les valvules veineuses luttent en outre contre l'obstacle permanent opposé par la pesanteur de la colonne sanguine contenue dans chacune des veines des membres et du tronc, obstacle qui d'ailleurs varie, on le comprend, suivant les positions données au corps.

La contractilité des parois veineuses, faible cependant, contribue encore à la progression du sang en diminuant le diamètre des conduits qu'il doit parcourir en un certain temps. Elle agit et cesse d'agir lentement, par places, et modifie de cette façon localement la vitesse du courant.

Les veines sont beaucoup plus dilatables que les artères, quoique leurs tuniques soient plus minces. Elles se prêtent aisément à l'accumulation du sang dans leur cavité, et reprennent, lorsque la cause de distension disparaît, leurs dimensions premières, en vertu de leur élasticité.

Les mouvements respiratoires du thorax ont aussi une influence sur la marche du sang veineux. Au moment de l'inspiration, l'espèce d'appel exercé sur l'air et qui détermine son entrée dans les poumons se fait sentir sur les réservoirs sanguins renfermés dans la poitrine; ils se distendent, le sang est aspiré dans les troncs voisins du cœur. Le sang des artères ne peut rétrograder dans les ventricules, les valvules placées à leurs orifices s'y opposant; mais rien n'empêche l'arrivée plus rapide du sang des veines dans les oreillettes, et il y afflue. Cette influence accélératrice de l'inspiration se fait sentir directement dans toutes les veines profondes qui viennent se rendre dans la cavité thoracique, et d'une manière indirecte sur le cours général du sang.

Dans la respiration calme, la pression expiratrice est déterminée principalement par le retrait des poumons sur eux-mêmes, de sorte que l'effet de ce mouvement ne saurait contre-balancer l'effet favorable à la circulation veineuse produit par la succion inspiratrice. D'ailleurs les valvules, qui ne mettent pas d'obstacle à l'aspiration du sang vers le cœur, arrêteraient presque aussitôt le reflux qui serait occasionné par le mouvement d'expiration.

Une autre cause favorable au cours du sang noir est dans la disposition même de ses vaisseaux. Les veines ont, dans leur totalité, une capacité beaucoup plus grande que la portion artérielle du système irrigatoire ; par conséquent, le sang doit se mouvoir avec moins de rapidité dans les veines que dans les artères, abstraction faite du ralentissement si prononcé que la traversée du réseau capillaire fait éprouver au courant initial. Trois expériences faites par M. Volkmann sur des chiens lui ont donné pour moyenne de la vitesse du sang : 329 millimètres dans l'artère carotide, et 225 millimètres dans la veine jugulaire[1]. Mais, considéré en lui-même, l'ensemble du système veineux diminue de capacité de la périphérie vers le centre ; en avançant dans cette direction, la circulation sanguine doit donc s'accélérer. Du reste, ce mouvement est à peu près uniforme, et ne donne lieu, dans les circonstances habituelles, ni au phénomène du pouls, ni à des vibrations sonores.

L'écoulement centripète du sang dans les veines est en définitive plutôt sollicité qu'entravé; il ne rencontre plus la résistance que le réseau capillaire oppose au courant centrifuge des artères. Cela fait que la poussée latérale de ce liquide sur les parois veineuses se montre très-affaiblie, et que la pression sous laquelle le sang sort des capillaires doit diminuer progressivement à mesure qu'il avance vers l'embouchure des veines dans le cœur. M. Volkmann, à l'aide d'hémomètres placés en communication avec l'artère carotide, la veine métatarsienne et la veine jugulaire d'un veau, a vu la tension du sang dans le premier de ces trois vaisseaux élever le mercure à la hauteur moyenne de $165^{mm},55$; dans le deuxième, de $27^{mm},5$;

1. *Ouvrage cité*, p. 195.

dans le troisième, de 9 millimètres seulement[1]. Les mouvements respiratoires alternatifs de dilatation et de resserrement de la poitrine, ceux de diastole et de systole de l'oreillette droite, en aidant et en résistant tour à tour à la progression du sang, font varier, en même temps que le degré de réplétion des vaisseaux, la tension veineuse; mais les oscillations que celle-ci éprouve de cette manière sont très-petites.

V. — FRÉQUENCE DES MOUVEMENTS CARDIAQUES ET ARTÉRIELS.

Le mouvement incessant du sang dans l'appareil circulatoire de l'enfant est très-rapide; la fréquence des contractions ou des battements du cœur et des pulsations artérielles en est l'indice le plus directement appréciable. Si l'on compare le nombre de ces mouvements qui se succèdent en un temps donné chez des nouveau-nés, des adolescents et des adultes, on reconnaît qu'il diminue avec les progrès de l'âge et que les différences sont surtout marquées dans les premières périodes de la vie où la croissance est active. Des recherches multipliées ont été faites sur ce point; toutes se réunissent pour montrer que l'âge a, relativement à la fréquence du pouls, une influence considérable.

En général, on compte chez le fœtus 140 battements cardiaques par minute; M. Nægele, dans une série de 600 observations sur l'enfant encore renfermé dans le sein de sa mère, est arrivé à une moyenne de 135, les nombres extrêmes ayant été 180 et 90. Ce résultat concorde avec celui des observations plus récentes de M. Churchill, qui a trouvé pour extrêmes 110 et 160, terme moyen 136. D'après M. Paul Dubois, le nombre des battements du cœur fœtal resterait à peu près le même pendant les derniers mois de la gestation, il varierait seulement entre 140 et 150. M. Jacquemier a adopté comme moyenne 133.

Immédiatement après la naissance, les nouvelles fonctions du jeune être étant encore hésitantes dans le milieu aérien qui

1. *Ouvrage cité*, p. 173.

l'impressionne pour la première fois, le nombre des pulsations baisse très-notablement. M. Lediberder, qui a compté les pulsations artérielles sur six enfants au moment même où l'accouchement venait de se terminer et avant la section du cordon ombilical, n'en a trouvé que 83, terme moyen. Ce ralentissement n'a été que passager. Au bout de trois ou quatre minutes, les contractions du cœur s'activèrent, elles atteignirent le chiffre de 140 et même de 208 (le plus souvent 160), pour se calmer ensuite, de façon à offrir dans les premières vingt-quatre heures une moyenne de 130 [1].

Billard a rencontré dix-huit nouveau-nés, sur quarante âgés de un à dix jours et en bonne santé, dont le pouls battait moins de 80 fois par minute; chez dix, il y avait de 110 à 125 pulsations; chez quatre, 145 à 150; chez un, 180 [2].

M. Gorham, sur seize enfants âgés de moins d'un jour accompli, a observé de 100 à 160 pulsations, et a obtenu comme moyenne 123; chez quarante-deux, âgés d'un jour à une semaine, les extrêmes et la moyenne (128) ont été à peu près les mêmes. Pendant les deuxième, troisième et quatrième semaines de la vie extra-utérine, le nombre moyen s'est élevé à 135. Chez les enfants d'un à cinq mois, il s'est élevé encore et a dépassé 148. Chez ceux de cinq mois à deux ans, le même auteur a trouvé que le nombre des battements n'était plus, terme moyen, que de 130 [3]. De un à deux ans, ce nombre n'est plus, d'après M. Volkmann, que de 110; de deux à quatre ans, de 108; de quatre à sept, de 103 et 93. Chacune des années suivantes, il continue à diminuer de 2 ou 3 pulsations; on arrive ainsi à l'âge adulte où le cœur bat en moyenne 70 fois par minute. Le pouls ne dépasse pas ce chiffre jusqu'aux approches de la vieillesse; mais, de soixante à quatre-vingts ans, il devient un peu plus fréquent, 75, et dans l'extrême vieillesse atteint près de 80.

Les résultats obtenus à Paris par M. Trousseau, dans plusieurs séries d'observations sur des enfants de un jour à un an, s'accordent en général avec ceux obtenus par M. Gorham; seu-

1. Valleix, *Clinique des enfants nouveau-nés*, 1838, p. 26.
2. *Ouvrage cité*, p. 71.
3. *Observ. on the pulses of infants*, in *London Med. Gaz.*, 1837, t. XXI, p. 324.

lement, l'époque à laquelle le pouls se ralentit après s'être progressivement accéléré serait, suivant le médecin français, un peu moins éloignée du moment de la naissance que l'auteur anglais ne l'indique [1].

Depuis les travaux que je viens de citer, M. Seux (de Marseille) a présenté sur le même sujet, à la Société médicale des hôpitaux de Paris, un mémoire intéressant qui a été l'occasion d'un rapport de M. Henri Roger. Il résulte de ce travail que le pouls des nouveau-nés bien portants, et dans les moments de calme, peut présenter des variations individuelles entre les deux extrêmes 80 et 164; mais que sa fréquence est habituellement exprimée par les chiffres 129 et 140. M. Seux a de plus observé, ce qui déjà avait été signalé par M. Lediberder, que, pendant les premières heures de la vie, le pouls pouvait être extrêmement rapide, sans pour cela être à lui seul l'indice d'un état fébrile [2].

Valleix, qui admettait pour moyenne des pulsations de l'enfant dans les premières semaines le chiffre 87, et reconnaissait un état maladif au seul signe de l'élévation du pouls au-dessus de 125, devait avoir bien souvent et bien vite la satisfaction de voir ses petits malades revenir à la santé. Pour caractériser l'état fébrile (au moins dans un de ses éléments) chez les jeunes sujets, dit M. Henri Roger, il faut que le pouls dépasse de 20 à 30 pulsations la moyenne normale, qui est 120 pour ceux de la première enfance et 110 pour ceux de la seconde [3].

Durant les premières semaines de l'existence, il n'y a pas d'inégalité notable, quant à la fréquence du pouls, chez les enfants de l'un et de l'autre sexe; mais une différence certaine se prononce à partir du deuxième ou du troisième mois. Depuis le bas âge jusqu'à l'extrême vieillesse, le pouls est moins rapide chez les individus du sexe masculin que chez ceux du sexe féminin.

1. *Lettre à Bretonneau sur le pouls des enfants à la mam.*, in *Journ. des conn. médico-chirurg.*, 1841, p. 28.

2. *Union médicale*, 1855, t. IX, p. 522.

3. *Ouvrage cité*, p. 59.

M. Guy a tiré de 273 observations comparatives les moyennes suivantes :

AGES.	GARÇONS.	FILLES.	AGES.	GARÇONS.	FILLES.
Moins de 2 ans	110	114	De 8 à 14 ans	84	94
De 2 à 5 ans	101	103	De 14 à 21 ans	76	82
De 5 à 8 ans	85	93	De 21 à 30 ans	70	80

C'est, on le voit, pendant la seconde enfance et l'adolescence que l'inégalité s'établit surtout fortement elle; reste aussi marquée dans l'âge adulte et la vieillesse[1].

On s'est demandé si les variations individuelles que l'on constate dans la fréquence du pouls ne dépendraient pas des différences qui existent dans le volume du corps des divers individus observés. Les recherches de M. Rameaux, que sont venues appuyer en grande partie celles de M. Volkmann, tendraient à prouver qu'effectivement il en est ainsi. La rapidité avec laquelle le cœur fonctionne est liée d'une manière intime au volume de l'organisme, non-seulement, dit M. Milne Edwards, chez les individus d'une même espèce, mais chez ceux d'espèces différentes dans la série des mammifères : là où la proportion de la surface comparée à la masse du corps augmente, le nombre des systoles en un temps donné tend également à s'élever[2]. Ainsi, même à égalité de taille, le pouls est le plus fréquent chez les êtres les plus jeunes, et chez ceux du sexe féminin, que chez ceux du sexe masculin.

L'âge exerce encore une influence évidente sur l'aptitude du cœur à subir les impressions des circonstances passagères capables d'en modifier les mouvements. C'est dans la première enfance, abstraction faite de l'idiosyncrasie, que les variations tenant au repos et à l'activité musculaires, à l'attitude du corps, à l'état de veille ou de sommeil, etc., que les oscillations du

1. Todd's *Cyclop. of Anat. and Physiol.*, art. PULSE, t. IV, p. 184.
2. *Leçons sur la physiol. et l'anat. comp.*, 1859, t. IV, p. 64 et 65.

pouls entre les *minima* et les *maxima* sont les plus étendues.

Considérés d'un jour à l'autre ou à divers moments de la même journée chez le même enfant, les battements du cœur et du pouls sont accélérés par l'exercice musculaire, la position verticale donnée au corps, l'élévation de la température extérieure, le travail de la digestion; les émotions de toute nature, qui causent souvent de vives agitations au petit être ignorant de tout, les cris, la frayeur, peuvent donner en un instant aux mouvements cardiaques une rapidité insolite, les faire monter de 120 à 180, les rendre fort difficiles ou impossibles à compter.

M. Guy a remarqué que toutes ces causes passagères d'excitation agissaient avec plus de force le matin qu'à la fin de la journée.

La nature des aliments dont s'est composé le repas a un certain degré d'influence sur les effets stimulants produits par le travail digestif sur la circulation. L'usage des aliments azotés accélère le pouls plus promptement que ne le fait l'emplo exclusif des aliments amylacés; mais, dans ce dernier cas, l'effet est plus prononcé et plus durable (MM. Lichtenfels et Frölich). Les boissons fermentées précipitent les battements cardiaques; toutefois, elles déterminent d'abord, et pendant quelques minutes, un ralentissement qui peut être porté à 16 pulsations par minute. Tout le monde sait que le café est un puissant stimulant de la circulation.

L'usage habituel et presque exclusif d'aliments pauvres en azote tend, au contraire, à ralentir le pouls.

Le repos musculaire, surtout dans le décubitus dorsal, est accompagné d'un ralentissement des mouvements circulatoires; il suffit de placer un nouveau-né horizontalement dans son berceau après l'y avoir maintenu assis pour, s'il est resté calme, constater une diminution dans la fréquence de son pouls. J'ai eu souvent l'occasion d'observer sur des nourrissons, au moment où ils cessaient de téter, un affaiblissement de la fréquence du pouls, tandis que, pendant l'acte de la succion, les battements avaient été accélérés.

Lorsqu'au repos musculaire combiné avec la position horizontale du corps se joint le sommeil, le ralentissement de l'action du cœur devient beaucoup plus marqué. Les différences dans le nombre des pulsations déterminées par le fait seul du sommeil peuvent être considérables dans le premier âge. M. Trousseau a trouvé, chez des enfants de quinze à trente jours, 121 pulsations en moyenne pendant le sommeil et 140 pendant la veille; chez d'autres, âgés de six à vingt et un mois, 112 quand ils dormaient, et 128 quand ils étaient éveillés[1]. M. Hohl a observé sur des nouveau-nés une diminution de 20 à 40 pulsations par minute causée par le sommeil. J'ai vérifié l'exactitude de ce fait, et j'ai même constaté plusieurs fois une différence de plus de 40 battements entre le pouls d'un enfant éveillé et celui du même enfant endormi.

On voit en définitive que, tout en restant très-grande, la fréquence des contractions du cœur, pendant le jeune âge, peut offrir d'un instant à l'autre des variations étendues.

Comme les mouvements et les bruits cardiaques, le pouls de l'enfant, habituellement régulier, devient assez souvent, en dehors de toute cause pathologique, intermittent, irrégulier et en quelque sorte saccadé; on sent alors plusieurs pulsations se précipiter sous le doigt, après lesquelles d'autres se succèdent avec lenteur et petitesse, pour être aussitôt suivies des pulsations ordinaires.

VI. — DURÉE DES RÉVOLUTIONS CIRCULATOIRES.

Après avoir examiné le cours du sang dans chacune des parties de l'appareil irrigatoire, et la fréquence des battements cardiaques qui le déterminent, il me reste à dire quelle peut être l'activité de ce travail considéré dans son ensemble.

Le temps employé par le sang pour effectuer une révolution circulatoire complète, c'est-à-dire pour parvenir dans les cavités droites du cœur après avoir successivement passé dans les vaisseaux du poumon, les cavités gauches du cœur, toute la longueur du système artériel, traversé le réseau des capillaires et les branches veineuses efférentes, a été évalué par M. Vierordt à 23 secondes seulement chez l'homme, durée intermédiaire à

1. *Ouvrage cité*, p. 28.

peu près entre celles que l'expérience a fait constater sur le cheval et le chien.

On peut supposer que, dans ce court espace de temps, qui correspond à un certain nombre de contractions cardiaques, la totalité du sang contenu dans l'appareil vasculaire a dû traverser les cavités du cœur. Dès lors, le volume du sang lancé dans l'aorte à chaque systole doit être égal à la quantité totale de ce liquide, divisée par le nombre des mouvements nécessaires à l'accomplissement d'une révolution complète. Or, ce nombre a été, terme moyen, de 26 à 28 dans chacune des espèces animales (cheval, chèvre, chien, lapin, etc.) sur lesquelles les recherches de M. Vierordt ont porté; il en résulte que chez tous ces mammifères le volume systolaire dont il s'agit, ou la capacité fonctionnelle du ventricule gauche, est dans un rapport constant avec la quantité totale du sang en circulation, quelles que soient et cette quantité et la vitesse du courant. C'est une fraction qui paraît être la même chez toutes les espèces, et égale à environ un vingt-septième du volume total du sang[1].

Quand les contractions cardiaques se précipitent, le volume du liquide lancé chaque fois dans l'aorte est moins grand qu'à l'état de calme habituel, la valeur fonctionnelle de chaque systole est presque toujours diminuée; ainsi, la vitesse générale du torrent sanguin n'est pas sensiblement augmentée, comme on pourrait le penser, par l'accélération des battements. D'un autre côté, une diminution dans la fréquence des battements du cœur n'amène pas une diminution corrélative dans la vitesse du courant; tandis que l'intervalle d'une systole à la suivante augmente, le volume du sang lancé à chaque contraction augmente aussi.

La durée des révolutions circulatoires deviendrait, suivant M. Hering, plus longue par les progrès de l'âge. Sur des chevaux de six à dix ans, elle a été en moyenne de 17″,6; sur des individus de seize à dix-neuf ans, le temps employé par le sang à parcourir la totalité du circuit irrigatoire a été de 25 secondes; et sur de vieux chevaux de vingt à vingt-quatre

1. *Die Erscheinungen und Gesetze der Stromgeschwindigkeiten des Blutes*, 1858, p. 118 et suiv.

ans, 29″, 2[1]. Mais l'influence du volume du corps sur la vitesse générale du mouvement sanguin est mieux démontrée que celle de l'âge; l'une et l'autre d'ailleurs s'exercent dans le même sens. A mesure que la taille et le poids du corps diminuent, la rapidité de la révolution circulatoire augmente; il en est de même, on l'a vu précédemment, de l'activité relative du travail respiratoire des petits individus comparés aux grands. Chez un chien mesurant 42 centimètres de longueur et pesant 1 $^{kil.}$, 8, le sang a fait le tour entier du système vasculaire en 10″, 44; chez un deuxième chien, dont la longueur était 55 centimètres et le poids 6$^{kil.}$, 8, la durée d'une révolution circulatoire a été de 14″, 28 (elle doit être à peu près la même chez le jeune enfant); chez un troisième, long de 73 centimètres, et pesant 22$^{kil.}$, 5, elle s'est élevée à 19″, 37.

M. Vierordt, à qui sont dus ces résultats intéressants, admet qu'il existe une proportionnalité entre le poids du corps et le poids du sang lancé dans l'aorte à chaque contraction du ventricule gauche. Il a évalué cette quantité de sang à un 353e du poids total du corps chez l'homme comme chez tous les mammifères qu'il a choisis pour ses expériences; de sorte que, chez tous, il y aurait un même poids de liquide nourricier pour un même poids de matière solide vivante. Cette dernière déduction du savant physiologiste allemand sollicite des recherches nouvelles et étendues avant de pouvoir être définitivement acceptée.

TRANSSUDATION. — ABSORPTION.

La transsudation et l'absorption des fluides de l'organisme sont deux phénomènes physiologiques généraux intimement liés au travail circulatoire. L'examen rapide que j'ai à en faire doit donc trouver ici sa place naturelle.

Le système vasculaire dans lequel le sang circule, ai-je dit, est clos de toutes parts, sauf aux deux points où le système vasculaire lymphatique vient y verser son contenu, la lymphe. Les

1. *Archiv für physiol. Heilkunde*, 1853, t. XII, p. 132 et suiv.

petits conduits spéciaux dont Bichat avait admis l'existence, en les faisant naître des capillaires sanguins et déboucher soit au dehors, à la surface des membranes tégumentaires, soit dans la substance même des organes et dans leurs interstices,—ces conduits innombrables, à l'ensemble desquels l'éminent créateur de l'anatomie générale avait donné le nom de *système exhalant*, n'ont jamais pu être observés, pas plus que les pores artériels dilatables de Cruikshank et de Lupi, par les plus habiles micrographes.

Si la théorie des vaisseaux ou des pores exhalants, doués d'une sorte de tact qui leur faisait choisir dans le sang les matières à éliminer, était sans fondement réel, le phénomène qu'elle essayait d'expliquer, c'est-à-dire la *transsudation* de liquides de l'intérieur à l'extérieur du système circulatoire sanguin, est bien certain. On lui reconnaît aujourd'hui pour raison d'être la perméabilité des tissus organiques dépendant de l'existence non de canaux particuliers, mais de lacunes interstitielles dans leur épaisseur, lacunes d'une extrême petitesse, et communiquant d'une façon plus ou moins régulière les unes avec les autres.

Les artères, les capillaires et les veines sont partout entourés d'un tissu lamineux formé de faisceaux de fibrilles délicates, entrelacées en divers sens, d'où résulte une couche aréolaire parfois assez épaisse, mince ailleurs, dont les cavités nombreuses, incomplétement distinctes les unes des autres, se laissent facilement distendre ou aplatir en vertu de l'extensibilité et de la mollesse de leurs parois. La texture de ce tissu lui a valu le nom de *cellulaire*; sa présence dans les vides que les organes peuvent offrir entre eux l'a fait appeler aussi tissu *conjonctif*.

Les aréoles ou espaces lacunaires que, par l'arrangement réciproque de ses éléments anatomiques, ce tissu ménage dans toutes les parties de l'organisme, renferment d'ordinaire une minime quantité de sérosité, liquide aqueux provenant de la portion la plus fluide du sang qui transsude constamment à travers les parois vasculaires.

Ce liquide est composé de 97 parties sur 100 d'eau et de 3 parties de matières solides (albumine, graisse, sels fixes), le plus souvent le tiers de la quantité de ces matières que contient le sérum normal du sang. Mais les proportions relatives de l'eau et de l'albumine peuvent varier considérablement dans la sérosité épanchée. Les membranes animales sont, comme divers corps poreux minéraux, le charbon par exemple, des espèces de filtres capables de trier, jusqu'à un certain point et indépendamment de toute action vitale ou même chimique, les substances mélangées qui tendent à les traverser, de façon à retenir les unes et à laisser passer les autres. M. Hoppe a constaté que le sérum du sang, en traversant les membranes organiques, s'appauvrissait, devenait plus aqueux, et se rapprochait de la sérosité par sa composition chimique.

Ainsi, la transsudation n'est pas entièrement subordonnée, comme la circulation, à la puissance vitale. Elle se produit après la mort, et est alors un phénomène purement mécanique; elle se produit pendant la vie, et est de même soumise aux lois ordinaires de la physique, ses effets pouvant toutefois varier suivant l'état physiologique de l'organisme. Toute augmentation dans la pression exercée sur le sang dans ses vaisseaux tend à augmenter la quantité de sérosité que les parois perméables de ces tubes laissent se répandre dans les aréoles interorganiques; toute modification dans les propriétés physiques du liquide en circulation, ou des membranes vasculaires qui le contiennent, influe sur le degré d'infiltration que l'économie peut présenter.

Dans les conditions ordinaires, ce n'est que la portion aqueuse du sang qui vient humecter les divers organes, aussi voit-on la proportion des globules varier sans que les phénomènes de transsudation paraissent sensiblement modifiés; mais dans certains cas le plasma tout entier, sérum et fibrine coagulable, paraît transsuder. Lorsque la densité du plasma vient à être affaiblie par une diminution notable des principes qu'il tient en dissolution, on constate bientôt une tendance à l'œdème du tissu lamineux. Lorsque, dans certains états pathologiques, le sang est devenu pauvre en matériaux protéiques et très-aqueux, ou bien quand il circule avec difficulté et irrégularité, que la pression développée par les contractions du cœur pour lui faire franchir le réseau des capillaires est considérable, une infiltration de sérosité plus ou moins abondante se manifeste. En général, toute cause qui rend plus forte la tension circulatoire et la perméabilité des vaisseaux, tout ce qui tend à affaiblir l'organisme et à produire le relâchement des parois vasculaires, accroît l'exhalation. Or, dans le premier âge, les tuniques des tubes sanguins sont molles, beaucoup plus minces et perméables que dans l'âge adulte, le fluide nourricier est bientôt moins dense, les causes d'irrégularité dans le mouvement circulatoire agissent fréquemment et vivement; aussi la transsudation de sérosité dans les diverses parties du corps se produit-elle très-facilement et avec abondance chez l'enfant. L'œdème et l'anasarque sont des accidents qui le frappent souvent dans des circonstances où ils ne se montrent pas chez l'homme. L'œdème des poumons, les épanchements de liquide dans les plèvres, le péricarde, les méninges, sont des phénomènes communs dans les maladies de l'enfance. Le sclérème est spécial aux nouveau-nés, l'hydrocéphale et l'hydrorachis sont d'autant plus fréquentes aussi, que les enfants ont pris moins de développement; dans la première période de la vie, l'anasarque qui survient à la suite des fièvres éruptives est beaucoup plus commune que dans les périodes suivantes.

Non-seulement, l'âge des tissus vivants est susceptible de faire varier la quantité de liquide qui peut en un temps donné venir les infiltrer, il paraît encore déterminer des différences dans la composition de ce liquide. On a remarqué que la proportion d'albumine, de matières extractives et de sels était plus grande dans la sérosité qui s'épanche dans les jeunes tissus de structure délicate que dans les mêmes parties devenues plus fermes en se développant. Ainsi, M. Vogt et M. Lehmann ont trouvé que la liqueur amniotique, exsudée à travers les enveloppes du fœtus, était plus riche en substances organiques et minérales dans les premiers mois de la gestation que dans les derniers mois et à terme. Une analyse de cette liqueur, provenant d'une grossesse arrivée au quatrième mois, a fourni 14,46 millièmes de matières albuminoïdes; une autre analyse, dans un cas de grossesse au sixième mois, a donné 7,01 millièmes; une troisième (M. Scherer), à huit mois de gestation, encore moins de ces matières, et 9,25 millièmes de sels, chiffre qui, à terme, s'est abaissé à 7,06.

Une partie du liquide répandu par transsudation dans l'épaisseur des tissus de l'organisme vient constamment imbiber la peau et la muqueuse pulmonaire pour se mettre en rapport avec l'atmosphère et s'y dissiper à l'état de vapeur d'eau, en même temps qu'il s'établit un échange de gaz entre l'air et le sang. J'ai déjà parlé de ce phénomène d'évaporation; je me bornerai à dire ici qu'il est en relation intime avec l'arrivée plus ou moins facile et rapide de la sérosité dans les membranes qui en sont le siége, avec leur degré de vascularité, l'activité circulatoire, et qu'il est en outre régi, comme la transsudation elle-même, par les lois physiques.

La transsudation physiologique entretient dans les tissus une humidité, une mollesse, qui facilitent le mouvement fonctionnel de tous les organes. La quantité de liquide infiltré dans les interstices lamineux qui environnent les réseaux capillaires, ou épanché dans les grandes cavités séreuses, ne saurait, à l'état normal, devenir abondante. Elle est en effet soumise à l'exercice d'une force qui agit en sens contraire de sa production, et qui détermine la rentrée d'une partie de la sérosité transsudée dans le courant circulatoire, c'est-à-dire l'*absorption*.

Pour maintenir l'équilibre de la santé, l'absorption doit nécessairement être en activité proportionnelle avec la transsudation. J'ai fait remarquer que chez l'enfant le passage de la partie la plus fluide du sang, de l'intérieur à l'extérieur de son appareil vasculaire, s'effectuait avec facilité et pouvait, dans certains cas, constituer en peu de temps des épanchements considérables; je dirai la même chose du passage des liquides en sens opposé, de l'extérieur à l'intérieur des vaisseaux sanguins. L'absorption est également très-active dans les jeunes organismes; l'on sait avec quelle promptitude on voit parfois disparaître, par résorption, de fortes quantités de liquide accumulées sous la peau ou dans les grandes cavités closes à la suite de certaines maladies chez les enfants.

Les deux courants de sens contraire, qui traversent simultanément les parois des vaisseaux, sont déterminés par deux forces antagonistes: le courant dirigé du dedans au dehors, la transsudation, est l'effet de la pression sanguine et a lieu à travers les tuniques vasculaires assez perméables pour livrer passage, comme à travers un filtre, à une portion du plasma appauvri de la majeure partie des matières solides en dissolution; le courant dirigé du dehors au dedans, l'absorption, dépend des actions moléculaires osmotiques entre les deux liquides hétérogènes, le sang et la sérosité, qui baignent les deux surfaces de la paroi du vaisseau, actions dont l'ensemble détermine l'endosmose. C'est l'action capillaire du tissu dont la paroi est formée qui, en s'opposant à la sortie du plasma par les lacunes du plus petit diamètre, détermine la rentrée de la sérosité par ces mêmes lacunes interstitielles microscopiques; car l'eau est en moins grande proportion relative dans le premier de ces deux fluides que dans le second, et les recherches sur les phénomènes osmotiques ont appris que, si l'on sépare l'un de l'autre par une membrane organique deux liquides d'hydratation différente et pouvant se mélanger, le courant prédominant se fait toujours du liquide le plus aqueux vers celui qui l'est le moins. On se rend compte ainsi du mécanisme de la transsudation et de l'absorption, qui coexistent dans toutes les parties de l'organisme. La circulation des fluides nourriciers n'est pas seulement intra-vasculaire, elle se fait encore dans l'épaisseur des tissus environnant les vaisseaux, et, partout où ceux-ci existent, entre eux et les aréoles interstitielles des tissus.

Outre la sérosité exhalée dans l'épaisseur des organes, l'absorption introduit dans le torrent circulatoire les diverses matières liquides ou gazeuses en contact avec les surfaces des parties vivantes. Les surfaces de la peau, des muqueuses pulmonaire, gastro-intestinale et glandulaire, des séreuses splanchniques et des synoviales articulaires, etc., toutes sont le siége de l'absorption, qui assure l'alimentation du travail nutritif et est, par conséquent, l'une des conditions essentielles du mouvement vital.

Le pouvoir osmogène du sang en circulation, à l'égard des fluides qui peuvent venir mouiller l'extérieur de ses vaisseaux, est dû en grande partie à sa richesse en substances albuminoïdes et salines; il sera d'autant plus énergique, toutes choses égales d'ailleurs, que le sang contiendra une moindre proportion d'eau. La rapidité du courant sanguin, en renouvelant sans cesse la portion de liquide qui, sur un point donné, sert d'agent osmogène, maintient toujours intacte la puissance réceptive du sang et favorise l'absorption. Celle-ci sera encore d'autant plus active, que la surface qui l'effectue sera plus vasculaire et les parois des vaisseaux plus perméables.

La composition chimique des liquides influe également sur le degré de la force absorbante des tissus organiques. M. Graham a observé que les membranes donnaient, avec une dissolution de sulfate de soude pur, une ascension endosmotique beaucoup moins grande que lorsqu'au sulfate de soude on ajoutait un peu de carbonate de potasse ; un dix-millième de ce dernier sel suffisait pour faire monter la colonne liquide de 21 à plus de 130 millimètres, et cette modification persistait fort longtemps après que la dissolution avait été purifiée du carbonate de potasse et que la cloison membraneuse avait été soigneusement lavée[1].

Il résulte des variations que les différences de structure des tissus et de composition chimique des fluides déterminent dans les effets osmotiques, et aussi des influences plus difficiles à préciser que la chaleur, l'état électrique des corps réagissants, le jeu des forces chimiques, exercent sur ces phénomènes, il résulte de toutes ces causes que la puissance d'absorption doit varier suivant le lieu où elle agit, suivant l'état de l'économie et la nature des liquides en contact avec les tissus.

En général, l'absorption est chez l'enfant extrêmement active, en rapport avec l'énergie des grandes fonctions de la vie végétative dont elle est en quelque sorte le premier terme. La délicatesse des organes, leur richesse en capillaires, le peu de résistance de la couche épithélique qui revêt la peau, les muqueuses et tapisse l'intérieur des vaisseaux, sont des conditions favorables, dans le jeune âge, à l'absorption interstitielle, cutanée, digestive, pulmonaire, etc.

Toutes circonstances égales, la puissance d'absorption est moindre à la surface de la peau qu'à la surface intestinale, où elle est moindre qu'à la surface pulmonaire. Cette dernière est, de toutes les parties de l'organisme, la mieux appropriée pour l'introduction des gaz, des vapeurs et des liquides même dans le torrent circulatoire. On sait avec quelle promptitude et quelle merveilleuse facilité l'anesthésie par l'éther et le chloroforme

1. *On osmotic force*, in *Philos. Trans.*, 1854, p. 211.

est obtenue chez les enfants, et combien malheureusement les affections miasmatiques contagieuses ont, par les voies respiratoires, de prise sur eux.

SYSTÈME LYMPHATIQUE.

Au système vasculaire sanguin se rattache, au double point de vue anatomique et physiologique, le système vasculaire lymphatique ; aux deux mouvements en sens inverse de transsudation et d'absorption, la formation de la lymphe.

Les vaisseaux lymphatiques naissent des diverses parties du corps, par des réseaux serrés de radicules innombrables; ils y cheminent sous la forme de lignes déliées, transparentes, anastomosées de manière à constituer des réseaux superficiels et profonds, à mailles toujours plus larges. Après s'être réunis de distance en distance dans des ganglions placés sur leur trajet, comme le sont les rameaux de la veine porte dans le foie, ils aboutissent par deux troncs séparés, le canal thoracique et le grand vaisseau lymphatique droit, dans les deux veines sous-clavières. On les rencontre en plus grand nombre dans certaines régions et dans certains viscères, la partie interne des membres, le tube digestif, le foie, la rate, les poumons, etc. Partout, dans leur marche superficielle ou profonde, ils accompagnent les vaisseaux sanguins.

Les recherches anatomiques les plus minutieuses ne permettent cependant pas d'admettre l'existence de communications anastomotiques entre le réseau des radicules lymphatiques et celui des capillaires sanguins; elles montrent seulement que ces deux ordres distincts de canalicules rampent toujours l'un près de l'autre, et ne sont séparés que par une couche mince de tissu très-perméable.

Dès lors, le passage de la portion fluide du sang, en même temps qu'il s'effectue dans les aréoles du tissu lamineux, d'où il est repris ensuite par absorption pour être entraîné avec le sang dans les veines, doit se faire avec non moins de facilité dans les espaces du réseau serré des radicules lymphatiques pour passer dans l'intérieur de ce dernier système de vaisseaux.

Cette sorte de filtration du liquide des capillaires sanguins dans les lymphatiques s'opère même plus aisément que la rentrée de la sérosité dans le sang. Les expériences hydrotomiques, celles de M. Herbst, ne laissent aucun doute sur ce point. L'eau, les dissolutions salines injectées dans le système vasculaire rouge se retrouvent dans le système des vaisseaux blancs. M. Herbst injecta du lait dans les veines d'un animal qu'il avait privé de nourriture pendant quelque temps, afin d'être sûr de ne pas trouver de graisse dans les lymphatiques du mésentère, et, en examinant au microscope le liquide blanchâtre dont ces canalicules s'étaient remplis à la suite de l'injection, il y reconnut la présence des globules du lait. Dans une autre expérience, il poussa de la fécule dans les veines, et obtint une coloration bleue caractéristique en traitant la lymphe par l'iode. Il a vu aussi que, lorsqu'on augmentait par transfusion le volume du sang en circulation, on faisait affluer un liquide rougeâtre contenant des hématies dans les lymphatiques [1]. Pour expliquer le passage de ces corpuscules solides des vaisseaux sanguins dans les lymphatiques, on est obligé d'admettre que les parois de ces tubes très-voisins sont creusées de petits pores confluents qui se comportent à la manière des pores d'un filtre ordinaire.

Le double phénomène de transsudation et d'absorption du plasma sanguin est l'origine principale de la formation de la lymphe. Ce liquide, contenu dans le système lymphatique, est transparent et jaunâtre, ou blanchâtre et opalin quand il charrie de la graisse, parfois rosé lorsqu'il renferme des globules sanguins. La lymphe est l'ébauche du sang, avec lequel elle se mêle en dernier lieu. De même que le plasma du sang, elle est alcaline, composée d'eau tenant en dissolution ou en suspension de l'albumine, de la fibrine, des matières grasses et des sels. Les matières salines ne diffèrent pas comme qualité et comme quantité de celles que l'on retire du plasma. La quantité relative d'eau varie, mais en restant supérieure à celle qui existe dans le sérum; les substances protéiques sont conséquemment en

1. *Das Lymphgefäss-System und seine Verrichtung*, 1844, p. 62 et suiv.

mo ndre quantité dans la lymphe que dans le sang. Par sa fibrine, la lymphe se coagule spontanément quelque temps après avoir été retirée de l'organisme vivant; mais son caillot est lent à se former, peu solide, la fibrine ne se resserrant pas sur les globules de façon à chasser le sérum.

Les globules de la lymphe sont incolores, homogènes ou un peu granulés, l'acide acétique fait voir un noyau granuleux à à leur centre; ils ne paraissent pas différer des leucocytes du sang, dont j'ai parlé.

A mesure que le liquide des lymphatiques avance de la périphérie vers le confluent des deux systèmes vasculaires, à mesure qu'il traverse de nouveaux ganglions placés sur sa route, il devient plus riche en globules et en fibrine. Chez les animaux qui n'ont que peu ou point de ganglions lymphatiques, la lymphe ne présente que très-peu de globules. La lymphe, dans son passage à travers les ganglions, se chargeant de leucocytes et de fibrine, on a été conduit à penser que la fonction de ces organes était de produire, en grande partie du moins, les corpuscules blancs et la fibrine propres aux liquides nourriciers de l'économie. L'étude de la structure de ces sortes de glandes, analogues aux glandes vasculaires sanguines dont il sera question ailleurs et qui exercent, elles aussi, une influence sur la composition des liquides en circulation, est venue appuyer cette opinion.

Les ganglions ou glandes lymphatiques sont des corps généralement ovoïdes, du volume d'une lentille à celui d'une noisette, d'une consistance charnue et friable, colorés en rose ou en gris, placés surtout au pli des grandes articulations, près des organes splanchniques et dans l'épaisseur du mésentère. Ils sont revêtus d'une membrane de tissu conjonctif parsemé de fibres élastiques, sur toute leur surface, excepté aux points par où pénètrent et d'où émergent les vaisseaux sanguins et lymphatiques. Cette membrane envoie dans la substance ganglionnaire une foule de prolongements qui s'unissent entre eux de façon à constituer des alvéoles irrégulièrement polygonales de $0^{mm},25$ de largeur environ, et de moins en moins distinctes vers le centre du ganglion.

La cavité des alvéoles ainsi formées est remplie d'un amas pulpeux de globules nucléés de $0^{mm},007$ à $0^{mm},01$ et de noyaux libres, les uns et les autres identiques avec ceux de la lymphe. Les vaisseaux lymphatiques afférents, après s'être ramifiés entre les cloisons de la portion corticale du ganglion, devenus d'une ténuité extrême, s'ouvriraient, suivant M. Kölliker, dans les lacunes fort petites des alvéoles, où les vaisseaux efférents prendraient naissance pour converger peu à peu, avec ceux de la portion centrale, vers les branches volumineuses qui sortent directement de la glande par le hile dépourvu du tissu de la membrane d'enveloppe[1]. La portion centrale ou médullaire, séparée de la portion corticale par une limite plus ou moins nette, ne présente pas la structure alvéolaire de cette dernière; elle se compose essentiellement du plexus serré des lymphatiques afférents, en communication directe avec les branches efférentes et entremêlé de vaisseaux sanguins, plexus et vaisseaux soutenus par un stroma de tissu conjonctif.

La comparaison des corpuscules de la lymphe avec ceux que renferment les alvéoles des ganglions tend à prouver que ces glandes sont les principaux centres de production des leucocytes. Les uns et les autres sont parfaitement semblables, et M. Mandl a fait remarquer que, dans la masse pulpeuse ganglionnaire, les éléments les moins développés étaient ceux placés près des parois des alvéoles, et qu'ils prenaient les caractères propres aux leucocytes de la lymphe en avançant vers les espaces traversés par les courants de ce liquide[2].

Le mouvement centripète de la lymphe est presque exclusivement dû à l'action du système de canaux dans lequel elle est contenue. La structure des lymphatiques est analogue à celle des veines; les plus fins aussi bien que les plus gros, y compris le canal thoracique, ont des parois composées, de dehors en dedans, de faisceaux longitudinaux de fibrilles lamineuses, de fibres élastiques fines et de fibres musculaires lisses dirigées transversalement; enfin, une couche épithéliale les tapisse à l'intérieur, où sont disposées de nombreuses valvules. Réunies par paires le plus souvent en face l'une de l'autre, ces valvules occupent de distance en distance toute la circonférence du vais-

1. *Éléments d'histologie humaine*, 1856, p. 628 et suiv.
2. *Anatomie microscopique*, 1845, t. I, p. 232.

seau; elles sont conformées de façon à laisser passer la lymphe dans la direction des gros troncs situés non loin du cœur, et à en empêcher le reflux lorsque les parois vasculaires se contractent. C'est à cette disposition anatomique que les lymphatiques doivent l'aspect moniliforme qu'ils présentent quand ils sont distendus par un liquide.

Les vaisseaux de la lymphe sont donc extensibles et contractiles. Ils peuvent résister à la pression d'une colonne de mercure, dont le quart déterminerait la rupture d'une veine ou d'une artère de même calibre. Leurs contractions s'effectuent avec lenteur; chaque fois qu'elles se renouvellent, elles déplacent la lymphe, et, en raison de l'existence des valvules, la poussent des réseaux d'origine vers le canal thoracique qui termine le système.

A la jonction du canal thoracique avec la veine sous-clavière gauche, et dans ce canal près de son embouchure, il existe des valvules qui s'opposent au reflux du sang veineux sans gêner le cours de la lymphe.

Les mouvements intermittents dont les parties circonvoisines sont le siége; les dilatations et les resserrements alternatifs de la poitrine dans l'acte respiratoire; la progression du liquide d'un espace plus large, l'ensemble des réseaux vasculaires, vers un espace de moins en moins large, dernières branches afférentes, canal thoracique et grand vaisseau droit, ces conditions anatomiques et fonctionnelles favorisent toutes en même temps la circulation de la lymphe. Les principales causes de ralentissement du courant lymphatique sont les inflexions nombreuses des vaisseaux dans les ganglions et leur petit diamètre.

La quantité de liquide en mouvement dans ce système de canaux est très-variable; elle est en somme considérable. M. Krause a fait sur des chiens des expériences qui l'ont conduit à évaluer le poids de la lymphe ramenée des diverses parties de l'économie, dans l'espace de vingt-quatre heures, au tiers environ du poids total du corps de l'animal.

Suivant l'état de l'organisme, avant ou après l'ingestion de boissons et d'aliments, etc., les vaisse aux blancs sont gonflés ou affaissés. Il y a des points où ils regorgent de lymphe, tandis qu'ailleurs ils sont presque vides. Cette irrégularité provient surtout de l'absence d'organe central d'impulsion, absence à laquelle il faut rapporter également la différence de vitesse circulatoire et de poussée latérale du liquide contenu dans le système lymphatique, comparées à la vitesse et à la tension du sang dans ses vaisseaux.

M. Colin a calculé que la lymphe coule dans le canal thoracique de la vache avec une vitesse égale à une distance de $2^{cent.}$,5 par seconde; dans les radicules du système, le courant est évidemment encore beaucoup plus lent.

La pression de la lymphe dans les lymphatiques n'est même pas de moitié aussi forte que celle du sang en mouvement dans les veines, et n'égale pas le dixième de la tension développée dans les artères. Il en résulte que le passage des liquides, à travers la cloison filtrante interposée entre les deux ordres de vaisseaux, est fortement sollicité à se faire de l'intérieur des capillaires sanguins dans les cavités radiculaires du système lymphatique.

Ainsi, en même temps que le sang en mouvement apporte à tous les organes les matériaux nécessaires à leur nutrition, la transsudation d'une partie du plasma, à travers les parois fermées mais perméables des capillaires artériels, met en jeu l'absorption de ce liquide par les radicules veineuses et les réseaux lymphatiques à la fois : les premières faisant rentrer de préférence dans le courant sanguin ce qui est devenu inutile et doit être rejeté par les voies excrétoires; les seconds s'emparant surtout de ce qui peut encore être utilisé, servir à la formation de la lymphe, et, consécutivement, à l'entretien du fluide nutritif, le sang.

Ces différents actes fonctionnels dépendent de l'activité de la circulation sanguine, et ont dans le premier âge un haut degré d'importance. A cette époque, les vaisseaux rouges sont, relativement à la masse organique, très-abondants, et les vaisseaux blancs le sont peut-être encore davantage ; la mollesse des chairs qui regorgent de sucs, la laxité des couches lamineuses qui s'infiltrent aisément de sérosité, la teinte rosée et la finesse de la peau, la rondeur des formes, etc., ont fait dire que le tempérament lymphatique était celui des enfants. Toujours est-il que chez eux le système lymphatique est plus développé, ses maladies plus fréquentes que chez les adultes, et que dans la vieillesse sa valeur diminue beaucoup. Les anatomistes savent depuis longtemps que les vaisseaux blancs se laissent injecter avec facilité sur les jeunes sujets, et que cette opération réussit déjà moins bien sur les individus d'un âge moyen. Le volume relatif des ganglions est également plus considérable dans l'enfance que dans la période de virilité. Il est proportionnel à la puissance du travail végétatif; le rôle que ces organes remplissent fait comprendre la justesse de cette observation de Bichat.

Pendant que les liquides nourriciers circulent dans l'organisme, ils éprouvent des pertes incessantes. Ils ne sauraient les réparer que par l'introduction de nouvelles substances assimilables, appropriées à la nature chimique et histologique complexe des tissus. Les actes qui précèdent, accompagnent et suivent l'élaboration de ces matériaux réparateurs constituent, dans leur ensemble, la fonction digestive dont il va être question maintenant.

CHAPITRE QUATRIÈME.

Digestion.

1. — APPAREIL DE LA DIGESTION.

Les matières alimentaires que l'être animé trouve autour de lui pour les besoins de sa nutrition ne présentent pas, pour la plupart, toutes les conditions voulues pour être immédiatement absorbables. Avant de pouvoir être admises à circuler avec le sang dans les vaisseaux, ces substances, si elles sont à l'état fluide, doivent ordinairement subir certaines modifications; si elles sont à l'état solide, il est dans tous les cas nécessaire qu'elles soient d'abord triturées, liquéfiées, plus ou moins transformées. En un mot, pour être absorbés, il faut que les aliments aient été digérés, c'est-à-dire qu'ils aient éprouvé l'action d'instruments spéciaux dont la réunion forme l'appareil de la digestion.

L'aliment introduit dans la bouche ne fait que la traverser, ou y séjourne pour y être divisé par les mâchoires armées de dents et être imprégné de salive. Dans l'un et l'autre cas, il passe par déglutition dans l'œsophage, il chemine successivement dans les différentes portions du tube gastro-intestinal, où il se mêle à divers sucs sécrétés par des glandes voisines et où il est ainsi rendu en majeure partie propre à pénétrer dans le torrent circulatoire; la partie réfractaire à l'action des sucs digestifs est ensuite rejetée au dehors par l'orifice terminal de l'appareil.

On voit par là que les actes de la digestion sont à la fois mécaniques et chimiques. Les premiers ont pour but la préhension, au besoin la division des aliments, leur entrée et leur locomotion dans toute l'étendue du canal digestif, afin de les soumettre à l'influence des sucs sécrétés par des glandes nombreuses, et de les présenter aux divers points de la surface absorbante; puis, l'expulsion des résidus impropres à la nutrition. Les seconds transforment les aliments en chyle, liquide pouvant par ses propriétés chimiques servir à la constitution du sang, à l'entretien et au développement de tous les organes.

Ces deux ordres de phénomènes sont connexes: dans l'étude que je vais en faire, pour plus de rapidité, je ne les séparerai pas. Mais d'abord, j'ai à parler des instruments qui sont employés à l'exercice de la digestion, des particularités qu'ils offrent dans le cours de la première enfance, et des substances alimentaires sur lesquelles doivent porter leur action.

L'appareil digestif consiste en un tube élastique, contractile, sécrétoire, mobile, dont les deux orifices sont très-éloignés l'un de l'autre, dont les parois ont une structure très-complexe, et dont la cavité comprend trois portions se faisant suite : une partie vestibulaire large et conductrice étroite, la bouche, le pharynx et l'œsophage; une centrale, élargie en manière de réservoir, l'estomac; et une dernière partie plus ou moins retrécie et fort étendue, l'intestin grêle et le gros intestin. A chacune des portions de ce tube sont annexés des organes de sécrétion qui y versent leurs produits spéciaux : salive, mucus, suc gastrique, bile, sucs pancréatique et des glandules de l'intestin.

Les organes les plus essentiels à la digestion sont logés dans l'abdomen; aussi, pour se rendre compte du grand développement qu'ils présentent dans la première enfance et de la prédominance de leurs actes dès le début de la vie aérienne, suffirait-il de remarquer combien, relativement au reste du corps, le volume de l'abdomen l'emporte à cet âge sur les dimensions de cette même grande cavité dans l'âge adulte. L'espace qui sépare le sternum du pubis est, chez le nouveau-né, environ le tiers de la longueur totale du corps, tandis que chez l'homme il en comprend à peine le cinquième ; il est presque aussi étendu (30 centimètres environ) chez l'enfant dont la taille mesure 1 mètre que chez l'adulte dépassant $1^m,60$ de hauteur. L'excès de volume porte spécialement sur la région moyenne, plus grande dans tous ses diamètres, et où sont situés l'estomac, la plupart des circonvolutions intestinales, le foie, le pancréas et la rate; dans le jeune âge, les régions supérieure et inférieure sont, au contraire, moins étendues.

La *bouche*, vestibule des voies digestives, est entourée de pièces solides, les mâchoires, et de muscles très-mobiles, qui peuvent la dilater ou la resserrer dans tous les sens, augmenter ou diminuer facilement la grandeur de sa cavité; celle-ci est proportionnellement moins profonde et plus large chez l'enfant que chez l'adulte. Elle est circonscrite en bas par la langue qui lui sert de plancher, en haut par la voûte palatine et le voile du palais qui la séparent des fosses nasales, sur les côtés et en avant par les joues; elle s'étend, dans le sens antéro-postérieur, des lèvres au pharynx, sorte de carrefour où la route suivie par les aliments croise celle qui est destinée au passage de l'air.

Quatre couches anatomiques, unies entre elles par du tissu cellulo-adipeux, constituent les parois de la cavité buccale; de dehors en dedans :

1° Une couche *cutanée*, dont la face externe est, aux joues, blanche à sa circonférence, rosée à son centre, arrondie, presque hémisphérique, à cause d'une part de l'abondance de la graisse réunie en boule ou disséminée sous la peau, d'autre part du faible développement des mâchoires dans le jeune âge. Elle est très-vasculaire, s'injecte sous l'empire des émotions les plus légères; près du bord libre des lèvres, elle s'amincit; sur ce bord, elle devient demi-transparente, se confond par sa face profonde avec les fibres terminales des muscles dilatateurs de l'orifice buccal, qui augmentent par leur teinte rouge la coloration vive des lèvres, due principalement, il est vrai, à la présence d'un riche plexus de capillaires sanguins dans l'épaisseur de ces deux replis musculo-membraneux.

2° Une couche de très-nombreux petits *muscles* striés, qui, des joues et du menton, s'épanouissent dans les deux lèvres, constituent essentiellement la langue et le voile du palais, et déterminent les mouvements variés dont ces parties sont à chaque instant le siége. Appelées à servir d'organes de préhension chez le nourrisson, les lèvres sont, en raison de l'activité avec laquelle elles doivent remplir ce rôle, proportionnellement plus volumineuses au début de la vie que dans les périodes suivantes ; elles prédominent sur les pièces solides de l'appareil masticateur, dont l'action n'est pas réclamée tant que l'alimentation reste exclusivement lactée.

3° Une couche de *glandules* acineuses, de 0mm,75 à 5 millimètres de diamètre, de forme en général arrondie, à surface bosselée, juxtaposées entre la couche précédente et la muqueuse aux lèvres, à la langue, à la voûte et au voile du palais, plus rares aux joues; elles versent leur produit muqueux dans la bouche par un conduit excréteur court et étroit (0mm,27 à 1 millimètre de largeur). A la base de la langue et de chaque côté de l'isthme du gosier se trouvent en outre des glandes folliculeuses closes, isolées (0mm,2 à 0mm,5) ou agminées; ces dernières, nommées amygdales ou tonsilles, et situées à droite et à gauche dans l'excavation qui sépare l'un de l'autre les piliers antérieur et postérieur du voile du palais, sont normalement rouges et proéminentes chez les enfants.

En dehors des parois de la bouche, il y a trois paires de glandes en grappe lobulées, qui peuvent être considérées comme une agrégation de glandules semblables à celles de la couche pariétale, et qui sécrètent la salive. Elles ont reçu les noms de *parotides*, *sous-maxillaires* et *sublinguales*, eu égard à la position qu'elles occupent dans le voisinage de la cavité buccale où leurs conduits excréteurs viennent s'ouvrir. A la naissance, elles sont rudimentaires; vers le septième mois, lors de l'apparition des premières dents, elles augmentent considérablement de volume et commencent à fonctionner avec activité.

4° Enfin, l'intérieur de la bouche est tapissé par une membrane *muqueuse* adhérente et résistante, d'un rouge intense peu après la naissance, devenant rosée ensuite, sauf à la moitié postérieure de la voûte palatine où elle est d'un blanc lisse, et où le tissu fibreux qui la double en ce point lui donne un aspect cartilagineux. Elle est garnie d'épithélium stratifié, toujours humectée par les produits de sécrétion de la couche glanduleuse. La muqueuse de la bouche est partout remarquable par la grande richesse de son réseau vasculaire, et aussi par la présence d'un grand nombre de filets nerveux et de nombreuses petites papilles coniques ou filiformes, distribuées sans régularité et pressées les unes contre les autres. Outre les élevures filiformes, coniques ou hémisphériques qui occupent toute la surface de la langue, la portion de muqueuse qui recouvre la base de cet organe possède des papilles principalement chargées de la gustation. Elles ont la forme d'une petite tête d'épingle arrondie, garnie de saillies secondaires coniques et portée sur un pédicule court (papilles fongiformes); quelques-unes, placées en arrière à la racine de la langue sur deux rangées réunies en V, sont de plus entourées d'un repli du derme muqueux qui dépasse souvent en hauteur la saillie lenticulaire attachée au fond de cette sorte de calice (papilles caliciformes).

Le *pharynx* est l'instrument principal de la déglutition. Il est suspendu sous la base du crâne, au-devant des vertèbres cervicales. En forme d'entonnoir, sa base répond à l'isthme du gosier, son sommet tronqué se continue avec l'œsophage. Sa cavité appartient à la fois à l'appareil digestif et à l'appareil respiratoire, par suite de la double communication qu'elle établit entre la bouche et l'œsophage d'une part, les fosses nasales et le larynx de l'autre. Mais, tandis que l'axe passant par les deux premières ouvertures est dirigé de haut en bas et d'avant en arrière, celui qui passe par les deux dernières se dirige de haut en bas et d'arrière en avant; le passage des aliments et de l'air peut être alternativement interrompu. La tunique muqueuse du pharynx renferme des glandules acineuses et folliculeuses simples, ou composées comme les amygdales ; elle est entourée d'une couche de muscles striés constricteurs et élévateurs, qui forment la majeure partie de l'épaisseur des parois de l'organe, et d'une couche fibreuse, qui fournit aux muscles des points d'attache, à la muqueuse une surface d'appui, et donne à tout le pharynx une résistance suffisante.

L'*œsophage*, conduit musculo-membraneux long et étroit, destiné à transmettre les aliments du pharynx dans l'estomac, descend presque verticalement au-devant de la colonne vertébrale en traversant le thorax et le diaphragme. Sa tunique muqueuse, moins vasculaire que celle des autres portions du tube digestif, est plissée dans le sens longitudinal, pourvue de petites glandes en grappe et de papilles coniques. Sa tunique charnue est épaisse, formée de deux plans superposés de fibres musculaires striées dans le quart supérieur, striées et lisses dans la partie moyenne, à peu près exclusivement lisses dans le quart inférieur de l'œsophage. Les fibres du plan externe sont disposées longitudinalement, celles du plan profond circulairement : elles se continuent avec les fibres musculaires de l'estomac.

Avant de pénétrer dans l'intestin, les aliments doivent, pour être convertis en chyme, séjourner un certain temps dans un renflement du tube digestif, le *ventricule gastrique* ou *estomac*, situé à la région supérieure de la cavité abdominale, un peu à gauche au-dessous du diaphragme et du foie, au-dessus de la masse intestinale, au-devant du pancréas. Chez l'enfant, en raison du volume plus considérable du foie, la direction de l'estomac est beaucoup plus oblique que chez l'homme, et même, au lieu d'être à peu près transversale, est presque verticale ; elle varie d'ailleurs suivant l'état de plénitude ou de vacuité du viscère. L'estomac a la forme d'un cône dont l'axe serait légèrement fléchi et la base arrondie, de façon à présenter un bord convexe (grande courbure) et un bord concave (petite courbure), une grosse extrémité (tubérosité ou grand cul-de-sac), près de laquelle se trouve l'orifice supérieur œsophagien (cardia), et une petite extrémité (petit cul-de-sac) qui se continue avec l'intestin par l'ouverture inférieure (pylore). Chez le nouveau-né, la tubérosité est à peine prononcée; l'estomac a 8 centimètres de longueur. Ses parois, comme celles de l'intestin qui lui fait suite, comprennent quatre plans membraneux, savoir : de dehors en dedans, une membrane *séreuse*, portion du péritoine qui embrasse tous les viscères abdominaux en formant de larges expansions (épiploons et mésentère) afin de se prêter à l'ampliation de quelques-uns, qui les maintient tous rattachés à un point fixe du pourtour de l'abdomen et sert en même temps de soutien aux nombreuses ramifications vasculaires de l'appareil digestif ; une membrane *musculeuse* de fibres-cellules lisses et pâles, réunies en faisceaux longitudinaux tout à fait en dehors, circulaires et obliques sous les premiers, et qui augmente d'épaisseur de la grosse vers la petite extrémité de l'estomac ; une tunique *lamineuse*, d'une texture lâche, qui unit la précédente à la suivante et permet à celle-ci, la muqueuse, de se froncer plus ou moins fortement, de prendre un aspect mamelonné quand le ventricule est dans l'état de contraction; une tunique *muqueuse* grisâtre ou d'un rose assez vif suivant que l'organe est au repos ou fonctionne, dans laquelle les capillaires sanguins et lymphatiques abondent, mince, demi-transparente, molle surtout dans la tubérosité, mamelonnée, tapissée d'une seule couche d'épithélium cylindrique, creusée d'une multitude de petites cavités sécrétoires du suc gastrique et du mucus, qui s'ouvrent à la surface de la cavité stomacale : les glandules pepsiques, utriculaires simples ou composées ($0^{mm},5$ à 1 millimètre de longueur) dans la portion moyenne et le voisinage du cardia, et les glandules muqueuses, complétement dépourvues des grandes cellules à pepsine, situées près du pylore.

La dernière partie du canal digestif ne présente pas dans toute sa longueur la même conformation : dans ses quatre cinquièmes supérieurs, destinés d'une façon plus spéciale à l'achèvement de la métamorphose chimique des aliments, elle a un faible diamètre qui lui a valu le nom d'*intestin grêle*; le reste remplit surtout l'office de réservoir stercoral et est d'un plus large calibre, on l'a appelé *gros intestin*.

L'intestin grêle naît du pylore, de là se dirige à droite et en arrière, puis se recourbe à gauche autour de la glande pancréatique, se porte en avant et décrit de nombreuses circonvolutions pour déboucher dans le cœcum, commencement du gros intestin situé dans la région iliaque droite. Au niveau de la soudure des deux portions du tube intestinal existe un repli valvulaire assez saillant qui, chez le jeune enfant, laisse à peine passer une plume de corbeau dans l'ouverture qu'il circonscrit, et dont l'usage est de s'opposer au reflux des matières arrivant de l'intestin grêle dans le gros intestin. Ce dernier forme une courbe plus ou moins sinueuse étendue de la fosse iliaque droite à la fosse iliaque gauche, en passant entre les régions épigastrique et ombilicale ; il continue son trajet en se rapprochant de plus en plus de la ligne médiane, se place immédiatement au-devant du sacrum et du coccyx, qu'il dépasse un peu pour s'ouvrir au dehors.

La longueur de l'intestin grêle égale, au moment de la naissance, sept ou huit fois celle du corps ; elle est alors plus considérable qu'à l'âge adulte, où elle mesure cinq ou six fois la hauteur du corps. Le gros intestin du nouveau-né est long de 42 centimètres environ. D'une manière absolue, la capacité du tube digestif est moins grande au début de l'existence qu'après la période de croissance ; mais, relativement à la masse totale des organes, elle semble à peu près semblable.

Les parois du tube intestinal sont constituées : par une très-mince tunique séreuse péritonéale ; deux plans de fibres musculaires lisses, les plus superficielles disposées dans le sens longitudinal, les autres circulairement, fibres qui forment à l'extrémité inférieure du gros intestin une sorte de bourrelet, le sphincter interne, auquel est uni le sphincter externe, muscle strié de l'orifice terminal ; par une dernière couche, la muqueuse, qui de rosée devient peu à peu d'un blanc laiteux après la naissance, et offre certaines dispositions remarquables. On y observe, d'une part, dans l'intestin grêle, des replis transversaux peu saillants, appelés valvules conniventes, et d'innombrables petites villosités pliciformes et délicates, qui augmentent l'étendue de la surface absorbante et sécrétoire, et dans l'épaisseur desquelles il existe une grande quantité de ramuscules artériels, veineux et lymphatiques ; d'autre part, des glandes en grappe ou de Brunner près du pylore seulement, des glandes en tubes droits ou de Lieberkühn logées en nombre incalculable dans l'intestin grêle ainsi que dans le gros intestin, des follicules clos ou de Payer isolés et alors partout très-apparents chez l'enfant, ou réunis par petits groupes en forme de plaques du côté du bord libre de l'intestin grêle exclusivement.

Les liquides produits par ces diverses glandules intrinsèques du tube digestif ne sont pas les seuls que les aliments rencontrent dans l'intestin ; deux glandes extrinsèques volumineuses, le foie et le pancréas, y envoient la bile et le suc pancréatique qui jouent un rôle important dans la digestion.

Le *pancréas* est une glande acineuse lobulée, située derrière l'estomac, d'une couleur grisâtre ou rosée, très-développée chez le nouveau-né. Elle est composée de vésicules arrondies ($0^{mm},05$ à $0^{mm},09$) arrangées en grappes serrées autour des branches initiales d'un double canal membraneux, qui lui-même est garni de glandes muqueuses et vient déboucher dans la première portion de l'intestin grêle, au niveau et un peu au-dessous de l'orifice unique du conduit excréteur de la bile.

Le *foie*, placé au-dessus et à gauche de l'estomac, remplit à la naissance plus du tiers de la cavité abdominale. Il surpasse par son volume et son poids toutes les autres glandes réunies et chacun des autres organes voisins. Ses connexions avec le système veineux du tube gastro-intestinal, sa structure toute spéciale, ses usages complexes lui donnent en outre une place entièrement à part dans l'économie.

Au début de la vie, le foie pèse environ 100 à 150 grammes et constitue de un vingtième à un vingt-cinquième du poids du corps, tandis que chez l'homme fait il n'entre que pour un trente-cinquième à peu près dans ce poids total; son volume relatif est donc en raison inverse de l'âge. Jusqu'à la deuxième année, la matité que donne à la percussion la région hépatique occupe verticalement, d'après M. Frerichs : $4^{\text{cent.}}$,25 au niveau de la ligne axillaire, $3^{\text{cent.}}$,85 à la hauteur de la ligne mamillaire, $2^{\text{cent.}}$,37 sur la ligne sternale. De deux à six ans, les dimensions du foie correspondantes sont : 7,55 — 6,83 —3,33 [1]. Formé de deux lobes principaux, de dimensions égales et symétriques de chaque côté de la ligne médiane du corps chez l'embryon, le lobe droit ne tarde pas à croître plus vite que le lobe gauche, de sorte que leur marque de séparation s'éloigne de plus en plus du plan médian; après la naissance, le défaut de symétrie se prononce davantage, si bien que le lobe droit finit par devenir à peu près quatre fois plus gros que l'autre. L'explication de ce fait est fort simple : la veine ombilicale qui, pendant la vie intra-utérine, apporte le sang maternel au foie du fœtus, s'engage par la plupart de ses branches dans le lobe gauche, dont le développement se trouve ainsi favorisé aux dépens du lobe droit, celui-ci ne recevant qu'une faible partie du sang artériel mélangé avec le sang veineux de la veine porte; mais, après la naissance, par suite des modifications profondes survenues dans le cours du sang, la veine ombilicale s'oblitérant et ne distribuant plus de matériaux nutritifs au foie, les dimensions

1. *Traité pratique des maladies du foie*, 1862, p. 35.

du lobe gauche doivent décroître, tandis que celles du lobe droit, abondamment approvisionné par la veine porte, peuvent augmenter.

Dans les premiers temps de la vie embryonnaire, chacun des deux lobes comprend un grand nombre de lobules distincts ; mais ensuite, en se développant, les lobules se confondent si bien que sur le foie du nouveau-né les traces des divisions primitives ne sont plus apparentes qu'à la face inférieure du lobe droit. La face supérieure et antérieure de l'organe est lisse et convexe, en partie libre, en partie adhérente au diaphragme : la face inférieure et postérieure est concave, présente toujours quelques bosselures séparées par des dépressions ou des sillons plus ou moins profonds, qui logent la veine porte provenant de la réunion des branches veineuses gastro-intestinales, l'artère nourricière de la glande (artère hépatique), le tronc veineux qui rapporte au cœur le sang hépatique mélangé au sang noir de la moitié inférieure du corps (veine cave inférieure), ainsi que les divisions principales du conduit excréteur de la bile (canal hépatique) et le réservoir dans lequel ce liquide peut séjourner (vésicule biliaire) avant d'être évacué dans l'intestin par le canal cholédoque.

La substance du foie du jeune enfant toujours gorgée de sang, est d'un rouge brun assez foncé, d'une consistance ferme. Lorsque par un effort de traction on parvient à la déchirer, on la trouve formée de granules au milieu desquels sont disséminés les canalicules excréteurs de la bile, origines du canal hépatique. Ces granules, acini, lobulins ou ilots glanduleux, épais de $0^{mm},5$ à 1 millimètre, résultent de la juxtaposition de cellules polyédriques, larges de $0^{mm},02$ environ renfermant un ou deux noyaux sphériques et des granulations un peu jaunâtres ; ils sont entourés d'un réseau de capillaires de la veine porte qui se réunissent au centre de chaque lobulin en une seule veinule, racine des veines hépatiques. L'artère hépatique ne concourt pas à former les réseaux des lobulins ; environnée ainsi que la veine porte et les canaux biliaires de tissu lamineux (capsule de Glisson), elle se distribue en entier dans ce tissu et sur les parois de cette veine et de ces canaux, se continuant avec les capillaires du système porte et non avec ceux des veines hépatiques.

Les conduits excréteurs de la bile suivent la même direction que les vaisseaux sanguins dans le parenchyme du foie. Ils naissent des lobulins et s'anastomosent de façon à constituer des tubes de plus en plus gros, dont le dernier se rend à l'intestin grêle après avoir fourni une branche à la vésicule biliaire. Ce réservoir est, dans le jeune âge, petit, allongé, et on le trouve souvent à l'autopsie rempli d'une bile filante, jaune rougeâtre ou verdâtre. Les parois de ce système excréteur sont fibreuses, élastiques, avec quelques fibres-cellules musculaires, et criblées des ouvertures terminales de petites glandules en grappe très-multipliées, longues de 1 à 2 dixièmes de millimètre, éparses le long et à l'extérieur des canaux biliaires, contiguës et non continues aux lobulins hépatiques.

Tels sont les instruments au moyen desquels le travail digestif s'effectue. Le produit absorbable de ce travail, le chyle, est puisé à la surface de la cavité gastro-intestinale par un système de veinules qui, en s'anastomosant entre elles, forment le tronc de la veine porte dont je viens d'indiquer la distribution dans le foie, et par un système de lymphatiques, les chylifères, qui cheminent avec les vaisseaux sanguins dans le mésentère où ils rencontrent, avant d'arriver au canal thoracique, des ganglions nombreux, rosés, fermes, très-apparents chez l'enfant.

II. — DENTITION.

Lorsque par le progrès de son développement l'organisme réclame l'usage d'aliments solides, vers la fin de la première année, les agents de la mastication, les dents, apparaissent au dehors, les mâchoires s'ossifient en même temps et les muscles chargés de les mouvoir acquièrent promptement une grande énergie. Les dents commencent à se former de très-bonne heure chez l'embryon, mais elles ne commencent à percer les gencives que du sixième au dixième mois après la naissance. Le quatre-vingtième jour de la vie embryonnaire, les germes des premières dents, au nombre de vingt, sont tous visibles au fond des gouttières maxillaires, au milieu du tissu sous-muqueux gingival;

bientôt des cloisons transversales limitent l'espace occupé par chacun de ces petits corps, qui se trouvent ainsi logés dans des alvéoles distinctes. A ce moment, la surface du germe, celui des incisives médianes inférieures puis supérieures tout d'abord, se garnit de cellules spéciales productrices de l'ivoire dentaire ou dentine, auxquelles succède une mince écaille de cette substance; au-dessus se dépose immédiatement une couche d'émail formée aux dépens des cellules étoilées de l'organe adamantin, qui recouvre la surface du germe jusqu'à sa base à la manière d'un bonnet. En même temps que la dentinification de ces bulbes primitifs et temporaires se poursuit, ceux des dents permanentes apparaissent à côté dans les mâchoires. Il s'ensuit qu'à la naissance les vingt dents de lait ont leur couronne à peu près formée, et que les trente-deux dents permanentes sont seulement à l'état bulbeux.

Les dents continuant de se développer dans leurs alvéoles, la lamelle d'ivoire gagne en étendue et en épaisseur le pourtour du germe, elle reçoit de nouveaux prismes durs de l'émail jusqu'à la base de la racine, sur laquelle il se dépose au lieu d'émail une couche de véritable substance osseuse, le cément; à mesure que la dentinification avance, le germe se rapetisse de plus en plus. L'allongement de la racine élève la couronne contre la paroi supérieure du sac dentaire et le tissu sous-muqueux de la gencive confondue avec lui; ces parties molles ainsi comprimées, et soumises en outre à un certain travail de résorption, se laissent peu à peu perforer, la muqueuse buccale au point correspondant se gonfle, se congestionne, est déchirée à son tour, et la couronne fait saillie à l'extérieur. Les lambeaux de la gencive se rétractent alors en circonscrivant le collet de la dent; la paro inférieure du sac qui adhère à la racine constitue le périoste alvéolaire, membrane de tissu conjonctif riche en nerfs et en vaisseaux.

L'ivoire, dont les dents sont formées, est une substance homogène, dure, d'un blanc éclatant, creusée de canalicules microscopiques ($0^{mm},0015$ de diamètre) pleins de sérosité, onduleux, ramifiés, qui s'anastomosent entre eux en se dirigeant de la cavité intérieure de la dent où ils s'ouvrent à la superficie de l'ivoire où ils se terminent. Il donne à l'analyse chimique des proportions variables de phosphate et de carbonate de chaux, suivant les différents âges. Lassaigne a constaté que, chez le nouveau-né, les dents incomplètes renfermaient 14 pour 100 de carbonate, 11 pour 100 de phosphate seulement, et 35 pour 100 de matières organiques; chez un enfant de deux ans, les dents de lait fournirent 67 pour 100 de phosphate et 10 pour 100 seulement de carbonate (les dents permanentes de ce même enfant contenaient 17 pour 100 de ce dernier sel calcaire); chez un autre enfant âgé de six ans, la substance dentaire a été trouvée composée de 60 pour 100 de phosphate et de 1 pour 100 de carbonate de chaux; chez l'adulte, le phosphate y entre pour 61 parties et le carbonate pour 10 parties sur 100; chez un vieillard de quatre-vingt-un ans, il n'y avait plus que 1 de carbonate, et le phosphate s'élevait à 66 [1]. Ainsi, la proportion du carbonate diminue, celle du phosphate augmente à mesure que les dents primitives et secondaires vieillissent. Ces deux sels forment, avec des traces de fluorure de calcium, un peu de phosphate de magnésie et quelques sels solubles en moindre quantité encore, les deux tiers ou les trois quarts du poids des dents; le reste est de la matière organique cartilagineuse semblable à celle des os.

L'émail, revêtu d'une cuticule amorphe, inaltérable dans les acides les plus énergiques et les alcalis caustiques, est constitué par des fibres irrégulièrement prismatiques, allongées, très-rigides, occupant toute l'épaisseur de la couche adamantine qui protége l'ivoire de la couronne. Il contient fort peu de matériaux organiques, de 88 à 96 pour 100 de sels minéraux et de 4 à 12pour 100 de substances organiques, d'après les analyses de F. von Bibra.

L'époque et l'ordre d'apparition des dents temporaires a donné lieu pour ainsi dire à autant de discussions que de recherches ; par exemple, tandis que M. Trousseau assure que les premières incisives se montrent dès le deuxième, troisième... mois, le plus généralement à l'âge de six mois et demi, M. Hervieux dit n'avoir vu que six fois sur soixante-trois les incisives médianes inférieures paraître avant l'âge de onze mois, et fixe la durée du

1. *Des dents de l'homme à différents âges*, in *Journ. de pharm.*, 1821, t. VII, p. 1.

travail de la première dentition à partir de la fin de la première année jusqu'à la fin de la troisième[1]. Cela est sans doute très-exact pour les enfants pauvres, mal nourris, élevés dans de mauvaises conditions, comme sont en général ceux que l'on reçoit dans les hôpitaux, enfants chez lesquels le rachitisme s'annonce par une dentinification et une ossification tardives; mais pour ceux qui ont eu le bien-être, l'allaitement naturel et les soins maternels, il est rare que l'évolution dentaire n'ait pas commencé du sixième au neuvième mois, surtout s'il s'agit des petites filles, qui sont plus précoces que les garçons en ce qui concerne le perfectionnement de l'organisme et la sortie des dents en particulier.

En ce qui concerne l'évolution des vingt dents temporaires, j'adopte l'opinion de M. Trousseau exprimée dans les passages suivants de son dernier ouvrage :

« Les dents de lait sortent par groupes, à des temps et dans un ordre assez bien déterminés. Un premier groupe comprend les deux incisives médianes inférieures. Le second, les incisives supérieures, les médianes d'abord, les latérales ensuite, de sorte que lorsque l'enfant a six dents, il en a quatre en haut, deux en bas. Le troisième groupe comprend les deux incisives latérales inférieures et les quatre premières molaires. Le quatrième, les quatre canines. Le cinquième enfin, les quatre dernières molaires.

« Cet ordre d'apparition, qui est celui qu'on observe le plus généralement, ne saurait être donné comme la loi absolue, car il présente d'assez nombreuses exceptions. Ainsi, bien que neuf fois sur dix les incisives médianes inférieures apparaissent les premières, il arrive pourtant que leur apparition est quelquefois précédée par celle des incisives médianes supérieures. Il est moins rare que celles-ci et celles-là se développent ensemble, les premières dents se montrant indifféremment à la mâchoire inférieure et à la mâchoire supérieure.

« Quant à fixer les limites précises à l'âge où cette apparition a lieu, l'expérience en démontre l'impossibilité, tant ces limites sont variables. Ainsi, tandis que certains enfants naissent

1. *Note sur quelques circonstances relatives aux phases de l'évolution dentaire*, in *Union méd.*, 1853, p. 405 et 414.

avec des dents, on en voit chez lesquels la première dent ne se montre que vers dix-huit mois et même plus tard. Entre ces deux termes extrêmes, on voit tous les intermédiaires, deux, trois, quatre, cinq, six, sept, neuf, dix, quatorze mois; on peut cependant, en faisant le résumé de toutes les observations prises à ce sujet, fixer entre six et neuf mois, et pour préciser davantage, à l'âge de six mois et demi, l'époque à laquelle la première dent fait le plus généralement son apparition[1]. »

Chaque groupe de dents met un certain temps à sortir. L'évolution des incisives médianes inférieures s'accomplit dans un espace de temps compris entre un et dix jours. Les quatre incisives supérieures sont sorties en quatre ou six semaines; mais entre l'évolution complète du premier groupe et l'apparition de la première dent de ce deuxième groupe il y a un temps de repos qui dure de deux à trois mois. Après le travail de sortie des incisives supérieures et avant le début du même travail pour le troisième groupe, il y a un autre temps d'arrêt de deux mois environ. Alors, les incisives latérales inférieures et les quatre premières molaires apparaissent en un ou deux mois. Un nouveau temps d'arrêt de quatre à cinq mois suit cette nouvelle poussée, et les dents du quatrième groupe, les canines en bas et en haut, font éruption. Elles prennent deux ou trois mois pour cela ; après quoi il se passe encore trois et même cinq mois de repos. Enfin, les dents du dernier groupe, les quatre dernières molaires, se montrent successivement dans l'espace de deux à trois mois, égal au temps d'évolution des canines. Ces limites ne sont pas toujours aussi fixes. Il peut arriver que les dents d'un même groupe fassent très-rapidement leur apparition, dans ce cas le temps de repos qui suivra sera plus long que d'habitude; si, au contraire, les dents d'un même groupe font leur évolution avec beaucoup de lenteur, le temps d'arrêt qui la suivra sera très-raccourci.

Dans tous les cas, on le voit, le travail de sortie des dents de lait ne sera terminé que vers la fin de la deuxième année ou le milieu de la troisième ; ces vingt dents sont destinées à tomber pour être remplacées. Pendant ce temps, les maxillaires s'ossi-

1. *Clinique médicale de l'Hôtel-Dieu de Paris*, 1862, t. II, p. 461-64.

fient, l'angle de courbure des branches avec le corps de la mâchoire inférieure se dessine, la cavité glénoïde d'articulation entre elle et le crâne se creuse un peu. Ce n'est toutefois que plus tard, avec les progrès de la seconde dentition, que les maxillaires acquièrent l'étendue, la solidité, la forme nécessaires à une énergique mastication.

La dentinification des bulbes de la seconde rangée commence à s'effectuer à mesure que l'évolution des dents temporaires avance. La formation des premières grosses molaires est très-précoce; leurs germes se montrent chez l'embryon très-peu de jours après ceux des canines primitives, et, n'ayant pas de dents de lait correspondantes, elles ne sont pas gênées dans leur accroissement. Ce sont des dents permanentes sans être des dents de remplacement. Elles sortent d'habitude un peu avant l'époque assignée au renouvellement du travail de dentition. Au nombre de deux à chaque mâchoire, elles paraissent à l'extérieur vers la fin de la quatrième année, quelquefois plus tard.

La seconde dentition proprement dite commence vers l'âge de six ans et demi à sept ans. L'alvéole de la nouvelle dent s'agrandissant peu à peu, la cloison qui la sépare de la dent de lait voisine s'use et disparaît; la racine de cette dent primitive est également résorbée, sa couronne vacille, se détache de la gencive et tombe pour faire place à la dent permanente qui a grandi dessous. Toutes les premières dents sont successivement remplacées à peu près dans le même ordre que celui de l'évolution primitive. De sept à neuf ans, toutes les incisives sont remplacées, les médianes d'abord, les latérales ensuite; vers la dixième année paraissent les premières molaires, plus petites que celles qu'elles remplacent; vers la onzième, les secondes petites molaires; les canines, peu après ou dans la douzième année; les secondes grosses molaires se montrent à treize ans, à la suite des premières sorties depuis longtemps; enfin, après dix-huit ou vingt ans, les dernières grosses molaires ou dents de sagesse viennent compléter en arrière le système dentaire permanent.

III. — ALIMENTS. — LE LAIT.

Les substances d'origine animale, végétale ou minérale qui, introduites dans l'économie, sont susceptibles de remplacer les matériaux que les tissus et les liquides ont perdus, de servir soit à l'entretien de la respiration, soit à la constitution de la masse organique vivante, les *aliments*, si divers qu'ils soient, peuvent se classer dans les trois catégories suivantes :

1° Les matières *albuminoïdes* (albumine, fibrine, caséine, glutine, légumine, etc.), ainsi désignées parce que leur composition chimique à toutes se rapproche de celle de l'albumine ; ou matières *azotées* neutres, quaternaires, à cause de l'azote qu'elles contiennent associé à du carbone, de l'oxygène et de l'hydrogène ; ou aliments *plastiques*, parce qu'ils sont plus spécialement destinés à la rénovation ou à l'accroissement des organes, et seuls transformables en sang et en chair.

2° Les matières *grasses* (beurre, huiles fixes, etc.), *saccharines, féculentes* ou *amyloïdes* ; ou aliments *non azotés*, ternaires, composés de carbone, d'oxygène et d'hydrogène ; ou aliments *respiratoires*, parce que, s'unissant rapidement dans l'économie à l'oxygène inspiré pour donner naissance à de l'eau et de l'acide carbonique, ils prennent la plus grande part aux phénomènes de la respiration et à la production de chaleur animale.

3° Les matières *minérales*, telles que le chlorure de sodium, le phosphate de chaux, l'oxyde de fer, etc., qui avec l'eau sont des principes constants des parties solides et liquides de l'économie, indispensables dans l'alimentation, et destinées, tout comme les matériaux organiques proprement dits, au renouvellement des tissus et des humeurs.

L'association de ces trois ordres de substances est indispensable à une véritable alimentation. L'usage exclusif de principes non azotés ou azotés, puisés dans le règne végétal ou animal, est impropre à l'entretien de la vie : des chiens et des oies nourris par Magendie, Tiedemann et Gmelin, uniquement soit avec du sucre ou du beurre ou de l'huile d'olive ou un mélange de ces corps, soit avec de l'albumine ou de la fibrine ou de la gélatine ou bien encore avec ces substances réunies, et auxquels on donna pour toute boisson de l'eau distillée, ne tardèrent pas à maigrir et succombèrent, dans le premier cas, en une période moyenne de trente jours, et de plus de trois mois dans le second. Pour qu'un aliment suffise à lui seul à entretenir la nutrition, il faut qu'il renferme tous les éléments qui font partie de l'économie; en d'autres termes, un aliment pour être complet doit contenir à la fois des principes azotés, non azotés, et quelques principes minéraux. Dans toutes les matières dont l'homme compose son alimentation ces différents principes se trouvent toujours associés, et ce n'est qu'artificiellement qu'on les sépare. Ainsi la viande, le pain, l'œuf, le lait, etc., donnés seuls peuvent nourrir.

Tous les animaux, à quelque classe qu'ils appartiennent, prennent leurs aliments à l'état liquide pendant la période d'incubation maternelle, soit intérieure (gestation), soit extérieure (lactation). Le nouveau-né ne saurait faire usage de substances solides, sa bouche est organisée pour la succion et non pour la mastication : le lait est sa première et doit être d'abord son unique nourriture. A mesure que ses organes digestifs se sont préparés à entrer en action, les seins de sa mère se sont peu à peu préparés à la sécrétion du lait. Cette sécrétion acquiert une grande activité aussitôt après la naissance; elle se prolonge jusqu'au moment où les instruments de la mastication, les mâchoires et les dents de l'enfant, ont pris assez de développement pour diviser et triturer les aliments solides; elle ne cesse le plus ordinairement que lorsque le travail de la première dentition est très-avancé, dans le courant de la deuxième année[1].

Si l'on voulait déterminer à peu près dans quelles proportions devraient se trouver les principes nutritifs dans un régime alimentaire, on ne saurait mieux faire, remarque M. Longet, que

1. Chez les nouveau-nés, vers le quatrième jour, les mamelles se tuméfient parfois et sécrètent un liquide laiteux très-alcalin, qui peut être en quantité telle que par la pression de la glande on le fasse sortir en jet. Morgagni avait déjà signalé ce fait. N. Guillot, MM. Gubler et Bucquoy l'ont étudié avec soin, en 1855, à la Direction générale des nourrices. Sur 149 des 165 nouveau-nés examinés à ce point de vue, les mamelles donnaient du lait. Sur 65 enfants des deux sexes, du neuvième au dixième jour, un seul n'avait pas de lait; à l'âge d'un mois, il est rare que cette sécrétion n'ait pas cessé complétement.

de s'en rapporter à la constitution de la nourriture fournie à l'enfant par la nature elle-même, c'est-à-dire à la constitution du lait de la femme [1]. Étudions donc ce type de l'aliment complet.

Caractères et composition du lait. — Le lait est un liquide d'un blanc opalin, d'une odeur douce, d'une saveur sucrée, miscible à l'eau en toutes proportions, d'une densité un peu supérieure à celle de l'eau (la densité de l'eau étant 100, celle du lait est 103), coagulable par les acides, l'alcool, la gomme, la plupart des sels métalliques, etc., la présure des ruminants et le suc gastrique des carnivores en particulier, dont une partie suffit à coaguler 30,000 parties de lait.

Examiné au microscope, le lait se montre formé par un véhicule liquide, un plasma transparent, tenant en suspension une infinité de globules sphériques, lisses, nettement délimités, de volume très-variable dans un même lait ($0^{mm},002$ à $0^{mm},01$), brillants comme des gouttelettes oléagineuses, isolés et roulant librement lorsque le lait est pur, s'agglomérant aussitôt qu'il est rendu visqueux par son mélange avec le mucus des canaux galactophores. Ces globules, d'autant plus abondants que le lait est plus riche en éléments solides, lui donnent sa couleur blanche opaline; ils sont constitués par de la matière butyreuse non entourée d'une membrane d'enveloppe, soluble dans l'éther, à peine soluble à froid dans la soude et l'ammoniaque.

Abandonné à lui-même dans un vase, tout le monde sait que le lait se sépare lentement en deux couches distinctes : une supérieure, la crème, est onctueuse, molle, opaque, essentiellement formée de la matière la moins dense du lait, les globules butyreux, qui entraînent avec eux à la surface une petite quantité des principes en dissolution dans le sérum; une inférieure, blanche comme la première, tout à fait fluide, non visqueuse, est le lait écrémé. Par l'opération du barattage, on achève la séparation ainsi commencée, on détermine l'expulsion du sérum interposé entre les globules, de façon que ceux-ci se trouvent bientôt réunis et confondus en une masse solide grasse, le beurre.

1. *Traité de physiologie*, 1857, t. I, p. 86.

Peu après que le lait, ainsi exposé à l'air et laissé en repos, s'est séparé en deux couches, il subit une première fermentation, dont le principal produit est l'acide lactique et l'agent un végétal microscopique ayant la forme de globules ou d'articles très-courts, isolés ou en amas, présentant, quoique beaucoup plus petits, les caractères généraux des spores de la levûre de bière; il diffère surtout de ces dernières, en ce qu'il a besoin d'un milieu absolument neutre pour conserver son activité. L'acide lactique se produit aux dépens de la lactine par dédoublement de la molécule de cette substance saccharine en dissolution dans l'eau du lait : $C^{12}H^{12}O^{12}$ (lactine) = $2C^6H^6O^6$ (acide lactique). Le lait devient alors coagulable par la seule action de la chaleur, et même, la quantité d'acide libre augmentant rapidement, la couche inférieure du lait se sépare à son tour, à la température ordinaire, en deux portions : une solide, plus blanche que la crème, sans viscosité, insipide, le caséum, que le sérum tenait en dissolution et que l'acide lactique a précipité; une tout à fait liquide, jaune-verdâtre, transparente, d'une saveur aigrelette, le sérum ou petit-lait, qui est composé d'eau, d'une petite quantité de matière albumineuse, de lactine ou sucre de lait, d'acide lactique et de presque tous les sels du lait.

Lorsque le caséum est coagulé, si on continue d'abandonner le liquide à lui-même, à la fermentation lactique succède la fermentation alcoolique. Il se dégage des bulles d'acide carbonique et l'on peut constater dans le sérum la présence de l'alcool. Le ferment qui détermine la transformation de la lactine en alcool et en acide carbonique : $C^{12}H^{12}O^{12}$ (lactine) = $2C^4H^6O^2$ (alcool) + $2C^2O^4$ (acide carbonique), est un mycoderme dont les cellules, rondes ou ovales, ont environ $0^{mm},007$ de diamètre et se multiplient avec une grande rapidité.

Enfin, le lait peut éprouver une troisième fermentation dont le principal produit est l'acide butyrique, doué d'une odeur désagréable de beurre rance, et qui résulte de la transformation de l'acide lactique développé primitivement : $2C^6H^6O^6$ (acide lactique) = $C^8H^8O^4$ (acide butyrique) + $2C^2O^4$ (acide carbonique) + $2H^2$. D'après les recherches de M. Pasteur, le ferment butyrique est un animalcule du genre vibrion, long de $0^{mm},002$ à $0^{mm},02$, qui se meut en glissant, se reproduit par fissiparité, et offre cette particularité intéressante de ne pouvoir vivre que dans un milieu privé d'oxygène libre ; ce gaz, qui est essentiel à la vie des autres organismes animés, tue l'infusoire de la fermentation butyrique [1].

La réaction chimique du lait sur les couleurs végétales a été l'objet de controverses parmi les divers observateurs qui se sont occupés de ce liquide, les uns le considérant comme alcalin, les autres le croyant acide. Ce que je viens de dire des altérations que le lait peut éprouver explique cette divergence d'opinions. Le lait n'a pas toujours été examiné aussitôt après sa sortie des mamelles ; d'un autre côté, le lait de vache, sur lequel les recherches ont principalement porté, quoique possédant le plus souvent une réaction alcaline, peut offrir une faible acidité, et sans être acide peut également faire virer au rose pâle le papier bleu de tournesol. Mais les expériences multipliées de M. Donné ont prouvé que le lait des animaux domestiques, et plus nettement encore le lait de femme, lorsqu'il est récent, avait une réaction alcaline manifeste [2]. M. Boutequoy a soumis le lait de 629 femmes nourrices au contact des papiers réactifs, et pas une seule fois le papier bleu n'est devenu rouge et toujours le papier rougi par les acides a repris la teinte bleue du tournesol [3]. Ce caractère d'alcalinité du lait est important à reconnaître, car lorsque ce liquide est acide il ne saurait plus remplir son rôle d'aliment : il traverse l'estomac sans s'y coaguler, passe dans l'intestin sans être utilisé et peut provoquer de l'entéralgie suivie de diarrhée.

Le lait est le plus complet des aliments, le nourrisson y trouve tous les principes qui sont nécessaires à la croissance active de ses organes : un principe azoté, le caséum (avec une très-petite quantité d'albumine en dissolution dans le sérum), pour servir d'aliment plastique ; une matière grasse, le beurre, et une matière saccharine d'une nature mobile, la lactine, pour servir d'aliments respiratoires ; des matières salines, phosphates de chaux, de magnésie, de soude, de fer, chlorures de sodium, de potassium, carbonate de soude ou sel à base de soude et à

1. *Comptes rendus des séances de l'Acad. des Sc.*, 1861, t. LII, p. 334.
2. *Cours de microscopie*, 1854, p. 353.
3. *Études cliniques sur la lactation et l'allaitement*; thèse inaug., Paris, 1854.

acide d'origine organique, en dissolution dans une grande proportion d'eau, pour tenir lieu de boisson et d'aliments minéraux.

Le lait de femme a été l'objet de nombreuses analyses quantitatives; voici quelle est sa composition d'après M. Bouchardat et Quevenne, en regard de celle des principaux laits, qui, à défaut du premier, pourraient être employés dans l'alimentation du nouveau-né[1]:

COMPOSITION DE LAITS POUR 1,000 GRAMMES.

		Femme.	Brebis.	Chèvre.	Anesse.	Vache.
1° ALIMENTS PLASTIQUES.	Caséine... Albumine.	13,68	56,7	44,21	20,358	37,195
2° ALIMENTS RESPIRAT.	Beurre....	20,76	47,5	42,12	13,72	38,59
	Lactine et mat. extr.	74,20	48,3	48,62	69,515	53,215
3° ALIMENTS INORGANIQ.	Sels......	1,48	7,5	5,28	2,787	4,310
	Eau......	888,89	840,1	859,77	893,720	866,690
Parties solides..........		110,13	159,9	140,23	106,280	133,310
Densité...............		1,031	»	1,0439	1,0349	1,03328

Cendres du lait de femme pour 100 parties :	
Soude provenant du lactate de soude.	0,03
Chlorure de potassium...	0,07
Phosphate de soude	0,04
Phosphate de chaux	0,25
Phosphate de magnésie ...	0,05
Phosphate de fer.........	0,001
(M. Schwentz.)	0,441

On voit que les proportions des divers principes contenus dans le lait varient suivant sa provenance.

Le lait d'ânesse est celui qui se rapproche le plus du lait de femme. Il est riche en sucre, relativement pauvre en caséine et en beurre; aussi donne-t-il une crème peu épaisse et son coagulum est-il d'un faible volume et peu compacte. Il est très-fluide, d'un blanc mat, nullement jaunâtre comme celui de vache, d'une saveur très-sucrée sans arome prononcé, d'une réaction franchement alcaline. Il est de facile digestion, et serait sans doute préférable au lait de vache pour l'allaitement artificiel du nouveau-né, s'il était aussi commun que ce dernier.

Le lait de vache est plus riche en caséine et moins riche en sucre que le lait de femme et le lait d'ânesse; aussi, quand on est obligé d'en faire usage et de nourrir l'enfant au biberon,

1. Bouchardat, *Manuel de matière médic.*, 4e éd., 1856, t. II, p. 147.

doit-on avoir soin d'en modifier la composition, soit en l'écrémant, soit en y ajoutant de l'eau (un tiers pour deux tiers de lait) et une petite quantité de sucre. Ce dernier procédé me paraît préférable; on peut ainsi rendre le lait de vache analogue au lait de femme, sans avoir besoin d'attendre quatre ou cinq heures que la crème se soit formée. De plus, cette préparation très-simple, pouvant être faite en petite quantité à la fois, permet de renouveler le lait fréquemment, de l'avoir toujours récent, non réchauffé, amené au moment du repas seulement à une douce température (35° à 38°), conditions indispensables au maintien de la santé du nourrisson.

Le lait de chèvre est blanc opaque, sucré, onctueux, mousse facilement par l'agitation, a une odeur hircine désagréable, fournit une crème et un coagulum abondants, et contient, outre une forte proportion de caséine, de l'albumine en quantité très-notable. Il s'y trouve quelquefois de l'acide caprolique et de l'acide caprylique, nuisibles aux fonctions digestives.

Le lait de brebis est le plus riche en parties solides, le plus nutritif; il conviendrait beaucoup moins encore que le lait de vache à l'allaitement de l'enfant.

Le lait de femme se distingue des autres par sa teinte blanc bleuâtre peu opaque, sa saveur sucrée, douce et fade, son odeur très-faible *sui generis*, par le peu d'épaisseur et de consistance de sa crème, qui ordinairement ne donne pas de beurre au battage. La présure ne le transforme pas en gelée; elle précipite simplement le caséum peu abondant en flocons déliés et mous. C'est celui dont la composition a offert aux chimistes le plus de variations. Par exemple, la quantité de caséum est évaluée, dans certaines analyses, à 39 pour 1,000, dans quelques autres à 12 seulement. M. Doyère estime que la proportion des sels fixes peut osciller entre 1gr.,6 et 2gr.,3 pour 1,000 de lait.

Les circonstances qui, dans l'état physiologique, influent sur le produit de sécrétion des glandes mammaires de la femme, tiennent à l'idiosyncrasie, au régime, à l'hygiène en général de la nourrice, au séjour plus ou moins prolongé du lait dans les canaux galactophores, et au temps écoulé depuis l'accouchement. Règle générale, le lait des nourrices dont la santé est vigoureuse, les mamelles fermes, hémisphériques ou pyriformes, marbrées de veines témoignant de l'activité de la circulation dans ces organes, dont l'âge est de vingt à trente ans, mères pour la deuxième ou la troisième fois, prenant une quantité suffisante d'aliments variés et de bonne qualité, entourées de toutes les conditions hygiéniques les meilleures, est celui qui, fourni abondamment tout en offrant une forte proportion de principes nutritifs, convient le mieux au jeune enfant.

La sécrétion du lait étant continue et son excrétion intermittente, il s'accumule dans les conduits et les sinus lactifères, où il devient d'autant plus aqueux qu'il y séjourne plus longtemps. Dans une même traite ou dans deux traites successives, chez les animaux domestiques, le premier lait qui s'écoule est le moins riche en crème, c'est-à-dire en beurre. Chez la femme, l'étroitesse des sinus (5 millimètres de largeur environ) et aussi la station verticale rendent l'influence du séjour du lait dans les mamelles sur sa composition peu prononcée. M. Bouchardat et Quevenne ont constaté qu'il s'appauvrissait en beurre, que le caséum augmentait faiblement, la lactine beaucoup moins encore, par son séjour dans la mamelle; c'est-à-dire que le lait pris au moment même où il est sécrété est le plus riche [1].

L'influence du temps écoulé depuis le début de la lactation est beaucoup plus remarquable. De même que la quantité absolue de nourriture devait sans cesse varier avec la croissance de l'enfant, la proportion des divers principes nutritifs devait se modifier du début à la fin de l'allaitement. Le rapport des principes nutritifs offerts au nouveau-né est, en effet, différent du rapport des mêmes principes contenus dans le lait destiné au jeune être qui a atteint un certain degré de développement.

Le lait sécrété dans les premiers jours qui suivent l'accouchement possède des caractères physiques et chimiques tout autres que ceux présentés plus tard par ce liquide. Il a pour cette raison reçu un nom spécial, le nom de *colostrum*. On lui a attribué théoriquement une vertu purgative que l'observation de chaque jour lui refuse : les matières évacuées par le nouveau-né, après la succion d'une plus ou moins grande quantité de colostrum, ne sont d'ordinaire nullement liquides ; le méco-

1. *Du lait*, 1857, p. 82.

nium, qui, pendant la dernière période de la vie fœtale, s'est amassé dans le gros intestin, est rendu alors avec le même aspect que lorsqu'il est expulsé avant l'ingestion du premier lait, ce qui arrive souvent. Le colostrum est comme le lait parfait un aliment, mais un aliment peu nourrissant, approprié à l'état de l'organisme auquel la nature le destine, et qui serait insuffisant, malfaisant même, pour un organisme moins jeune. Il est jaunâtre, filant, se sépare très-vite en deux couches : l'une visqueuse et butyreuse supérieure, l'autre séreuse inférieure. Au point de vue chimique, le premier lait se distingue du second lait par la présence de l'albumine en dissolution dans le sérum, ce qui le rend coagulable à l'aide de la chaleur, et par une proportion affaiblie de caséum et de beurre. Traité par l'ammoniaque, le colostrum se prend en une masse visqueuse, tandis que l'addition d'ammoniaque n'enlève pas au lait blanc sa fluidité.

Le colostrum a été analysé au microscope avec un soin tout particulier par M. Donné. Il y a découvert, à côté de globules laiteux en petit nombre, des globules caractéristiques. Ce sont des vésicules de graisse très-ténues, liées entre elles par le mucus des conduits lactifères ou renfermés dans une enveloppe transparente, et constituant des amas de forme sphérique ou ovoïde ou à contours irréguliers, d'un volume qui varie entre $0^{mm},01$ et $0^{mm},05$, d'un aspect granuleux et d'une couleur jaunâtre. Autour de ces gros corpuscules et des vésicules du lait, on trouve toujours une grande quantité de granulations graisseuses [1].

Peu à peu le liquide que sécrètent les mamelles se modifie et prend le caractère du lait parfait. Le septième jour de la lactation, les corpuscules granuleux sont devenus très-rares, le lait a déjà acquis ses qualités normales, il est toutefois encore jaunâtre ; le dixième jour, il est abondant, assez épais, riche en globules de beurre, en caséine et en sels, et ne présente plus aucun des caractères du colostrum, l'ammoniaque lui communique seulement une légère viscosité. La troisième semaine, le lait reste tout à fait limpide quand on y verse de l'ammoniaque. Pendant les trois ou quatre premiers mois, la proportion des principes organiques, du caséum et du beurre surtout, et des sels,

1. *Ouvrage cité*, p. 398 et suiv.

du phosphate de chaux principalement, continue à augmenter sensiblement; elle reste stationnaire les mois suivants; du dixième mois à la fin de la deuxième année, elle diminue, à mesure que la sortie des dents de l'enfant permet d'ajouter quelques aliments nouveaux à son régime et de cesser enfin l'allaitement.

Les substances qui doivent servir de nourriture à l'enfant, et l'appareil chargé de les digérer nous étant connus maintenant, voyons comment ces substances, et le lait en particulier, sont introduites dans cet appareil, recherchons les modifications qu'elles y éprouvent, la manière dont s'opère l'absorption du chyle qu'elles fournissent, et l'excrétion des résidus qu'elles laissent dans l'intestin.

IV. — PRÉHENSION. — DÉGLUTITION.

L'homme, dès qu'il a dépassé le premier terme de son enfance, porte les aliments à sa bouche au moyen du membre thoracique. Il peut aussi les saisir directement avec la bouche; mais la saillie du nez et du menton et la direction verticale des dents rendent assez difficile à cet âge ce mode de préhension, que le nourrisson emploie instinctivement pour tirer le lait du sein de sa mère. C'est par *succion*, ou en faisant le vide dans la cavité buccale, que l'enfant y introduit le liquide dont il se nourrit. Pour cela, la bouche de l'enfant qui tette doit être exactement close en avant et en arrière. Elle est fermée, en avant, par les lèvres moulées sur le mamelon de la mère; en arrière, par le voile du palais qui, en s'appliquant sur la base de la langue, interrompt toute communication entre la bouche et le pharynx, sans entraver la respiration par les fosses nasales. Dans ce cas, la bouche fait l'office d'un corps de pompe aspirante, dont la langue représentant le piston agit par des mouvements d'avant en arrière. Le vide étant ainsi obtenu, la pression atmosphérique qui s'exerce sur la mamelle chasse le lait dans la bouche. Lorsqu'il y est arrivé en quantité suffisante, la respiration se suspend un instant, le temps nécessaire à l'enfant d'opérer un mouvement de déglutition. Alors, le voile du palais, qui vient d'être soulevé pour permettre le passage du liquide dans le pharynx, se réapplique sur la base de la langue, la succion recommence et la respiration se rétablit.

La mastication, qui a pour but la division des aliments solides, et l'insalivation qui a pour effet physique de les ramollir, de les délayer et d'en faciliter le glissement de la bouche dans l'estomac, étaient inutiles et sont nulles chez l'enfant à la mamelle. Elles s'effectuent graduellement à l'époque de la première dentition, un peu plus tôt même, mais très-imparfaitement à l'égard des substances peu consistantes. Par suite de l'absence des arcades dentaires chez l'enfant à la mamelle, la salive n'est pas retenue facilement dans la cavité buccale ; elle s'écoule à l'extérieur lorsque, dans l'intervalle des repas, les mouvements de succion et de déglutition ne se chargent plus de l'entraîner avec le lait dans l'estomac.

Pour franchir l'espace qui sépare la bouche du pharynx, le pharynx de l'œsophage, l'œsophage de l'estomac, les aliments liquides ou réduits en pâte sont d'abord poussés jusqu'à l'isthme du gosier, la bouche étant fermée en avant, par la langue qui s'applique et les presse contre la voûte palatine. Arrivés à l'entrée du pharynx, leur contact avec la muqueuse provoque un ensemble de contractions en quelque sorte convulsives des muscles sous-jacents à la langue et des parois de l'arrière-bouche, contractions qui ont pour effet, en élevant la partie inférieure du pharynx et rapprochant sa portion moyenne et supérieure du voile du palais, de saisir le bol alimentaire pour le porter d'un seul coup de haut en bas jusqu'à l'entrée de l'œsophage.

Dans ce second temps de la déglutition, qui s'effectue spontanément avec une grande rapidité, l'aliment doit éviter l'ouverture postérieure des fosses nasales et l'orifice supérieur du larynx.

L'entrée des arrière-narines est protégée par le rapprochement des piliers postérieurs du voile du palais et par ce voile lui-même qui, tendu à peu près horizontalement, tandis que la paroi postérieure du pharynx s'avance à sa rencontre, sépare la cavité pharyngienne en deux parties : une nasale supérieure et une buccale inférieure, seule ouverte au passage du bol alimentaire. L'ouverture des voies pulmonaires est garantie à la foi :

par le mouvement en haut et en avant que le larynx exécute toujours au moment de la contraction des muscles sous-jacents à la langue, combiné avec un mouvement en arrière de ce dernier organe, dont la base vient s'appliquer momentanément et en partie sur l'ouverture aérienne ; par la présence d'une espèce de soupape fibro-cartilagineuse, l'épiglotte, qui, fixée sous la base de la langue, est renversée en arrière sur l'orifice laryngé supérieur au moment de la déglutition ; enfin, par la tendance de la glotte à se fermer quand ses bords ou les parties adjacentes de la muqueuse pharyngienne, douées d'une exquise sensibilité, sont excitées par le contact d'un corps étranger.

Après avoir été poussés dans l'œsophage, les aliments traversent ce conduit dans toute sa longueur jusqu'à l'estomac, en vertu de l'action ondulatoire de ses deux plans de fibres musculaires : les fibres longitudinales, en se contractant, diminuent la longueur de l'œsophage et attirent au-devant du bol alimentaire la partie inférieure du conduit membraneux ; les fibres circulaires, en agissant successivement de haut en bas, rétrécissent le calibre de celui-ci, compriment le bol, le poussent de proche en proche dans la portion du tube située immédiatement au-dessous et, en dernier lieu, dans l'estomac à travers le cardia. Cette translation est très-rapide pour les liquides, qui glissent le long de la paroi muqueuse de l'œsophage, sans exiger un effort bien sensible de sa tunique charnue ; les aliments solides descendent, au contraire, avec une certaine lenteur et grâce au mouvement péristaltique souvent énergique du tube œsophagien.

La tétée. — Quantité de lait nécessaire au nourrisson.

Si l'enfant en bonne santé et pourvu d'une bonne nourrice se jette d'abord sur le sein avec une certaine avidité après avoir manifesté par ses cris la faim et la soif qu'il éprouve, ses mouvements de succion se régularisent bientôt, et il les renouvelle avec une satisfaction tranquille. La déglutition se fait entendre à une petite distance et régulièrement, soit après chaque mouvement de succion, soit après trois ou quatre, suivant le plus ou moins de rapidité et d'abondance avec lesquelles le lait arrive dans la bouche du nourrisson. Parfois, sans que les lèvres quittent le mamelon, survient un temps d'arrêt dans la succion, l'enfant semble rassasié; mais il se repose seulement pour recommencer ses mouvements bien vite, jusqu'à ce que, son appétit réellement satisfait cette fois, il se soit endormi sur le sein que sa bouche a abandonné.

La durée de la tétée est assez variable. L'enfant, chaque fois qu'il est mis au sein, y reste en général près de dix minutes, souvent le double, quelquefois trente minutes, très-rarement davantage. Il peut, dans un même temps, prendre beaucoup de lait en tétant vite, ou une faible quantité s'il tette lentement; et, tout en précipitant ses mouvements de succion, il n'avalera pas une forte quantité de nourriture, si les mamelles ne lui en fournissent pas abondamment et facilement. La quantité de lait prise est donc loin d'être proportionnelle à la durée de la tétée. On conçoit d'ailleurs qu'elle doit varier suivant le degré d'appétit et de force, l'âge du nourrisson, le temps écoulé depuis la tétée précédente, l'heure du repas, et surtout l'activité plus ou moins grande du développement de l'enfant. Pour l'évaluer à peu près exactement, il faut tenir compte de toutes ces conditions, ne pas s'en tenir à une seule tétée, multiplier au contraire les observations. C'est ce que M. Bouchaud a parfaitement compris, lorsqu'il a entrepris sur cette question importante et trop longtemps négligée la série de recherches très-bien faites consignées dans la thèse instructive que j'ai déjà citée[1]. Les recherches dont je parle, et dont je vais reproduire les conclusions, ont porté sur 34 nourrissons âgés de trois heures à onze mois. Chacun d'eux était pesé, bien emmaillotté, immédiatement avant et aussitôt après la tétée, ce qui donnait le poids du lait pris pendant sa durée. Pour avoir la quantité exacte de lait dépensé par l'enfant en vingt-quatre heures, les pesées étaient ainsi renouvelées à chaque repas qu'on lui faisait faire pendant cette période de temps, et on ajoutait au poids total celui des pertes provenant de la respiration et de l'évaporation des urines à travers les linges du maillot (20 à 30 grammes en vingt-quatre heures).

Ainsi employée, la balance est un instrument très-pratique

1. *De la mort par inanition*, etc., p. 31-56.

et appelé à rendre de grands services à tous ceux qui s'occupent de l'éducation physique et de la pathologie de l'enfant. C'est, dit M. Trousseau, « le seul et unique moyen de s'assurer si une femme est bonne nourrice[1]. » S'il n'est pas le seul, il est à coup sûr le meilleur. L'activité de la croissance de l'enfant est en rapport intime avec la quantité de nourriture dont il a besoin. Lorsque, étant d'une santé vigoureuse, il se jette avidement sur la mamelle qui lui est présentée, fait des efforts de succion précipités, et, ne parvenant pas à remplir sa bouche, ne fait pas entendre le bruit de déglutition et s'arrête bientôt pour crier avec colère, on peut croire que la nourrice n'a que peu ou point de lait; mais si en même temps ou seulement on constate à l'aide de la balance que le poids de l'enfant n'augmente pas autant qu'il le devrait, ou que loin d'augmenter rapidement il reste stationnaire et même diminue, il n'y a plus de doute possible, l'allaitement est insuffisant et la nourrice mauvaise. On rencontre, il est vrai, des femmes dont la santé est parfaite, la sécrétion mammaire abondante, et qui ne peuvent allaiter sans rendre malade leur nourrisson ; ou encore, des femmes dont le lait, excellent pour un enfant, est de mauvaise qualité pour un autre; mais ce sont là des faits exceptionnels, et savoir quelle est la quantité de lait prise par l'enfant, si cette quantité est suffisante à l'activité de son accroissement, n'en est pas moins d'une importance capitale dans la question de l'allaitement. La qualité du lait est généralement en rapport avec sa quantité : le lait pauvre en principes nutritifs, dit avec raison M. Bouchaud, est aussi le lait le moins abondant, et le lait très-riche est également très-copieux. Quelle est donc la quantité de ce liquide nécessaire à la nutrition de l'enfant?

Le premier jour, la succion se fait sans énergie, et le colostrum sécrété en faible quantité sort difficilement; aussi, ce que le nouveau-né en absorbe n'équivaut pas aux pertes qu'il subit par les voies d'excrétion. Tant que la lactation n'est pas bien établie, il diminue de poids. Le premier jour, l'enfant ne prend presque rien, 3 grammes environ de colostrum à chaque repas, et il perd beaucoup. Le deuxième jour, il tette mieux et la sé-

1. *Clinique médicale de l'Hôtel-Dieu*, t. II, p. 459.

crétion des mamelles est plus active; il prend un peu plus de 15 grammes chaque fois, et le poids de son corps diminue peu. Le troisième jour, le colostrum commence à devenir laiteux, l'allaitement est déjà presque normal; l'enfant avale 40 grammes de liquide en une tétée et ne perd plus de son poids total. Le quatrième et le cinquième jour, la sécrétion laiteuse, encore un peu mélangée de colostrum, est abondante; le nourrisson prend ce qu'il prendra désormais pendant le premier mois de sa vie, 55 grammes, et il se développe rapidement. Après un mois, 70 grammes de lait à chaque repas. Après trois mois, 100 grammes. Après cinq mois, 120 grammes. Après six mois, et jusqu'à neuf mois, 150 grammes. La croissance, particulièrement grande pendant les premiers mois, se ralentit beaucoup à mesure qu'on approche de la fin de la première année; l'enfant prend alors un peu moins de lait, il commence à faire usage de nourriture solide. « Il est permis de croire que l'allaitement atteint son summum d'activité vers six mois, puis diminue à mesure que l'enfant prend davantage des aliments qui plus tard devront lui suffire seuls. » Les chiffres que je viens de donner représentent seulement les moyennes des variations possibles, qui peuvent être très-grandes sans qu'on puisse toujours en reconnaître la raison, et dont les extrêmes atteignent parfois, mais dépassent rarement, le rapport de 1 à 5 : l'enfant qui prend en moyenne 60 grammes de lait à chacun de ses repas, en prendra quelquefois de 40 à 80 et rarement 20 ou 100 grammes (M. Bouchaud).

L'intervalle des tétées est généralement de deux heures. Les jeunes nourrissons réclament le sein une dizaine de fois dans l'espace d'un jour, sept ou huit fois après les premiers mois. Cinq ou six tétées en vingt-quatre heures suffisent ordinairement après le sixième mois. Il est des cas cependant, quand la mère a peu de lait ou que l'enfant est chétif et tette mal, où il est nécessaire de le mettre au sein plus souvent : douze, quinze ou même vingt fois par jour. Les sensations internes de la faim et de la soif se renouvellent plus fréquemment chez les très-jeunes enfants, c'est-à-dire chez ceux qui avalent à chaque repas une quantité de lait moindre. Quand ces deux besoins sont pleinement satisfaits, le sommeil arrive : l'enfant endormi digère, éveillé il tette; sa vie se partage entre téter et dormir. En général, un repas copieux est suivi d'un bon sommeil; un maigre repas ne procure qu'un sommeil court et léger.

Connaissant la quantité de lait prise en une tétée et le nombre des tétées prises en vingt-quatre heures (ces deux chiffres sont d'habitude en raison inverse l'un de l'autre), une simple multiplication suffira pour obtenir la valeur moyenne des tétées ou la quantité de lait nécessaire en un jour aux enfants de divers âges. On trouve ainsi que, le premier jour, le nourrisson absorbe à peu près 30 grammes de colostrum, 150 grammes le deuxième jour, 450 grammes le troisième jour, 550 grammes de lait le quatrième, 650 après le premier mois, 750 après le troisième, 850 après le cinquième, 950 du sixième au neuvième mois.

Natalis Guillot, dans une leçon clinique faite il y a quinze ans à l'hôpital Necker et que M. Hervieux a recueillie, avait donné, comme étant l'expression exacte des besoins alimentaires du jeune enfant, des chiffres beaucoup plus élevés que ces derniers; ils ont été souvent reproduits depuis[1]. Il admettait que le nouveau-né prenait au début de sa vie au moins 1,000 grammes de lait chaque jour, et plus de 2,000, de 3,000, près de 4,000 grammes même dès la seconde moitié du premier mois. C'est en pesant le nourrisson le matin avant et après une tétée, et en multipliant le poids du lait ainsi obtenu par le nombre des tétées que la nourrice était chargée, en dehors de tout contrôle, de pointer sur une carte dans l'intervalle des visites quotidiennes du médecin, que N. Guillot était arrivé à ces évaluations aussi énormes qu'exagérées. Les nourrices, pensant faire preuve de valeur sans doute, assuraient au chef de service trop confiant en leur zèle que leurs nourrissons voraces faisaient au moins trente repas par jour (Malgaigne ne se contente pas de ce nombre, il le porte à *plus de quarante*[2]). Évidemment, nourrices et nourrissons étaient incapables d'un semblable travail. Les expériences de M. Bouchaud sont positives, la quantité de lait maximum qui est nécessaire à l'enfant jusqu'à neuf mois ne dépasse pas 1,000 grammes par jour.

L'évolution des dents est le véritable guide des changements

1. *De la nourrice et du nourrisson*, in *Union médic.*, 1852, p. 61-65.
2. *Traité d'anatomie chirurgicale*, 1859, t. I, p. 35.

qu'il convient d'apporter dans l'alimentation de l'enfant. Le sevrage ne doit pas être une opération brusque, il doit être graduel et suivre les progrès de la dentition. Déjà, vers l'âge de cinq ou six mois, l'enfant est habitué à prendre, indépendamment du lait de sa mère, des bouillies, potages et aliments féculents mous; peu à peu, l'addition de crèmes, d'œufs frais, de viandes légères au régime lacté prépare son estomac et ses intestins au sevrage. Ce n'est que dans le courant de la seconde année, lorsque les dents sont en nombre suffisant, généralement après la sortie des canines qui est assez laborieuse, que l'on peut cesser l'allaitement pour mettre l'enfant à un régime nouveau.

V. — DIGESTION STOMACALE.

Les aliments introduits par déglutition s'accumulent et séjournent un certain temps dans l'estomac. Distendu par eux, ce ventricule prend une position très-oblique, de presque verticale qu'elle était avant. Pendant le repas, le pylore reste clos; aussitôt après, le cardia se ferme à son tour sur la masse alimentaire qui, ainsi contenue, doit être soumise aux contractions de la tunique musculaire et aux sécrétions de la muqueuse stomacale.

L'augmentation de volume de l'estomac cause un surcroît de pression sur les autres viscères abdominaux et tend à provoquer des évacuations alvines et urinaires, ainsi que l'écoulement de la bile contenue dans la vésicule du foie. La présence des aliments dans la cavité gastrique stimule en outre la circulation dans ses parois, la muqueuse prend une teinte rouge vive et la sécrétion de ses glandules une grande activité; l'état général de l'organisme s'en trouve également influencé, le besoin de repos se fait sentir, l'enfant s'endort, et pendant son sommeil la digestion stomacale s'achève.

Les contractions de l'estomac, lentes et irrégulières d'abord, se succèdent bientôt presque sans interruption, tantôt du cardia vers le pylore (mouvements péristaltiques), tantôt en sens opposé (mouvements antipéristaltiques). Les premières sont en général plus énergiques que les secondes et siégent dans la portion pylorique; elles s'effectuent de place en place et sont toujours vermiculaires. Les mouvements de l'estomac établissent le mélange des aliments avec le produit de sécrétion des glandes à pepsine et des glandes muqueuses, et facilitent par là le travail chimique de la digestion gastrique.

Quand on laisse l'enfant à la mamelle téter à discrétion, quand son estomac a été rempli outre mesure, il arrive souvent, aussitôt après ou même avant la fin du repas, que, les mouvements antipéristaltiques poussant le lait de bas en haut sur le cardia peu résistant, cet orifice laisse remonter le trop-plein de l'estomac et que la bouche le rejette par régurgitation. D'autres fois le rejet du liquide est provoqué par des secousses de toux, des efforts de colère, le bâillement, le hoquet, ou des rires en quelque sorte spasmodiques. Ces vomissements faciles n'apportent aucun trouble à la digestion qui les suit et n'empêchent pas l'enfant de prospérer. Le proverbe trop connu des nourrices, « un enfant vomissant est un enfant bien venant », n'en est pas moins assez déraisonnable; il est certes plus naturel que l'enfant ne prenne pas au delà de ce qu'il peut digérer. M. Schultz et M. Salbach ont attribué cette fréquence et cette facilité des régurgitations chez le nourrisson à ce que son estomac formait avec l'œsophage un coude peu prononcé et avait un grand cul-de-sac peu développé [1]. Mais le phénomène dont il s'agit ne me semble pas expliqué ainsi d'une manière satisfaisante; je crois qu'il serait plus exact de lui reconnaître pour causes principales l'état liquide de l'aliment et le mode de respiration qui sont propres au nouveau-né. La régurgitation des boissons est, en effet, moins laborieuse que celle des aliments solides, et l'estomac très-distendu, refoulant le diaphragme dans le thorax, gêne l'amplitude des mouvements respiratoires. Au moment d'une inspiration profonde dont l'enfant peut éprouver le besoin, l'estomac se trouvera suffisamment comprimé entre le diaphragme en haut, les organes voisins en bas et sur les côtés, les parois abdominales en avant, pour que, les mouvements antipéristaltiques aidant, la faible résistance du cardia soit vaincue et le superflu du liquide rejeté par la bouche. Les aliments, en même temps qu'ils sont remués

1. *De alimentorum concoctione exper. nova*, Berlin, 1834; — *Dissert. de diversa ventriculi forma in infante et adulto*, Berlin, 1835.

dans l'estomac, y subissent l'action du suc gastrique, et aussi de la salive, lorsque pendant la succion ou la mastication il y en a eu de mélangée avec eux.

La *salive* est un liquide incolore, plus ou moins visqueux, alcalin, composé d'environ 996 millièmes d'eau (un peu moins chez l'adulte), et, pour le reste, d'une matière organique particulière. appartenant à la famille des albuminoïdes, la diastase salivaire, et de quelques substances salines, parmi lesquelles le sulfocyanure de potassium qui ne se trouve pas ailleurs dans l'organisme Elle jouit de la propriété de transformer les aliments amylacés insolubles en produits solubles, en dextrine d'abord et en glycose ensuite; mais à un faible degré pendant la période de lactation. MM. Bidder et Schmidt ont pu recueillir de la salive sur un enfant de quatre mois et constater qu'elle ne produisait dans l'empois d'amidon qu'une saccharification très-lente et peu marquée [1]. Les larmes et le mucus, en se mêlant à la salive, contribueraient à produire cette dissolution des féculents, qui, commencée dans la bouche, se continue avec lenteur dans l'estomac et avec activité dans l'intestin grêle. Les aliments azotés et gras ne sont pas attaqués par la salive.

Le liquide qui doit surtout agir dans la digestion stomacale est le *suc gastrique*. Il est limpide et incolore, composé à peu près de 994 millièmes d'eau acidifiée par de l'acide chlorhydrique et de l'acide lactique, et tenant en dissolution du mucus, des sels et de la pepsine, matière azotée analogue à l'albumine, différant de tous les autres principes albuminoïdes ordinaires par son action sur le caséum du lait dont elle détermine la coagulation, aussi bien en l'absence qu'en présence d'un acide. La quantité de suc gastrique normal sécrété est assez difficile à déterminer exactement. M. Corvisart a constaté que le chien en produisait dans les vingt-quatre heures de 50 à 60 grammes par kilogramme de son poids, et que les grands animaux en sécrétaient relativement moins que les petits [2]. Suivant M. Lehmann, les composés faiblement alcalins en contact avec la muqueuse stomacale activent sa sécrétion, les graisses en petite proportion accélèrent l'action digestive du suc gastrique.

1. *Die Verdauungssäfte und der Stoffwechsel*, 1852, p. 23.
2. *Traité de physiologie* de M. Longet, 1857, t. I, p. 183.

La propriété essentielle de ce suc est de désagréger, en dernier lieu de dissoudre les aliments azotés solides ou rendus insolubles de solubles qu'ils étaient, et de les transformer tous, caséine, albumine, fibrine, glutine, etc., en substances isomères absorbables désignées sous le nom générique de *peptones*. Ces transformations chimiques, très-importantes sans doute, sont encore peu connues; on sait seulement que les divers produits : caséine-peptone, albumine-peptone, etc., solubles, endosmotiques et assimilables, ne sont pas identiques, mais ont entre eux la plus grande analogie. Le suc gastrique doit son pouvoir spécial à la présence simultanée de la pepsine et de l'acide chlorhydrique ou lactique; si on neutralise son acidité par un alcali, la pepsine reste impuissante à exercer son influence transformatrice sur les aliments azotés; d'un autre côté, l'action isolée de l'acide est de même insuffisante.

Le suc gastrique n'attaque ni les graisses, ni les matières amylacées. Les sucres de canne et de lait cristallisables se changent à la longue, dans l'estomac, en sucre difficilement cristallisable ou sucre interverti bien plus absorbable que le premier. C'est à l'acide du suc gastrique qu'est due cette métamorphose; elle se produit là comme dans les opérations ordinaires de la chimie, quand le sucre de canne est mis en présence d'un acide même dilué. C'est aussi grâce à l'acidité du suc gastrique que les sels peu ou point solubles dans l'eau le deviennent en partie pendant leur séjour dans l'estomac; les autres substances inorganiques introduites à l'état de dissolution dans l'eau des boissons ou des aliments liquides restent dissoutes en présence du suc gastrique.

On voit maintenant ce que deviennent, par suite de la digestion stomacale, les aliments composés, tels que le lait, les œufs, la chair musculaire, le pain, etc. Le premier effet de la pepsine acidulée sur le lait est de rendre insoluble la matière albuminoïde soluble de ce liquide; le lait est coagulé. Précipitée de la sorte, la caséine subit peu à peu, par l'influence prolongée du suc gastrique, une seconde modification qui la rend de nouveau soluble, mais avec des propriétés sensiblement différentes de ses propriétés primitives. M. Meissner a analysé ce double phénomène d'une façon un peu plus complète : il a constaté qu'après avoir été coagulée et redissoute par le suc gastrique, la caséine donnait naissance non-seulement à de la caséine-peptone absorbable et assimilable, mais aussi à des flocons très-fins, troublant la transparence du liquide; ce précipité floconneux, qui a reçu le nom de *dyspeptone*, et qui paraît différer des matières albuminoïdes ordinaires, ne serait plus susceptible d'être digéré par le suc gastrique, passerait dans l'intestin où le suc pancréatique lui ferait éprouver de nouveaux changements, et finalement le dissoudrait en lui faisant prendre une odeur de bouillon. Quand on neutralise le liquide, la caséine-peptone elle-même se dédoublerait en une *peptone soluble* et en une matière albuminoïde insoluble qui se précipite, la *parapeptone*[1].

L'albumine liquide de l'œuf soumise à l'action du suc gastrique ne se coagule pas avant d'être rendue assimilable; elle acquiert seulement une teinte blanche opaline provenant des débris du tissu aréolaire dans lequel elle est contenue. La fibrine de la viande, le gluten du pain, l'albumine coagulée, sont ramollis et dissous, transformés en peptones. Les autres principes organiques des aliments ne doivent être complétement digérés que le long de l'intestin grêle.

VI. — DIGESTION INTESTINALE.

Lorsque le travail réservé à l'estomac est terminé, et que les matières alimentaires sont devenues fluides ou pultacées, au bout d'un temps qui varie suivant la qualité et la quantité des aliments et leur état physique de cohésion ou de division, etc.[2], les mouvements péristaltiques se propagent au delà du pylore dans la première portion de l'intestin. Après chacune de ces

1. *Verhandlungen der Naturforschenden Gesellschaft in Freiburg*, 1859, p. 1.

2. Gosse (de Genève) a profité de la faculté de vomir à volonté qu'il possédait pour faire, d'après l'inspection des matières rejetées de son estomac, une série de recherches sur le temps nécessaire à un certain nombre d'aliments pour être chymifiés: il a constaté que le lait de vache, les œufs frais à la coque, les viandes blanches, étaient presque digérés au bout d'une heure à une heure et demie. Le lait de femme, en raison surtout de la faible cohésion de son coagulum, est encore plus digestible.

ondulations, le sphincter de l'orifice pylorique se relâche et les aliments chymifiés sont poussés peu à peu, par fractions, à travers cet orifice, dans l'intestin grêle à la rencontre de la bile, du suc pancréatique et du suc des glandules de la muqueuse intestinale. La masse alimentaire, mise en mouvement par les contractions vermiculaires du canal qu'elle stimule par sa présence, passe successivement dans toute l'étendue de celui-ci, qui se resserre de proche en proche et se dilate alternativement pour la faire avancer et la recevoir. Elle ne séjourne que peu de temps dans la première moitié de l'intestin grêle, et avance avec moins de rapidité dans la seconde portion. Considérablement réduite de volume, elle pénètre dans le cœcum, d'où le repli valvulaire existant à l'embouchure de l'intestin grêle dans le gros intestin l'empêche de refluer. La masse alimentaire à son entrée dans l'intestin est blanchâtre, de consistance pulpeuse et franchement acide; dans la première portion de ce tube, elle devient en général plus fluide, neutre ou même alcaline par le fait de son mélange avec la bile, les sucs pancréatique et intestinal; dans la dernière portion de l'intestin grêle, elle se colore en jaune et sa consistance augmente par l'effet de la digestion, et de la soustraction croissante des parties liquides que les capillaires des parois de l'organe absorbent.

La *bile* n'est pas, comme le suc gastrique, simplement destinée à la transformation chimique des aliments. Sa sécrétion n'est pas un phénomène intermittent en rapport exclusif avec la digestion. Si elle augmente au moment des repas, ce qui est une conséquence de l'absorption des matières nutritives après que leur digestion est achevée, elle n'en continue pas moins dans l'intervalle; chez le fœtus, dont le foie est volumineux, elle est versée dans l'intestin, quoique celui-ci ne reçoive pas d'aliments et ne digère pas. La bile remplit dans l'ensemble des fonctions de nutrition un rôle qui semble être très-complexe. C'est une humeur excrémentitielle comme le sont l'urine et la sueur, et en outre un auxiliaire important sinon indispensable de la digestion, dans laquelle elle intervient de deux manières à la fois : comme liquide modificateur de certains principes alimentaires, et comme liquide modifiable servant en quelque sorte lui-même d'aliment à l'organisme, mais d'aliment tout spécial ayant sa source dans le sang, et qui, après avoir été versé dans le tube digestif, devra en partie rentrer dans le torrent circulatoire avec le chyle, et en partie être expulsé au dehors avec le résidu insoluble et non assimilable laissé par la masse alimentaire chymifiée et chylifiée.

Voyons d'abord quels sont les principaux caractères et la composition chimique de ce produit de sécrétion du foie.

La bile est parfaitement fluide et d'un vert clair avant son séjour dans la vésicule hépatique; dans ce réservoir, elle devient visqueuse et d'un vert plus foncé, sa densité un peu supérieure à celle de l'eau y augmente aussi. Elle est ou alcaline ou neutre, d'une odeur désagréable, d'une saveur amère et fade, se putréfie promptement à l'air, se coagule par la chaleur, dissout aisément les matières grasses acides, prend, au contact de l'acide nitrique, une couleur verdâtre sombre, puis bleue, rouge et enfin jaune, et sous l'influence d'un mélange de sucre de canne et d'acide sulfurique une belle teinte violette (M. Pettenkofer).

La bile est essentiellement composée de quatre sortes de substances organiques tenues en dissolution dans de l'eau, dont la proportion s'élève à moins (enfants) ou plus (adultes) de 90 pour 100 environ, et qui est chargée des sels minéraux que l'on rencontre dans tous les liquides de l'économie. Ces substances organiques de la bile sont : 1° le *cholate* et le *choléate* de soude ; 2° un principe gras cristallisable, la *cholestérine* ; 3° des *acides gras* combinés avec la soude ; 4° une matière colorante azotée qui contient du fer et se rapproche par sa constitution de l'hématosine du sang, la *biliverdine*. Les acides organiques azotés de la bile en combinaison avec la soude, soumis à l'action de divers agents chimiques, se dédoublent à peu près de la même manière pour donner naissance à des produits nouveaux, dont l'un est un acide organique non azoté, *l'acide cholalique* si on se sert pour réactif d'un alcali puissant comme la potasse, *l'acide choloïdique* si le réactif est un acide minéral énergique tel que l'acide sulfurique, dont l'autre est une substance azotée neutre, tantôt de la *glycocolle* ou sucre de gélatine, tantôt de la *taurine*, corps cristallisable sulfuré, de même que l'acide choléique préexistant dans la bile dont elle procède; en dernier lieu, les acides biliaires se transforment en une matière non azotée neutre, résinoïde, la *dyslysine*. Ces changements éprouvés par les acides cholique et choléique de la bile sont accompagnés de la perte de certaines quantités d'eau, en sorte que toute la série de produits que je viens de mentionner peut être considérée comme étant le résultat de la combinaison des éléments de l'eau, en proportions variables, avec une seule et même matière organique neutre, la dyslysine.

Les principes organiques composants de la bile paraissent subir dans l'intestin des transformations semblables à celles que l'action des acides et des alcalis minéraux leur font artificiellement éprouver. Ils disparaissent en donnant naissance, à mesure qu'ils avancent vers la terminaison du tube digestif, à des composés nouveaux dont le dernier surtout, la dyslysine, est insoluble et évacué ainsi que la biliverdine et la cholestérine avec le résidu des aliments, tandis que la plupart des autres, plus ou moins solubles, ne se retrouvent pas dans les fèces et sont, d'après Liebig, absorbés et utilisés pour la nutrition de l'organisme.

La meilleure preuve qu'une grande partie de la bile est résorbée dans l'intestin résulte de la comparaison de la quantité de ce liquide qui est sécrété à l'état normal avec la quantité de matières expulsées de l'intestin dans le même temps. MM. Bidder et Schmidt ont trouvé que, pour un kilogramme de la masse du corps d'un chien, la quantité de bile sécrétée était de près de 20 grammes en vingt-quatre heures, et que le poids du résidu sec de ce liquide était loin d'être représenté dans la somme des matières fécales rendues dans le même espace de temps. Par exemple, la bile versée en cinq jours dans l'intestin devait contenir 2gr., 37 de soufre, et dans les fèces on n'en trouva que 0gr., 384, dont 0gr., 230 environ provenaient de poils avalés par l'animal [1]. La nature des aliments dont le régime se compose a d'ailleurs une assez grande influence sur l'activité de la sécrétion biliaire : dans les expériences de M. Nasse, la quantité de bile fournie en vingt-quatre heures par des chiens nourris de viande variait entre 19 et 28 grammes pour chaque

1. *Ouvrage cité*, p. 209.

kilogramme de poids vif, tandis que chez ceux nourris de pain et de lait, elle a oscillé entre 12 et 18 grammes seulement[1]. Il est permis d'appliquer cette donnée au jeune enfant.

C'est parce que la bile, liquide très-riche en matériaux azotés, non azotés et salins, est en grande partie destinée à être résorbée dans le tube digestif et à servir au renouvellement des tissus et des fluides de l'économie, que les animaux auxquels on pratique une fistule biliaire après avoir lié le canal cholédoque, de façon à empêcher la bile d'être versée dans l'intestin et à la faire s'écouler au dehors, succombent rapidement épuisés quoique conservant leur appétit et la faculté de digérer, si on n'a le soin de leur fournir une quantité d'aliments solides en rapport avec les dépenses normales, augmentées des pertes qui résultent de l'écoulement continuel de la bile à l'extérieur. Des chiens ayant subi cette opération et nourris de viande ont pu être conservés longtemps avec toutes les apparences de la santé, sans diminution de leurs forces et du poids de leur corps qui même, dans un cas, augmenta un peu.

De ce que la bile est, dans les conditions physiologiques, en grande partie résorbée et ne semble pas indispensable à la digestion des aliments chymifiés, il ne s'ensuit pas qu'elle ne puisse concourir à ce travail pendant qu'elle séjourne avec eux dans l'intestin. Elle augmente la fluidité du chyme, elle stimule par son contact avec les parois intestinales les mouvements péristaltiques, et rend les villosités plus aptes à se laisser pénétrer par les graisses émulsionnées ; car on a observé que les membranes organiques étaient beaucoup plus facilement traversées par ces substances, quand on les avait imbibées d'une dissolution alcaline ou de bile, que lorsqu'on avait employé de l'eau pure. De plus, la bile a la propriété d'émulsionner les corps gras, c'est-à-dire de les tenir très-divisés en suspension ; mais elle possède cette faculté a un degré moindre que le suc pancréatique ou le mucus intestinal. Elle n'exerce aucune action dissolvante à l'égard des substances albuminoïdes et féculentes. Par les alcalis qu'elle contient, elle contribue à saturer l'acidité du suc gastrique et à arrêter l'action digestive de la pepsine

1. *Commentatio de bilis e cane quotidie secretæ copia et indole*, Marburg, 1851.

qui, d'après M. Brücke, serait précipitée et entraînée inerte avec les produits dérivés des acides biliaires [1].

La sécrétion du pancréas est intermittente comme celle des glandes salivaires et des glandules gastriques, comme le travail digestif lui-même, auquel elle se rapporte entièrement. Quand l'estomac est au repos, elle s'arrête, et à la suite du repas elle acquiert une grande activité; le *suc pancréatique* commence à affluer dans l'intestin avant que les aliments chymifiés aient franchi le pylore.

Le liquide dont il s'agit est très-altérable, alcalin, visqueux, incolore; il mousse quand on l'agite, et se coagule quand on le chauffe ou le traite par des acides puissants. Il contient, en dissolution dans de l'eau, des sels minéraux et des matières organiques albumineuses, dont l'une, la *diastase pancréatique* ou *pancréatine*, est son principe actif caractéristique. La proportion des parties solides y varie entre 15,37 et 23,22 pour 1,000 de suc, dont la quantité moyenne sécrétée journellement a été évaluée par M. Schmidt à 89 grammes chez le chien, pour chaque kilogramme du poids total de celui-ci [2].

La pancréatine est analogue, soit à la diastase de la salive par le pouvoir qu'elle possède de saccharifier les aliments amylacés, soit à la pepsine-acide du suc gastrique par la facilité avec laquelle elle transforme les aliments albuminoïdes en peptones absorbables. Les trois principes actifs des sucs pancréatique, gastrique et salivaire, se putréfient rapidement, sont solubles dans l'eau, précipitent par l'alcool et perdent leurs facultés digestives en devenant plus ou moins troubles lorsqu'on les chauffe à près de 100° centigrades. Ces sucs présentent pourtant chacun un caractère chimique entre autres qui les différencie nettement : la salive se colore en rouge de sang par l'addition du perchlorure de fer ; le suc gastrique détermine la coagulation du caséum du lait; le suc pancréatique, lorsque, abandonné à lui-même, il a subi un commencement d'altération, donne naissance à un produit qui, soumis à l'influence du chlore, prend une couleur rouge vif,

1. *Sitzungsberichte der Wiener Akad.*, 1861, t. XLIII. p. 610.

2. *Ueber das Pancreassecret*. in *Ann. der Chemie und Pharm.*, 1854, t. XCVII, p. 33 et 40.

caractère que ne possède aucune autre substance organique.

Le suc pancréatique, isolé ou mélangé avec les autres liquides digestifs, exerce une action à la fois sur les aliments amylacés, sur les graisses et sur les aliments albuminoïdes. Il convertit rapidement les fécules en dextrine, puis la dextrine en glycose soluble. M. Claude Bernard a observé qu'à son contact le sucre de lait, qui est peu fermentescible, acquiert la propriété de fermenter rapidement[1]. Le suc pancréatique émulsionne avec facilité les graisses fluides, et l'émulsion conserve pendant longtemps son aspect laiteux; en dehors de l'intestin et isolément, il opère le dédoublement de ces corps en un acide gras et en glycérine, mais dans les circonstances ordinaires ce dédoublement n'a pas lieu au moment de la digestion. Enfin, il liquéfie les aliments albuminoïdes et les transforme en peptones à peu près comme le fait la pepsine-acide. Toutefois, il ne coagule pas le lait et agit de la même manière, qu'il soit acide, neutre ou alcalin. Il n'exercerait réellement bien cette liquéfaction définitive que sur les matières déjà dissociées dans l'estomac et à demi transformées par le suc gastrique; celles qui l'ont été complétement, ou les peptones diverses produites par la digestion stomacale, n'éprouvent pas de nouveaux changements quand elles se mélangent au suc pancréatique dans l'intestin grêle.

Les aliments, indépendamment de ce dernier liquide et de la bile, rencontrent à la surface muqueuse de l'intestin les produits de sécrétion des innombrables glandules logées dans les parois de ce tube, produits composés et abondants réunis sous la dénomination de *suc intestinal*. Les aliments albuminoïdes qui ont échappé à l'action de l'estomac sont dissous, les féculents saccharifiés, les graisses émulsionnées par ce suc à la manière du suc pancréatique. Le liquide des glandules intestinales est albumineux, incolore, alcalin. Abandonné à lui-même, il se montre composé de deux parties distinctes: l'une visqueuse, en petite quantité, se séparant par filtration, ne se coagulant pas par la chaleur, est du mucus provenant des follicules isolés et agminés de Peyer; l'autre, qui forme le reste de la masse du produit, très-fluide, coagulable par la chaleur, en raison de

1. *Leçons de physiologie expérimentale*, 1855, p. 144.

l'albumine qu'une grande proportion d'eau tient en dissolution, est le véritable suc intestinal sécrété par les glandes en tubes de Lieberkühn (M. Colin).

Ces actions diverses des divers sucs digestifs sur les aliments sont accompagnées d'un développement de gaz dans l'intestin, surtout d'acide carbonique et d'hydrogène; aussi a-t-on essayé de les rattacher aux phénomènes zymotiques. Quelquefois il se forme dans la dernière portion du tube digestif, lorsque les aliments qui ont été pris contiennent une grande quantité de sucre ou de fécule, de l'acide lactique et de l'acide butyrique. Les altérations offertes par le lait coagulé à l'air libre peuvent se produire pendant la digestion; mais normalement il n'en est pas ainsi, la lactine se métamorphose seulement en glycose absorbable. M. Pasteur a considéré la production de ces gaz et de ces acides. comme étant l'indice de fermentations physiologiques liées à la présence dans l'intestin des corpuscules vivants très-petits, végétaux et infusoires, dont j'ai dit un mot à l'occasion des altérations du lait. J'ai, pour ma part, en examinant au microscope des mucosités détachées, peu de temps après la mort, de l'intestin d'enfants épuisés par des diarrhées cholériformes, ou des matières rejetées pendant la vie, j'ai plusieurs fois trouvé des animalcules monadiens ou vibrioniens; mais les circonstances dans lesquelles ils s'étaient développés étaient toutes pathologiques, ce sont là des faits qui ne sauraient appuyer l'hypothèse des fermentations intestinales normales. Je crois, jusqu'à démonstration contraire, avec M. Charles de Vauréal, qui a publié sur ce sujet encore à l'étude un mémoire excellent, que les actes fonctionnels qui s'accomplissent dans le tube digestif sont des transformations chimiques par mélange des sucs liquéfiants et des substances alimentaires, des *digestions* et non des fermentations, et que les ferments végétaux ou animaux que l'on peut parfois apercevoir dans l'intestin sont dus au parasitisme [1].

Du reste, l'hydrogène et l'acide carbonique ne sont pas les seuls gaz que l'on a pu trouver dans le tube intestinal : l'azote, l'oxygène, l'hydrogène sulfuré, l'hydrogène carboné, s'y rencontrent aussi; ces deux derniers dans le gros intestin, où les ré-

1. *Essai sur l'histoire des ferments, de leur rapprochement avec les miasmes et les virus*, 1864, p. 127.

sidus de la masse alimentaire doivent séjourner un certain temps. Pour ceux-là, il faut nécessairement chercher en dehors des fermentations possibles la cause de leur production. Il est vraisemblable que l'azote et l'oxygène gazeux viennent de l'air atmosphérique introduit dans l'estomac par déglutition avec les aliments (l'oxygène est promptement absorbé). L'acide carbonique et les autres gaz qui circulent avec le sang peuvent s'en échapper, traverser les parois des vaisseaux innombrables de la muqueuse digestive, et être exhalés à sa surface libre ; la décomposition des sulfates et des carbonates, en présence des matières organiques, peut encore en être la source. Ces gaz aident au déplacement du chyme vers l'extrémité inférieure de l'intestin, en maintenant ce canal dans un état de distension modéré et en égalisant les effets de la pression exercée sur lui par le poids de quelques viscères et les contractions des parois abdominales. Ils sont en partie absorbés et en partie expulsés au dehors.

VII. — ABSORPTION GASTRO-INTESTINALE.

Le but final des actes de la digestion gastro-intestinale est la fluidification et l'absorption des substances propres à entrer dans la composition des différentes parties de l'économie, et l'expulsion des matières solides impropres à la vie des organes.

L'*absorption* des produits liquides de la digestion s'effectue, à mesure de leur formation à la surface muqueuse digestive, par les capillaires lymphatiques et veineux de cette muqueuse. Une portion notable de la masse alimentaire introduite dans l'estomac ne traverse pas le pylore : l'eau des boissons et du lait y est absorbée rapidement et en grande quantité ; des sels solubles, les premières peptones obtenues par l'action du suc gastrique, et le sucre déjà formé aux dépens des principes amylacés ou employé en nature dans l'alimentation et devenu glycose, y sont également repris par les vaisseaux de l'appareil circulatoire. Cependant, c'est toujours dans l'intestin grêle, admirablement disposé pour cela, que l'absorption acquiert toute son importance.

Les capillaires lymphatiques qui naissent des villosités intestinales, dont le réseau extrêmement riche garnit toute l'étendue de la muqueuse, et qui de là vont se rendre au canal thoracique après avoir traversé les ganglions du mésentère, exercent sur les aliments digérés une absorption élective analogue à celle qu'exercent sur le sang les organes sécréteurs chargés d'en séparer des substances particulières : ils se chargent des graisses neutres émulsionnées qui donnent au contenu des lymphatiques intestinaux, désignés sous le nom spécial de vaisseaux lactés ou chylifères, une teinte blanche opaline semblable à celle que les globules de beurre en suspension dans le lait donnent à ce liquide.

Les autres produits de la digestion, la glycose, les peptones et les sels sont-ils également absorbés par les chylifères? Dans tous les cas, ils ne le seraient qu'en très-minime proportion.

Avant l'arrivée du chyle et même après une longue abstinence, les chylifères ne sont pas vides, ils renferment, comme les autres vaisseaux du système lymphatique, de la lymphe en circulation centripète ; conséquemment, les produits alimentaires qui passent de la cavité intestinale dans les radicules de ces chylifères ne constituent pas à eux seuls le liquide laiteux appelé chyle ; celui-ci contient en sus les principes de la lymphe. Dès lors, si on trouve des matières albuminoïdes dans le chyle, elles peuvent aussi bien avoir eu pour origine le plasma du sang que les aliments digérés. Pour savoir exactement quels sont les produits liquides de la digestion qui passent dans la grande circulation par la voie des lymphatiques, il ne faut pas se borner à faire l'analyse du contenu de ces vaisseaux après le repas; il est indispensable de comparer la composition du chyle avec la composition de la lymphe pure. Or, la lymphe étant très-analogue au plasma du sang, le chyle est semblable à peu près à de la lymphe qui serait chargée de graisse.

La présence d'une quantité plus ou moins considérable de matières albuminoïdes dans les aliments ne semble pas avoir d'influence sur la proportion de fibrine dans le chyle ; Leuret et Lassaigne ont même trouvé plus de fibrine dans le chyle des animaux qui avaientété nourris de sucre que chez ceux auxquels on avait donné de la viande. Ce liquide se coagule spontanément et lentement comme la lymphe, quand on l'a extrait de ses vaisseaux. Comme elle, il renferme des leucocytes, de l'albumine, de la fibrine; les mêmes sels y sont dissous en proportions un peu plus élevées toutefois que dans la lymphe, d'après les analyses de M. Rees, ce qui indiquerait qu'une certaine quantité de ces substances passe dans les chylifères avec les graisses émulsionnées. Celles-ci sont très-abondantes dans le chyle tant que dure l'allaitement. En s'approchant de la terminaison du canal thoracique dans la veine sous-clavière gauche, le liquide devient moins laiteux; en traversant les ganglions placées sur sa route, il se modifie, et la graisse diminue de quantité.

C'est principalement par les capillaires de la veine porte que s'opère l'absorption de la majeure partie des aliments digérés. Les substances salines se retrouvent toujours facilement dans le sang des veines intestinales, tandis que dans les chylifères on n'en trouve en général que fort peu. L'eau, les liquides albuminoïdes, la glycose, la portion des corps gras dont les lymphatiques ne se sont pas chargés, en un mot les divers produits de la digestion gastro-intestinale entrent dans le torrent circulatoire par le système de la veine porte, qui d'abord les transmet au foie pour y subir une élaboration secondaire. Les matières grasses fluides sont apportées au sang en plus grande abondance par la voie du canal thoracique, après avoir été mêlées à la lymphe et éprouvé l'influence modificatrice des ganglions mésentériques.

On voit par là qu'aucun principe alimentaire n'est immédiatement utilisé pour la nutrition de l'organisme; tous doivent préalablement être de nouveau modifiés, les uns par la glande hépatique, le reste en traversant les ganglions du mésentère.

Les conditions qui favorisent la puissance d'absorption gastro-intestinale: une grande étendue de la surface muqueuse, la facile perméabilité des tissus à travers lesquels ce phénomène s'exerce, la rapidité extrême du courant circulatoire dans les vaisseaux absorbants, ces conditions se trouvent réunies dans le premier âge; elles concourent à l'activité de nutrition qui le caractérise.

VIII. — DÉFÉCATION.

La partie du chyme non dissoute et non absorbée dans l'intestin grêle passe dans le cœcum, où elle prend plus de consistance en abandonnant encore des liquides. Elle est poussée par les mouvements péristaltiques du gros intestin successivement dans le colon, où elle séjourne un temps plus ou moins long, dans l'S iliaque où elle s'accumule et acquiert la solidité, la couleur, l'odeur qu'elle offrira quand elle sera évacuée par le rectum et son orifice terminal, l'anus.

La *défécation*, dernier acte de la digestion, s'accomplit à des intervalles plus ou moins réguliers et variables : deux, trois ou quatre fois par jour chez l'enfant à la mamelle, une ou deux fois chez l'enfant plus âgé. L'obstacle à la sortie des matières réside dans la contraction tonique des sphincters et particulièrement du sphincter externe de l'anus, qui dans le jeune âge est faible. Pour le vaincre, le resserrement des fibres circulaires lisses du gros intestin, excité par la sensation que produit la présence des matières, peut suffire, surtout si, comme cela a lieu chez le nourrisson, la consistance de celles-ci et la masse qui doit en être évacuée chaque fois sont médiocres. Mais si les matières sont dures, accumulées et moulées en quelque sorte sur les parois de l'intestin, à cette première force d'expulsion les contractions simultanées des muscles abdominaux et du diaphragme doivent venir en aide, pour faire céder la résistance du sphincter.

Les matières fécales représentent tout ce qui, introduit dans le tube digestif par la bouche ou versé par les organes sécréteurs annexes, n'a pu être dissous ou n'a pas été utilisé. La comparaison de la quantité de sucs qui arrive journellement dans l'estomac et l'intestin, et de la quantité des matières excrémentitielles qui en sortent, fournit la preuve qu'une partie considérable des liquides gastrique, pancréatique, salivaire, biliaire et intestinal n'est pas éliminée, qu'elle rentre au contraire dans la circulation. J'ai déjà insisté sur ce phénomène de résorption très-remarquable en parlant du rôle de la bile dans la digestion ; la même chose a lieu pour chacun des autres sucs. M. Schmidt a constaté que les sécrétions digestives fournissent chez le chien, pour chaque kilogramme de son poids total et par vingt-quatre heures, 209 grammes de liquides (100 de suc gastrique et de salive, 20 de bile et 89 de suc pancréatique), contenant 203gr.,37 d'eau, 3gr.,89 de principes organiques et 1gr.,84 de substances inorganiques[1]. En appliquant ces évaluations à l'enfant, on est conduit à admettre que, à l'âge de deux mois, où son poids est de 4,700 grammes, il doit recevoir journellement dans son tube gastro-intestinal, par les quatre principales sécrétions digestives (le suc intestinal tenant la place de la salive), 982gr.,3 de produits liquides composés de 955,8 d'eau, 18 de matières organiques et 8,5 de matières salines. Or, la somme des évacuations alvines est seulement de 100 grammes environ dans le même espace de temps et au même âge, ce qui démontre que la majeure partie des sucs versés dans le canal de la digestion est reprise par les vaisseaux des parois de celui-ci avec la caséine-peptone, la glycose, le beurre, les sels du lait avalé par le nourrisson.

J'ai dit plus haut que le premier et le deuxième jour de son existence, le nouveau-né expulsait le méconium accumulé dans le gros intestin pendant la vie fœtale. Cette matière, d'un vert foncé, épaisse, poisseuse, dont le nom indique l'analogie d'aspect qu'elle offre avec le suc du pavot, est composée de beaucoup de granulations graisseuses, de mucus agglutinant des cellules d'épithélium exfoliées sous forme de lamelles ou de petits flocons blanchâtres, de cristaux de cholestérine, de corps résineux biliaires et de biliverdine en petits grains verdâtres, ovoïdes ou polyédriques, insolubles, qui ont, suivant M. Ch. Robin, un diamètre de 5 à 30, la plupart de 10 à 20 millièmes de millimètre[2]. Le méconium est évacué par petites portions, dont la somme, dans les deux ou trois premiers jours, est de 60 grammes environ.

Aussitôt que l'allaitement est commencé, la nature et l'aspect des déjections alvines changent. Le deuxième jour elles sont panachées de vert, de gris et de jaune; les granules de méconium y deviennent rares. Le lait étant pris en abondance,

1. *Ouvrage cité*, p. 40.

2. *Leçons sur les humeurs normales et morbides du corps de l'homme*, 1867, p. 582.

l'accroissement du nouveau-né se prononçant dès le troisième jour ordinairement, les matières rejetées par l'intestin ont une teinte jaune d'or mélangée ou non de points blancs, qu'elles continueront à offrir ensuite normalement et qui est un signe d'alimentation convenable; on y distingue souvent quelques grumeaux de caséum incomplétement digéré. M. Bouchaud a évalué leur quantité moyenne à 80 ou 90 grammes en vingt-quatre heures.

Les matières de la digestion excrétées par les enfants à la mamelle ont une réaction neutre, une odeur faible et fade; elles sont demi-fluides, bien liées, et contiennent, sauf le sucre, les substances du lait qui n'ont pas été rendues absorbables (beurre et caséine), de la cholestérine parfois, du mucus, des débris d'épithélium et peu de matières inorganiques. Le choléate de soude non décomposé dans l'intestin y est reconnaissable à la coloration violette que le réactif de Pettenkofer (acide sulfurique et sucre) lui communique; la matière colorante de la bile s'y trouve également, c'est elle qui donne aux matières leur couleur jaune.

100 parties de matières rendues par un nourrisson de six jours ont fourni à Simon, après avoir été desséchées : graisse, 52; substance colorante de la bile avec graisse, 16; caséine coagulée avec mucus, 18; humidité et perte, 14.

Lorsque les enfants avancent en âge et que leur alimentation est de moins en moins exclusivement composée de lait, le séjour des aliments se prolonge dans l'intestin, et les résidus digestifs prennent peu à peu les caractères qu'ils présentent chez l'adulte.

CHAPITRE CINQUIÈME.

Sécrétions.

I. — NATURE DU TRAVAIL SÉCRÉTOIRE.

A côté des instruments à l'aide desquels l'être vivant fait pénétrer dans l'intimité de son économie les substances alimentaires venues du dehors, il en est d'autres qui, riches en vaisseaux sanguins, reçoivent et rendent une grande quantité de sang en lui soustrayant, soit des matériaux de désassimilation qui doivent être éliminés, soit des principes nécessaires à la formation de nouveaux produits que la nutrition utilisera définitivement, ou en modifiant sa constitution dans le but de lui donner toutes les qualités exigées par l'ensemble des phénomènes biologiques; les organes dont je veux parler sont les glandes, et leurs actes, divers quant à l'apparence, mais similaires quant au résultat, sont les actes de *sécrétion*.

A propos du travail digestif, j'ai dû parler de certains de ces organes les plus remarquables par les propriétés des liquides qu'ils sécrètent, les glandes salivaires, et de toute la surface muqueuse du canal alimentaire, le foie et le pancréas; j'ai eu aussi l'occasion de décrire les ganglions lymphatiques que la lymphe et le chyle trouvent sur la route sinueuse qu'ils ont à parcourir avant d'être mêlés au sang veineux. Tous ces organes ont à remplir des fonctions de même ordre : ils contribuent chacun pour une part différente à maintenir au sang ses qualités physiologiques. Mais ce ne sont pas les seules glandes, il en existe d'autres qui fournissent d'autres liquides spéciaux : les unes, pourvues d'un canal excréteur (*reins, glandes sudoripares et sébacées*) versent leur produit hors de l'économie; les autres, privées d'un semblable conduit, sont closes (*vésicules adipeuses, corps thyroïde, thymus, rate, capsules surrénales*), et leur produit ne saurait trouver d'issue qu'à travers les parois vasculaires, en rentrant dans la circulation par voie d'absorption.

La ligne de démarcation entre ces derniers phénomènes et ceux de transsudation ne semble pas toujours nettement distincte, et c'est aussi par une transition graduelle que la nature semble passer de ce travail sécrétoire à celui qui a pour résultat la nutrition proprement dite. Mais la transsudation est un acte dépendant au moins autant de l'ordre physique que de l'ordre vital, et qui se passe partout où il y a des vaisseaux; la nutrition attire et fixe dans les organes des matériaux semblables à ceux de leur propre substance; tandis que le travail de sécrétion est toujours localisé dans des instruments physiologiques spécialement chargés de l'élaboration de certains produits, les glandes, qui, tout en attirant des matériaux semblables à ceux de leur tissu, choisissent dans le sang d'autres principes non identiques à ces derniers: ils se nourrissent et sécrètent, le plasma y transsude, et ces trois actes s'accomplissent simultanément en eux sans se confondre. La sécrétion est un mode d'activité inhérent au tissu glandulaire. Les propriétés d'ordre physique et chimique ont sans doute une part d'influence sur la nature des produits sécrétés; elles ne suffisent pas toutefois à rendre compte de l'action sécrétante elle-même, qui est liée à la vitalité de l'organisme. Partout où se manifestent des actes de sécrétion, il existe des agrégats de cellules vivantes reposant sur une membrane basilaire qui les sépare des vaisseaux sanguins et lymphatiques; ces éléments anatomiques essentiels des glandes ont une forme polygonale, cylindrique ou vésiculaire, et présentent dans leur arrangement en tissu autant de variétés qu'il y a de sécrétions différentes.

La source commune des produits de sécrétion de ces organes est dans le sang; mais si, tantôt, comme le fait le rein pour l'urée, le parenchyme glandulaire paraît se borner, à l'égard de certains principes préexistants dans le plasma qui le traverse, à un travail électif d'élimination, d'autres fois il agit à la façon d'organe alimentateur du fluide nourricier, car il y verse des principes nouveaux que l'analyse chimique ne parvient pas à découvrir dans le sang avant son passage dans la glande. En effet, Prevost et M. Dumas ont les premiers reconnu que le sang de divers mammifères auxquels ils avaient enlevé les deux reins contenait bientôt une grande quantité d'urée : cette substance n'étant plus éliminée à mesure de sa formation s'accumulait dans le sang. D'ailleurs, à l'état physiologique l'urée ne se montre pas seulement dans l'urine, la sueur en renferme; par conséquent on ne peut soutenir que l'urée soit produite par les reins. Mais on peut le dire des principes de la bile pour le foie, ils ne préexistent pas dans le sang; lorsque ce liquide en renferme pathologiquement, c'est qu'ils ont été résorbés après avoir été élaborés dans le foie. M. Moleschott n'a pu découvrir aucune trace des acides résineux de la bile dans les vaisseaux des grenouilles qui avaient continué à vivre plusieurs semaines après avoir été privées de leur appareil hépatique. On verra tout à l'heure que le sang, en traversant le foie et certaines autres glandes, est de cette manière diversement modifié dans sa composition; je me borne ici à mentionner le fait.

Toute humeur excrétée par une glande, fait observer M. Milne Edwards, est un produit complexe, un mélange de substances organiques et inorganiques en dissolution dans de l'eau, et qui ne sont pas associées ou réunies en proportions constantes. Quelques-unes, plus spécialement caractéristiques du produit dans la composition duquel elles entrent, n'arrivent que très-lentement et en petite quantité dans le torrent circulatoire pour en être aussitôt séparées par les organites sécréteurs appropriés à leur élimination; en sorte que la quantité de ces substances, dont chaque cellule peut se charger en un temps donné, dépend de la quantité qui arrive dans le sang et non de la rapidité avec laquelle ce liquide traverse la glande; car, si la circulation vient à s'y activer et le travail sécrétoire à augmenter, le sang qui alimente celui-ci devient par cela même plus pauvre et moins propre à fournir les matériaux nécessaires à l'élaboration du produit sécrété. Mais pour d'autres de ces substances, il en est autrement : le fluide nourricier en contient si abondamment, que l'action éliminatrice de la glande ne détermine que des changements très-faibles dans les quantités en circulation ; et alors, il y en a d'autant plus d'excrété que le volume du sang sur lequel cette action s'applique est plus grand en un temps déterminé[1]. L'eau, qui abonde dans tous les produits de sécrétion, est dans ce dernier cas ; conséquemment, l'état de la circulation doit influer sur la somme de ces produits en y faisant varier la proportion d'eau plutôt que celle des matières composantes qui les caractérisent. C'est ainsi que le poids de l'urée contenue dans l'urine peut rester à peu près constant, tandis que la quantité totale du liquide éprouvera d'énormes variations. Une diminution de la tension du sang dans ses vaisseaux et de l'activité circulatoire s'accompagne d'une diminution de plasma exsudé dans le parenchyme des glandes à travers les parois vasculaires, et par suite du volume des liquides sécrétés, ou plutôt de l'eau de ces liquides, l'élimination de leurs principes organiques caractéristiques n'étant pas un simple phénomène de transsudation soumis aux lois de la physique, mais un acte dépendant de l'existence même du tissu glandulaire.

Toutes les fonctions de nutrition sont synergiques et proportionnelles, de manière que l'activité de l'une est une preuve de l'activité de l'autre. Ayant vu que chez l'enfant la respiration et la circulation s'exécutaient avec force, que la digestion était en rapport d'énergie avec elles, nous devons nous attendre à trouver chez lui les organes de sécrétion très-développés. Quoique déjà avant la naissance le volume relatif des glandes purement éliminatrices et pourvues d'un conduit excréteur soit supérieur à celui qu'on leur voit à l'âge adulte, elles sont alors peu actives presque tout ce qui arrive au fœtus y reste pour servir de matériaux à son rapide accroissement, et ce que la désassimilation abandonne sort surtout par la voie du placenta. Les glandes closes, c'est-à-dire dépourvues de canal d'excrétion, et qui exercent une influence certaine sur la constitution du sang, paraissent au contraire en pleine activité

1. *Ouvrage cité*, t. VII, p. 294 et 295.

chez le fœtus. Leurs produits, peu connus encore, ont sans doute un rôle en rapport avec le mouvement de composition et le développement de l'organisme. A l'époque de la naissance, le jeune enfant devant lui-même former son fluide nourricier aux dépens d'aliments non directement absorbables, le système glandulaire en général prend tout à coup une importance fonctionnelle très-grande.

II. — SÉCRÉTIONS DE LA PEAU ET DES MUQUEUSES.

Indépendamment des actes respiratoires dont elle est le siége, du rôle qu'elle remplit comme organe sensible et comme membrane protectrice à l'égard des parties qu'elle recouvre, la peau est encore, par les glandes très-nombreuses qu'elle contient dans son épaisseur ou qui sont en rapport avec sa face profonde, un puissant instrument de sécrétion. La production de la sueur et de la matière sébacée qui sont excrétées à sa surface, et la formation du pannicule adipeux sous-cutané, sont des phénomènes de sécrétion.

Au moment de la naissance, la peau a souvent, quand la respiration se fait mal, une coloration rouge intense qui conserve son éclat pendant quatre ou cinq jours et disparaît ensuite; vers la fin de la première semaine, la peau a une teinte d'un jaune cuivré qui ne tarde pas à s'effacer pour devenir définitivement d'un blanc rosé translucide. Elle est recouverte d'un enduit caséeux blanchâtre ou de matière onctueuse formée principalement de cellules épithéliales polyédriques à angles arrondis, engluées de granulations graisseuses, enduit provenant des glandes pileuses ou sébacées, d'où le nom d'*enduit sébacé* qui lui a été donné. Deux ou trois jours après, cette matière a disparu en laissant à nu l'épiderme, dont la couche superficielle cornée est très-mince et peu résistante, et la couche sous-jacente muqueuse est au contraire relativement fort épaisse. La couche cornée de l'épiderme se dessèche au contact de l'air, se fendille, et dans les premiers jours qui suivent la naissance se détache par petites lamelles; elle est remplacée bientôt par un épiderme nouveau qui s'est insensiblement formé sous la couche exfoliée. En somme, la peau de l'enfant est fine, facilement sécable, riche en vaisseaux et en nerfs; une ébullition prolongée la résout entièrement en gélatine. Peu à peu sa densité et son épaisseur augmentent; mais le derme est encore, à sept ans, moitié moins épais qu'à l'âge adulte.

Les glandes sudoripares, qui ont pour usage de sécréter la sueur, consistent en un canal délié, enroulé sur lui-même à son extrémité close pour former dans le tissu adipeux sous-cutané de petites masses arrondies ou glomérules, d'un diamètre de $0^{mm},14$ à $0^{mm},27$ chez le nouveau-né, canal qui vient s'ouvrir, après avoir fait plusieurs tours de spire dans son trajet, à la surface libre de la peau entre la base des papilles. L'intérieur du canal sudoripare est tapissé de cellules d'épithélium nucléaire et rempli, pour la plupart des glandes, d'un liquide clair et transparent. L'élimination de vapeur aqueuse qui se fait continuellement par la peau, analogue à celle qui a lieu à la surface pulmonaire, est plutôt le résultat de la transsudation, une exhalation, qu'une véritable sécrétion des glomérules sudoripares. Cette vapeur est de l'eau presque pure, tandis que la sueur qui s'écoule à l'état de gouttelettes limpides des orifices de ses conduits excréteurs est un liquide très-composé : une forte proportion de matières inorganiques (chlorures, phosphates, carbonates, sulfates), des matières grasses, des lactates alcalins, de l'urée, et un acide azoté uni à de la potasse et de la soude, l'acide sudorique, particulier à ce liquide et dont la formule se rapproche de celle de l'acide urique. La composition de la sueur, liquide ordinairement acide mais s'altérant promptement et devenant acalin, indique qu'elle est une humeur excrémentitielle au même titre que l'urine. La sueur et la vapeur d'eau de l'exhalation cutanée, parce qu'elles s'échappent toutes deux à la surface de la peau, ne sauraient avoir pour cela une seule et même origine, la sécrétion des glandes sudoripares.

En général, dit Bichat, les enfants transpirent moins que les adultes; le résidu de leur nutrition passe plutôt par l'urine, ce qui probablement les dispose singulièrement aux calculs[1]. Les enfants sont néanmoins susceptibles de perdre par la transpiration sudorifique, qui présente de grandes fluctuations

1. *Traité d'anatomie générale*, 1801, t. IV, 2e partie, p. 748.

suivant l'état du milieu ambiant ou de l'organisme lui-même, une assez grande quantité de liquide; quand ils s'agitent et crient avec colère, ou que la température extérieure s'élève beaucoup, ils sont bien vite en moiteur.

Les *glandes sébacées*, logées dans l'épaisseur de la peau et qui sécrètent la matière sébacée, sont de petits utricules disposés en grappe simple et implantés sur un canal excréteur qui s'ouvre au dehors par l'intermédiaire des follicules pileux. Elles sont très-apparentes chez le nouveau-né, larges de $0^{mm},09$ seulement, mais longues de $0^{mm},22$ à $0^{mm},27$; chaque follicule pileux en possède une, plus rarement deux (M. Kölliker). Les utricules se composent d'une paroi propre, à peine granuleuse et fibrillaire, et d'un amas de larges cellules épithéliales plus ou moins régulièrement arrondies et remplies de gouttelettes huileuses qui, s'écoulant par rupture des cellules, constituent la matière sébacée. Sur 100 parties de cette masse caséeuse qui enduit si abondamment la peau des enfants à leur naissance, l'analyse a fourni 10,15 de corps gras (margarine, oléine, margarates et oléates alcalins), 5,40 de matière organique azotée, d'épithélium, etc., et 84,45 d'eau (M. Bueck). La sécrétion sébacée assouplit la peau, la protége contre l'action de l'eau et de la sueur; en humectant les cheveux et les poils follets, elle les rend souples et lisses.

A l'époque de la naissance, le tissu lamineux sous-cutané est à peu près la seule partie du corps qui contienne de la graisse. Elle est étendue en couche épaisse sous la peau, où elle forme ce que les anciens anatomistes ont appelé *pannicule graisseux* ou *adipeux*. Les viscères n'en possèdent point durant l'enfance. En même temps que l'enfant avance en âge, le pannicule diminue d'épaisseur, et la graisse se dépose dans les parties du corps qui n'en contenaient pas d'abord; mais ce n'est que vers la trentième année que le tissu adipeux se développe dans l'abdomen et la poitrine.

Le pannicule sous-cutané résulte de l'agglomération de petites masses lobuliformes jaunâtres, de 1 à 6 millimètres, logées dans un stroma aréolaire de tissu lamineux, sur lesquelles se subdivisent des capillaires. Ces petites masses sont elles-mêmes formées par la réunion des éléments constitutifs du tissu adipeux, c'est-à-dire de cellules en général arrondies, parfois polyédriques ou irrégulières en raison de leur pression réciproque ou de la solidification de leur contenu, brillantes, unies, réfractant fortement la lumière, de 0^{mm},02 à 0^{mm},08 de diamètre dont les parois sont d'une extrême finesse, transparentes, et dont la cavité est occupée par la graisse que ces vésicules ont puisée dans le sang et qui est destinée à y rentrer pour servir à la nutrition. A la température du corps, la graisse contenue dans les utricules sécréteurs du tissu adipeux est fluide; elle ne se solidifie que vers 15 degrés, et est formée d'un mélange de margarine et d'oléine, matières grasses neutres susceptibles de se dédoubler en glycérine et en un acide gras : acides margarique et oléique. La margarine se solidifiant à la température de 47 degrés tandis que l'oléine est liquide même à la température de zéro, il arrive parfois que l'on rencontre la première cristallisée dans les vésicules au milieu de la seconde restée fluide.

Les vésicules adipeuses jouissent d'une activité fonctionnelle marquée. Elles amassent dans leur intérieur les graisses qu'une alimentation riche en matériaux respiratoires a laissées inutilisées dans le sang, et les restituent à ce liquide lorsque les besoins de la nutrition les réclament. On sait avec quelle promptitude ce double mouvement de sécrétion (embonpoint) et de résorption (amaigrissement) s'opère quelquefois. Le pannicule adipeux est un réservoir de combustibles respiratoires, un réservoir de chaleur aussi, parce que, étant mauvais conducteur, il est un agent protecteur contre le refroidissement.

Le tégument externe se continue d'une manière insensible, aux différentes ouvertures naturelles, avec le tégument interne des organes creux, les *membranes muqueuses* dont les appareils digestif, respiratoire, génito-urinaire, olfactif, etc., sont revêtus. Tout en variant selon les régions où on les examine, la structure des muqueuses est en général très-voisine de celle de la peau : elles sont en effet essentiellement composées d'un chorion analogue au derme avec des papilles tantôt nerveuses comme à la langue, tantôt vasculaires et destinées à l'absorption comme au tube digestif; d'un épithélium pavimenteux ou cylindrique analogue à l'épiderme; d'une grande quantité de capillaires lymphatiques et sanguins, et de glandes nombreuses chargées de lubrifier constamment les muqueuses, de les entretenir dans un état de mollesse indispensable à leurs usages particuliers, ou dont les produits servent aux actes nutritifs qui se passent dans la cavité des viscères creux.

Tant que le produit des glandes ouvertes à la surface des muqueuses n'a pas de caractères spéciaux qui lui méritent une désignation spéciale, il est compris sous le nom collectif de *mucus* donné à toutes les sécrétions des différentes muqueuses. Ce liquide, considéré indépendamment de la région membraneuse où il est sécrété, a une certaine viscosité, une teinte grise transparente, une insipidité et une neutralité presque complètes; l'eau le gonfle, mais ne le dissout pas. Il est composé d'eau tenant en dissolution quelques sels minéraux, une ou plusieurs matières organiques naturellement liquides, la *mucosine*, qui résiste énergiquement à l'action des sucs digestifs, que les solutions alcalines étendues dissolvent, que l'alcool et non la chaleur coagule; il tient en suspension des cellules épithéliales de la muqueuse dont le mucus provient, et souvent des leucocytes, des granulations graisseuses et moléculaires. Chez l'enfant, les mucus sont abondamment sécrétés. Les fosses nasales, la cavité buccale, les bronches, etc., en sont toujours humectées.

III. — FONCTIONS DES GLANDES VASCULAIRES SANGUINES.

Le corps thyroïde, le thymus, la rate et les capsules surrénales, en raison des caractères anatomiques et physiologiques communs qu'ils présentent, ont été rangés sous le nom de *glandes vasculaires sanguines* dans une classe d'organes à part Chacune de ces quatre espèces de glandes est dépourvue de canal excréteur, est formée par des vésicules closes comparables isolément aux vésicules adipeuses dont j'ai parlé il y a un instant, maisqui, au lieu d'être simplement accolées, sont englobées dans des capsules membraneuses, elles-mêmes incluses en nombre plus ou moins considérable dans les aréoles d'un stroma lamineux; en outre, l'organe, nettement circonscrit par une tunique d'enveloppe est en relation intime avec des vaisseaux sanguins nombreux. Ces quatre instruments sécréteurs paraissent être chargés de modifier la constitution microscopique et chimique du sang; ils se rapprochent, par leur structure et l'influence qu'ils exercent sur le fluide nourricier, des ganglions lymphatiques ou *glandes vasculaires lymphatiques*, qui modifient la composition de la lymphe et dès lors celle du sang, principalement en donnant naissance à des leucocytes. Ce sont des foyers de formation des globules blancs qui, versés dans le sang, devront concourir étroitement à la production des globules rouges. Ces organes ont tous entre eux une telle parenté physiologique que, suivant M. Sée, ils peuvent se suppléer mutuellement dans leurs fonctions, de sorte que l'extirpation de l'un de ces organes, de la rate ou du thymus par exemple, provoque le développement du tissu et de l'action des autres sans compromettre la vie[1]. M. Philipeaux excisa sur des rats à la fois les capsules surrénales, la rate et le corps thyroïde, et les animaux continuèrent à vivre avec toutes les apparences de la santé. Faut-il en conclure que les glandes sanguines en général ne sont pas nécessaires à l'entretien de la vie? Nullement; leur usage étant au moins très-analogue, on conçoit que, dans cette expérience, les ganglions lymphatiques si nombreux, et que l'on n'a jamais pu extirper tous, aient pu suppléer aux organes enlevés.

Relativement aux changements qu'elles produisent dans la constitution du sang, le foie doit être rapproché des glandes vasculaires. Le foie en effet n'est pas seulement destiné à la sécrétion de la bile, sur laquelle je n'ai pas à revenir, il est en même temps destiné à la formation du sucre (j'en parlerai au sujet de la nutrition en général), et à la régénération des globules sanguins. Le sang qui a traversé le parenchyme hépatique contient une plus grande quantité de globules blancs et rouges que le sang qui lui est amené par la veine porte : 1,000 parties de sang de la veine porte chez le cheval renferment 141 de glo-

1. *Leçons de pathologie expérimentale*, 1er fasc.: *Du sang et des anémies*, 1866, p. 36

bules humides, tandis qu'on en trouve 317 sur 1,000 dans le sang veineux sus-hépatique.

On a ignoré pendant longtemps d'une manière complète le rôle que les glandes vasculaires remplissent dans la sanguification. On ne fait encore aujourd'hui que commencer à l'entrevoir nettement; de nouveaux progrès sont nécessaires pour le déterminer avec certitude. En attendant, à moins de donner à des conjectures vagues l'importance qu'elles ne comportent pas, il faut s'en tenir à ce que l'étude histologique de ces organes et l'analyse chimique de leurs produits ont fait découvrir.

A. — *Corps thyroïde.*

Placé à la région antérieure et inférieure du larynx et au-devant des premiers anneaux de la trachée, auxquels il adhère, le corps thyroïde est une glande sans conduit excréteur, rougeâtre, bilobée, et dont les deux moitiés sont réunies par une portion médiane étroite nommée isthme. Son évolution embryonnaire est très-précoce. D'après M. Sappey, et contrairement à l'opinion presque unanime des auteurs qui le représentent comme étant plus gros proportionnellement et recevant plus de sang chez le fœtus et l'enfant que chez l'adulte, son volume relatif serait, dans les premières années, ce qu'il sera dans les âges suivants. Au moment de la naissance, son poids est de 2 grammes environ; il s'élève ensuite peu à peu à 22 ou 24 grammes[1].

Le tissu thyroïdien consiste en un amas de vésicules closes de $0^{mm},1$ de diamètre en moyenne, ayant une paroi propre, homogène et mince, qui adhère aux fibres lamineuses du stroma de la glande, une simple couche de cellules épithéliales polygonales nucléées, claires, finement grenues, tapissant la face interne de la paroi, et un contenu limpide, visqueux, dans lequel les réactifs décèlent une grande proportion de matière albuminoïde voisine de l'albumine, des traces de leucine, d'acide lactique et d'hypoxanthine (M. Gorup-Besanez).

1. *Ouvrage cité*, t. III. p. 447-48.

Le liquide sécrété par les vésicules et amassé dans leur intérieur ne peut en sortir que par absorption. Chacune a un réseau de capillaires à mailles serrées, donnant aussitôt naissance à de grosses veinules fixées solidement au tissu de la glande. Les veines sont dans le corps thyroïde extrêmement nombreuses, les artères le sont moins; les lymphatiques y ont moins d'importance que les vaisseaux sanguins.

L'analyse comparative du sang veineux et du sang artériel du corps thyroïde, faite par M. Berthelot, a montré quelle était l'action exercée par cette glande sur la constitution du fluide nourricier : en la traversant, celui-ci perd un peu d'eau et d'albumine et gagne par contre une notable proportion de globules et de fibrine.

B. — *Thymus.*

Une autre glande vasculaire sanguine sans conduit excréteur, logée derrière le sternum et à la partie inférieure du cou, au-devant et sur les côtés de la trachée, et qui existe chez tous les vertébrés à respiration pulmonaire pendant le jeune âge seulement, le thymus, doit contribuer en agissant sur le sang à la nutrition d'où résulte l'accroissement de l'organisme. Elle apparaît en même temps que le corps thyroïde vers la fin du second mois de la vie fœtale, grossit rapidement et atteint son plus haut degré de développement relatif vers le moment de la naissance. Elle continue cependant à augmenter de volume jusqu'à la deuxième année de l'enfant, puis reste dans un état stationnaire jusqu'aux approches de la puberté, diminue ensuite peu à peu et disparaît, de manière que peu d'années après la puberté on ne trouve plus à sa place qu'un amas de tissu adipeux. Le thymus est donc un organe spécial au fœtus et à l'enfant; son poids maximum varie entre 4 et 20 grammes, exceptionnellement 30. Il est divisé en deux lobes symétriques, allongés, aplatis, élargis à leur partie inférieure, eux-mêmes divisés en lobules lâchement unis par du tissu conjonctif, et par de nombreux vaisseaux sanguins; lobules qui sont tous reliés ensemble par une sorte de pédicule longitudinal creux, contourné en spirale ordinairement de 1 à 3 millimètres de largeur, et pouvant servir de réservoir fermé au liquide sécrété dans les vésicules glandulaires dont leur tissu est composé.

Les vésicules du thymus ont de 0^{mm},3 à 0^{mm},8 de diamètre, une paroi homogène, très-mince et très-fragile, parcourue par un réseau vasculaire; elles sont remplies d'un liquide grisâtre laiteux, albumineux, à réaction légèrement acide, tenant en suspension une quantité considérable de noyaux libres, de cellules épithéliales pâles ou granuleuses, à un seul noyau, et souvent aussi quelques corpuscules arrondis particuliers formés de couches concentriques et infiltrés d'une substance grenue, *corpuscules concentriques du thymus*, que l'on a considérés comme des follicules clos en voie de destruction. Le produit liquide des vésicules est de l'eau dans laquelle M. Friedleben a signalé la présence de l'albumine, de la glutine, de la graisse, de sels minéraux (phosphates de chaux et à bases alcalines surtout) abondants dans le jeune âge, du sucre, de l'acide lactique, de la matière pigmentaire et de l'hypoxanthine.

Le même auteur a pratiqué sur dix petits chiens l'extirpation du thymus avec succès, c'est-à-dire sans que ces animaux aient succombé aux suites de la mutilation. L'étude comparative qu'il a faite ensuite de l'état du sang, des produits de la respiration, de l'alimentation et de l'accroissement des divers organes chez ces chiens privés de thymus, après que leur santé se fut rétablie, et chez d'autres dans l'état normal, l'a conduit à trouver que les premiers mangeaient plus et croissaient plus vite que les seconds, mais que l'augmentation de leur poids n'était pas en rapport avec la quantité d'aliments qu'ils consommaient; leur sang contenait moins de globules rouges et plus de globules blancs, d'eau et d'albumine; leur respiration éliminait moins d'acide carbonique, et leur urine renfermait plus d'urée que dans les conditions normales. De ses recherches, M. Friedleben a conclu que le thymus servait, pendant la période de développement du corps, à la préparation du sang et par cela même à la formation des tissus, le tissu osseux en particulier[1].

1. *Die Physiologie der Thymusdrüse*, etc., 1858, p. 63, 115 et suiv.

C.— *Rate.*

La rate est une glande vasculaire à vésicules closes, spongieuse, d'un rouge cerise plus ou moins foncé, ferme, dense, à surface lisse chez l'enfant, allongée, convexe du côté externe, un peu concave du côté interne par où les vaisseaux et les nerfs pénètrent, située à la partie supérieure gauche de l'abdomen, où elle est suspendue au moyen de replis péritonéaux et de vaisseaux volumineux, sous le diaphragme, entre la grosse tubérosité de l'estomac et les cartilages des fausses côtes, au-dessus et au-devant du rein gauche.

Il résulte des observations de M. Gray sur le volume de la rate à divers âges, que le développement de cet organe devient très-rapide dans les trois derniers mois de la vie intra-utérine, qu'à l'époque de la naissance son poids (10 grammes en moyenne) est d'environ la 350e partie du poids total du corps, et que cette proportion reste à peu près la même jusqu'à l'âge adulte, où le poids absolu de la rate atteint son maximum (250 grammes le plus ordinairement); dans la vieillesse, son poids relatif ne correspond qu'à la 700e partie du poids total de l'individu[1].

A la suite des repas et de l'absorption de liquides abondants, la rate se gonfle, son volume augmente, non-seulement parce que le sang artériel y afflue en plus grande quantité au moment de la digestion, mais aussi parce que la masse du liquide en circulation dans le système de la veine porte, que la veine splénique en s'unissant à la grande mésaraïque constitue, étant plus considérable, le dégorgement de la rate est moins facile ; le sang doit alors y séjourner quelque temps. L'organe splénique a été comparé à une éponge qui, en vertu de son élasticité, se laisse distendre par l'eau dans laquelle on la plonge; mais la rate est en outre douée de contractilité, et en revenant sur elle-même elle peut, après s'être gonflée, chasser le sang qui la distendait et reprendre son volume primitif. Elle agirait dans ce cas

1. *On the structure and use of the spleen*, 1854, p. 76 et suiv.

comme un réservoir pour contenir momentanément une partie du sang en circulation, comme un régulateur de la quantité de ce liquide en mouvement dans les autres parties de l'économie, et comme un centre d'impulsion pouvant chasser le sang de la veine porte à travers le foie. Toutefois, ce rôle d'organe contractile et de diverticulum est accessoire, l'existence d'éléments glandulaires dans la rate démontre qu'elle a une fonction d'une tout autre nature et d'une tout autre importance à remplir.

La rate est revêtue d'une membrane séreuse provenant du péritoine et d'une tunique fibreuse fondamentale, qui se réfléchit sur les vaisseaux spléniques, en constituant autour de leurs divisions une gaîne adhérente appelée *capsule de Malpighi*, analogue à la capsule de Glisson des vaisseaux hépatiques; de plus, cette membrane fibreuse envoie dans l'intérieur de l'organe une multitude de prolongements ou trabécules fines, résistantes, très-élastiques et contractiles, qui circonscrivent imparfaitement en s'unissant entre elles un réseau irrégulier, dont les espaces communiquent tous ensemble et sont occupés par une substance molle, rougeâtre, la *pulpe splénique*, et par des vésicules blanchâtres, en connexion avec les artérioles, les *corpuscules* ou *granules glanduleux de Malpighi*. C'est à l'existence de fibres élastiques et musculaires lisses dans l'épaisseur des gaînes vasculaires et des trabécules que la rate doit d'être dilatable et contractile.

Les corpuscules de Malpighi sont les éléments glandulaires de la rate. On les trouve très-facilement, chez les jeunes enfants, au milieu du parenchyme, appliqués sur le côté des petits rameaux artériels et en nombre très-considérable. Ils sont arrondis, larges de $0^{mm},1$ à $0^{mm},3$, composés d'une enveloppe finement granuleuse, limitée partout par deux contours, adhérente à la gaîne des artérioles qui les supportent et qui les pénètrent, et d'un contenu visqueux, grisâtre, dans lequel le microscope découvre de nombreuses cellules d'épithélium nucléaire sphérique, pâles, grandes et petites ($0^{mm},007$ à $0^{mm},014$), des noyaux libres, et parfois des globules sanguins. Cette structure des grains glanduleux de la rate les rapproche des follicules clos de Peyer et des ganglions lymphatiques; mais ils sont en connexion avec le système vasculaire sanguin et n'ont pas de vaisseaux lymphatiques afférents, ce qui les éloigne de ces dernières glandes.

La pulpe splénique qui, avec les corpuscules de Malpighi, remplit les aréoles intertrabéculaires, est formée des capillaires les plus fins de la rate, des prolongements fibreux les plus ténus, d'une masse de cellules rondes à un seul noyau, et de noyaux libres semblables à celles et à ceux qui remplissent la cavité des vésicules glanduleuses. Elle renferme toujours aussi des globules sanguins extravasés, auxquels elle est redevable de sa couleur rouge, et qui sont plus ou moins modifiés, à divers degrés de désorganisation, tantôt accolés en un amas arrondi, tantôt englobés dans une cellule membraniforme où ils se détruisent en se colorant en jaune, en brun ou en noir, se transforment en granulations pigmentaires. Celles-ci semblent en outre dériver des globules sanguins restés libres dans la pulpe.

Les vaisseaux sanguins spléniques sont volumineux, les veines principalement. La division des branches artérielles dans le parenchyme de la rate n'est pas régulièrement dichotomique. Les grosses branches s'y divisent à angle droit sans s'anastomoser avec les branches voisines, et se terminent par des touffes de ramuscules parallèles ressemblant à autant de petits pinceaux. Les grosses veines côtoient les artères, les petites en sont indépendantes, leurs parois finissent par être d'une ténuité extrême, mais ne font jamais défaut complétement; les veines naissent dans la rate, comme dans les autres organes, des capillaires artériels et non pas de méats creusés dans la substance splénique, ainsi qu'on l'admettait autrefois. On se demande alors comment les globules extravasés dans les aréoles peuvent s'échapper de l'intérieur des vaisseaux : serait-ce par rupture accidentelle des parois de ceux-ci,ou bien existerait-il, pour leur livrer passage, des orifices microscopiques mettant en communication le réseau intermédiaire aux veines et aux artères avec la pulpe splénique? On l'ignore; la seconde opinion est cependant la plus probable. Quant aux lymphatiques superficiels et profonds, ils sont relativement rares dans la rate.

L'examen chimique et microscopique comparatif du sang apporté par l'artère splénique et du sang contenu dans la rate ou qui en provient par la veine splénique achève de démontrer que les fonctions de cet organe ne sont pas seulement mécaniques, mais qu'il exerce une influence évidente sur la composition du fluide nourricier. Le nombre des globules blancs est plus grand dans le sang qui sort de la glande que dans celui qui y arrive; il a été évalué par M. Hirt dans le premier à 74 ou 82 pour 1 globule rouge, tandis que dans le second il n'y aurait que 1 globule blanc sur 1,800 à 2,600 rouges[1]. Lorsque la rate s'hypertrophie, la quantité de leucocytes est quelquefois tellement considérable dans le sang qu'il en devient laiteux; chez les animaux dont la rate a été extirpée, la proportion de ces mêmes corpuscules paraît au contraire diminuer. On a donc été conduit à penser que, au moins dans quelques-unes de ses parties, les glandules de Malpighi en particulier, la rate agissait de même que les ganglions lymphatiques, c'est-à-dire qu'elle contribuait à la formation des leucocytes et par là indirectement à la production des hématies. D'un autre côté, la rate est le siége d'un travail de dissolution ou de transformation d'un certain nombre de globules rouges. M. Draper, après avoir fait sécher à part sur une lame de verre une goutte du sang de la veine splénique et une goutte du sang artériel ou des membres d'une grenouille, photographia les deux préparations; comparant alors les deux images, il compta dans celle du sang de la veine splénique 83 globules altérés sur 100 et seulement 40 sur 100 dans l'autre. Les matières pigmentaires que l'on trouve dans la pulpe splénique doivent provenir de l'hématosine dégagée des hématies. Celles-ci sont en effet beaucoup moins nombreuses dans le sang de la veine splénique que dans le sang veineux général, et *à fortiori* dans le sang artériel; les recherches de M. J. Béclard et celles plus récentes de M. Gray ne laissent aucun doute sur ce point.

Les expériences de M. Moleschott sur les grenouilles tendent pareillement à établir que la rate a une action destructive sur les globules rouges, car il a constaté que leur accumulation dans le sang en circulation était la conséquence de l'excision de cette glande. Il a observé aussi que la quantité d'acide carbonique

1. Muller's *Archiv fur Anat. und Physiol.*, 1856, p. 174.

rendue par les grenouilles dératées dans un temps donné était à celle expirée par des grenouilles non mutilées comme 1 : 1 et 1/5e, ce qui ferait croire que la rate prépare pour le sang des matériaux destinés à être brûlés dans l'organisme.

En même temps que les globules rouges apportés par l'artère disparaissent, peut-être s'en développe-t-il de nouveaux dans les aréoles spléniques. M. Kölliker, qui avait pendant longtemps considéré ce phénomène comme une hypothèse inadmissible, semble maintenant disposé à le croire très-probable, du moins chez les jeunes individus; il a trouvé dans la rate d'animaux nouveau-nés des corpuscules embryoplastiques qui lui ont paru être en voie de se transformer en hématies.

Ces changements déterminés par la rate dans la constitution histologique du sang sont accompagnés de changements parallèles dans sa composition chimique : à la diminution des globules rouges, à l'augmentation des globules blancs correspond dans le sang de la veine splénique comparé à celui de l'artère du même nom, une augmentation dans la quantité des éléments organiques du plasma; le chiffre de la fibrine et de l'albumine y est plus élevé; la proportion de fer paraît aussi y être plus considérable que dans le sang artériel, quoique ce dernier contienne plus de globules rouges. Ce sont là évidemment des produits de régression de ces organites.

M. Scherer a de son côté extrait du sang de la rate divers corps qui semblent procéder de métamorphoses subies par les principes albuminoïdes du liquide nourricier : une matière quaternaire cristalline jaune, nommée hypoxanthine; de la liénine, substance azotée cristallisable qui, à l'exception du soufre dont elle est privée, ressemble aux corps sulfurés que l'on peut retirer de la bile par décomposition de ses principes immédiats; des acides lactique, acétique, formique, butyrique, et de l'acide urique[1]. Ces produits de l'action splénique sur le sang, portés vers le foie, sont probablement destinés à sortir de l'organisme sous forme de bile, ou concourent pour une grande part, suivant MM. Führer et Ludwig, à la production de l'urée que les

1. *Verhandlungen der phys. und med. Gesellschaft in Würtzburg*, 1852, t. II, p. 298.

reins sont chargés de soutirer du sang et d'éliminer avec les autres composés azotés en dissolution dans l'urine [1].

D. — *Capsules surrénales.*

Elles ont avec les trois glandes vasculaires closes précédentes des ressemblances anatomiques marquées, et sont à certains égards sans doute des instruments physiologiques du même ordre.

Les capsules surrénales, en forme de casque aplati, placées dans l'abdomen contre l'extrémité supérieure de chacun des deux reins ainsi que leur nom l'indique, se développent indépendamment de ces organes, et de très-bonne heure chez l'embryon. Elles sont d'abord plus grosses qu'eux, peu à peu elles perdent cette prédominance de volume qui, après le quatrième mois de la vie intra-utérine, passe du côté des reins. Chez le nouveau-né le poids de la capsule (3 gr., 60) est à celui du rein : : 1 : 3, et chez l'adulte : : 1 : 14-25-30; proportionnellement au poids du corps, il serait : : 1 : 475 chez le premier, et chez le second : : 1 : 4,800 (M. Huschke). De même que le thymus, les capsules surrénales semblent donc plus spécialement se rattacher par leurs fonctions à la période d'accroissement de l'économie; mais tandis que le thymus est un organe transitoire, les capsules ne disparaissent pas dans l'âge adulte.

Les organes dont il s'agit sont revêtus d'une couche mince et pourtant assez dense de tissu lamineux, qui se prolonge dans leur parenchyme; celui-ci est composé de deux portions distinctes: l'une corticale, l'autre centrale ou médullaire. La substance corticale est jaunâtre, ferme, divisée par les expansions cloisonnaires de l'enveloppe commune en alvéoles allongées, disposées en rangées très-rapprochées perpendiculairement à la surface de la capsule, et renfermant des cellules closes ovoïdes ou polygonales nucléées, à contenu granuleux albuminoïde, souvent graisseux et pigmentaire. La substance médullaire est grisâtre, très-friable, et consiste en une trame de tissu conjonctif délié, de vaisseaux

1. *Archiv für physiologische Heilkunde*, 1855, t. XIV, p. 315.

et de nerfs, dans les mailles de laquelle se trouvent de grandes cellules pâles, molles, pourvues d'un noyau sphérique, entourées et remplies de granulations huileuses ou moléculaires colorées en brun ; parfois ces cellules présentent des prolongements simples ou ramifiés, qui les font ressembler aux corpuscules de la substance nerveuse grise. Les vaisseaux sanguins des capsules surrénales sont nombreux ; les lymphatiques y sont fort rares, au contraire, et seulement superficiels ; les nerfs proviennent des ganglions semi-lunaires et du plexus rénal et sont très-multipliés, ce qui a fait considérer, sans autre motif, la substance médullaire comme agissant à la manière de la substance nerveuse grise, la substance corticale étant seule chargée du rôle sécrétoire des capsules (M. Kölliker).

Dans ces dernières années, on a fait beaucoup d'expériences au sujet des usages de ces petites glandes, depuis que M. Addison a noté une coïncidence fréquente entre les lésions dont elles peuvent être le siége et l'apparition d'une teinte brune ou bronzée sur les téguments accompagnée de désordres graves, se terminant en général assez vite par la mort ; néanmoins de tous les faits connus jusqu'à présent, il ne se dégage à cet égard rien de positif.

M. Brown-Séquard ayant enlevé les capsules sur diverses espèces d'animaux (lapins, cochons d'Inde, chiens et chats) a vu la mort survenir en moins de un, deux ou trois jours (les animaux très-jeunes ont survécu plus longtemps que les autres) ; il a en outre constaté chez tous ses opérés que le sang se chargeait de matière pigmentaire, de cristaux particuliers et devenait moins riche en globules, ce qui pouvait faire croire que les capsules surrénales remplissent une fonction importante comme modificateurs du sang. Gratiolet a vu également les animaux succomber rapidement à l'ablation des deux capsules; mais il attribue la mort dans ce cas plutôt aux désordres consécutifs à l'opération qu'à la soustraction même de ces organes. C'est aussi l'opinion de M. Harley, de M. Philipeaux qui a conclu de ses recherches que l'ablation des deux capsules n'entraînait pas nécessairement la mort des animaux, mais la déterminait souvent parce que l'opération était souvent suivie d'inflammation du tissu cellulaire environnant les reins, de péritonite, d'hépatite, etc. Quelques individus mutilés de la sorte ont survécu sans offrir le moindre trouble permanent ou même passager dans l'ensemble de leur organisme. M. Martin-Magron a conservé pendant sept semaines un chat auquel il avait enlevé les deux capsules surrénales; le sang de l'animal ne présenta jamais de pigment en quantité appréciable[1]. Il est cependant probable que ces glandes vasculaires exercent, entre autres, une action régressive sur les globules sanguins, et modifient spécialement leur substance colorante douée de la propriété de donner aisément naissance à du pigment. A l'appui de cette opinion, M. Vulpian a démontré que la portion médullaire des capsules délayée dans l'eau ou l'alcool abandonnait une matière susceptible de prendre une coloration verdâtre ou noirâtre sous l'influence des sels de fer, et une teinte rose carmin par l'addition d'un grand nombre de réactifs, tels que l'iode, la potasse, la baryte, les chlorures d'or et de platine, etc. Rien de semblable n'arrive lorsqu'on mêle ces réactifs avec le suc extrait de la portion corticale. En somme, il faut avouer que les usages des capsules surrénales restent toujours très-problématiques.

IV. — FONCTIONS DE L'APPAREIL URINAIRE.

On a vu, dans les chapitres précédents, que par la respiration pulmonaire et cutanée l'organisme se débarrasse constamment d'une certaine quantité d'eau et d'acide carbonique; que par l'appareil digestif la portion non dissoute des aliments est expulsée au dehors avec le résidu excrémentitiel des sucs digestifs, de la bile en particulier; que, à la surface de la peau, les glandes sudoripares éliminent des produits de désassimilation. Une autre voie importante existe encore pour la sortie des matières provenant du travail général de nutrition qui s'accomplit dans l'intimité des tissus vivants : c'est l'appareil chargé de la sécrétion et de l'excrétion de l'urine, liquide contenant plus spécialement, avec l'eau absorbée en excès, les principes azotés devenus inutiles ou nuisibles à l'organisme et

1. V. la thèse d'agrégation de M. Liégeois, *Anatomie et physiologie des glandes vasculaires sanguines*, Paris, 1860.

résultant des métamorphoses subies par la partie albuminoïde du fluide nourricier.

L'appareil urinaire comprend les deux *reins*, l'un droit et l'autre gauche, qui séparent du sang les matériaux de l'urine; les *uretères*, ou conduits excréteurs des reins qui, d'abord écartés, se rapprochent de la ligne médiane du corps pour s'ouvrir tous les deux dans le même réservoir; la *vessie*, réservoir et agent d'expulsion de l'urine; l'*urèthre*, conduit excréteur de la vessie, par lequel l'urine est définitivement rejetée au dehors.

Les reins sont situés de chaque côté de la colonne vertébrale, entre le péritoine et les muscles de la partie postérieure de la cavité abdominale, le droit au-dessous du foie, le gauche au-dessous de la rate. Ils sont maintenus dans la position qu'ils occupent par une enveloppe cellulo-fibreuse entourée d'un tissu adipeux qui, à l'âge adulte, devient très-abondant. Leur forme est celle d'un ovoïde comprimé sur deux faces et dont le côté interne, échancré en un point appelé *hile*, est en connexion avec les vaisseaux, les nerfs et le canal excréteur de la glande. Les reins sont d'autant plus volumineux proportionnellement qu'on les examine à une époque plus rapprochée de leur formation. A la naissance, leur poids absolu est de 12 à 30 grammes; comparé à celui du corps, il est dans le rapport de 1 : 82 — 100, tandis que chez l'adulte, il est comme 1 : 225 (M. Huschke). Leur conformation est primitivement lobulée; chez le jeune enfant, les lobes rénaux ne sont plus séparés, mais on les distingue encore aux bosselures et aux sillons que la surface de ces organes présente. Les traces extérieures de cette disposition lobulaire ne persistent en général que jusqu'à l'âge de trois ou quatre ans; les reins de l'adulte ont une surface régulièrement convexe et unie.

Le parenchyme rénal est formé d'une substance intérieure, médullaire ou *tubuleuse*, et d'une substance périphérique ou *corticale*. La première est ferme, rougeâtre, d'un aspect à la fois strié et rayonné; elle présente des faisceaux indépendants les uns des autres, en forme de cônes, dont la base arrondie est tournée vers la périphérie, et le sommet en forme de mamelon fait saillie du côté du hile dans de petits conduits membraneux appelés *calices*, au nombre de six à douze, qui donnent naissance par leur réunion à un réservoir également membraneux, le *bassinet,* origine de l'uretère. La seconde est d'un rouge jaunâtre pâle, d'une consistance médiocre; elle recouvre et entoure les faisceaux de la première en envoyant entre eux des prolongements coniques étroits (colonnes de Bertin). Chez le nouveau-né, la substance tubuleuse est relativement plus abondante, et ses faisceaux très-faciles à séparer les uns des autres.

Les deux substances du rein sont essentiellement composées de *canalicules* ou *tubes urinifères,* larges de 0mm,02 à 0mm,03 chez l'enfant, beaucoup plus larges chez l'adulte, à paroi hyaline et amorphe, mais relativement solide et élastique, tapissée d'une couche d'épithélium pavimenteux à un ou rarement deux gros noyaux sphériques entourés d'une substance grenue et jaunâtre. Ces canalicules s'ouvrent à la surface des mamelons de la substance tubuleuse et versent par conséquent l'urine dans les calices. De ce point, ils s'étendent en rayonnant vers la substance corticale; dans leur trajet, ils se bifurquent fréquemment de distance en distance, de façon qu'ils sont d'autant plus multipliés qu'on les examine plus près de la couche périphérique. Arrivés dans celle-ci, les canalicules, au lieu de continuer à suivre une direction à peu près rectiligne, décrivent de nombreuses sinuosités, se plient et se replient dans tous les sens, s'entremêlent sans se dichotomiser de nouveau ou s'anastomoser, et se terminent dans l'épaisseur de la substance corticale chacun par un cul-de-sac renflé, beaucoup plus volumineux que le tube urinifère, et renfermant un plexus compacte et sphérique de capillaires connu sous la dénomination de *glomérule de Malpighi.* Chacun de ces glomérules, disséminés en nombre considérable dans la couche corticale, reçoit sur le le côté opposé à celui d'où part le canalicule urinifère une artériole afférente, qui se subdivise aussitôt en cinq à huit branches, puis chacune d'elles en un faisceau de capillaires très-fins, disposés en anses entrelacées étroitement, et qui convergent enfin vers un tronc unique efférent sortant du glomérule très-près du vaisseau afférent pour se continuer avec les réseaux veineux de la substance tubuleuse. Ces anses de capillaires agglomérées dans la dilatation terminale du canalicule ne sont séparées de la cavité de celui-ci, à l'endroit où il commence à se renfler, que par l'épithélium rénal qui les tapisse. Dans la substance tubuleuse, les vaisseaux sanguins sont parallèles aux tubes urinifères et anastomosés çà et là transversalement. Dans la substance corticale, ils forment un riche réseau à mailles polygonales enveloppant de toutes parts les tubes flexueux ; les branches veineuses les plus grosses vont s'épanouir en étoile ou en tourbillon à la surface du rein, avant de s'engager dans la profondeur et se jeter dans les gros troncs qui sortent de l'organe à côté des grosses artères rénales.

Lorsque au moment de la naissance commencent les phénomènes de la respiration, l'urine laisse déposer dans les conduits de la substance tubuleuse une matière solide, gris rosé, formée de phosphate de chaux, d'urate de soude parfois, et d'urrosacine, matière colorante organique rouge analogue à l'hématosine du sang, et qui se rencontre normalement en fort petite quantité dans l'urine (M. Lorain).

La sécrétion des reins est continue; l'urine suinte dans les calices, descend constamment dans les uretères, arrive goutte à goutte dans la vessie où elle peut s'accumuler et séjourner quelque temps avant d'être définitivement expulsée. Les canaux excréteurs des glandes rénales sont cylindriques, leurs parois fibreuses et musculaires sont revêtues à l'intérieur d'épithélium stratifié; ils peuvent, en se contractant, concourir d'une façon active à la progression de l'urine du côté de la vessie. Ce réservoir musculo-membraneux a, chez le jeune enfant, une forme allongée verticalement. Il déborde les pubis et remonte du bassin vers l'abdomen, entre le péritoine et les muscles droits anxquels il adhère faiblement; mais, ses dimensions verticales diminuant ensuite et le bassin se développant, il est à la fin de la deuxième année logé en totalité dans l'excavation pelvienne. Il a une capacité proportionnellement un peu supérieure durant le jeune âge. Quand elle est pleine, la vessie a la forme d'un ovoïde un peu aplati à grand diamètre vertical. Chez le jeune enfant, elle n'a pas encore de bas-fond; son col, qui représente sa partie la plus déclive et se continue vers l'extérieur avec le canal de l'urèthre, répond à la face postérieure du pubis; ses parois relativement très-épaisses sont composées d'une tunique péritonéale sur le sommet, les parties latérales, supérieure et postérieure de la vessie, qui en est dépourvue en avant et en bas; d'une tunique moyenne de fibres musculaires lisses disposées dans un sens longitudinal, transversal ou suivant des directions obliques entre-croisées, et qui forme autour du col vésical un sphincter résistant; d'une tunique interne ou muqueuse mince, blanc-bleuâtre, et parfaitement unie dans le jeune âge, prenant un aspect réticulé et une teinte plus foncée dans l'âge adulte, pourvue de beaucoup de vaisseaux sanguins, de glandules à la partie inférieure qui sécrètent un mucus transparent, et d'épithélium stratifié. Le canal de l'urèthre a chez les jeunes garçons une longueur de 5 à 7 centimètres; il est très-réduit chez les petites filles. Il présente une couche musculaire, une muqueuse rougeâtre avec un certain nombre de glandes en grappe tubuleuses.

Pendant que l'urine s'accumule dans la vessie, le sphincter du col lui ferme l'accès de l'urèthre. Quand les parois du réservoir urinaire ont atteint à peu près le terme de leur distension ou même avant, une sensation interne, dont elles sont le point de départ et le système nerveux le siége, avertit du besoin d'uriner, comme la sensation de la faim et de la soif avertit du besoin de manger et de boire. La contraction de la tunique charnue vésicale, aidée ou non de la contraction des muscles abdominaux, intervient alors pour déterminer la sortie du liquide accumulé, entr'ouvrir le col et le maintenir dilaté pendant toute la durée de la miction. Dans le premier âge, le besoin d'uriner est fréquent. L'émission de l'urine peut se faire aussi bien durant le sommeil que pendant l'état de veille; la vessie, recevant ses nerfs d'un plexus nerveux mixte, peut se contracter indépendamment de la volonté.

Tant que l'enfant ne prend qu'un peu de colostrum, la quantité d'urine excrétée est minime: 12 à 36 grammes en vingt-quatre heures; mais aussitôt que le lait est abondant, que l'enfant bien nourri augmente de poids, la quantité de ce produit s'élève dans un temps égal à 70 grammes, atteint 210 grammes bientôt, et peut dépasser ensuite 410 grammes lorsque l'allaitement et le développement du nourrisson sont en pleine activité (M. Bouchaud).

La quantité d'urine évacuée est toujours proportionnelle à la quantité de lait absorbé; plus l'organisme se trouve chargé de liquides, plus la sécrétion urinaire est copieuse. Elle est chez le jeune enfant, comparée à celle que l'adulte rend dans un même espace de temps (1250 grammes en moyenne dans les vingt-quatre heures), très-grande; ce qui tient à la nature exclusivement liquide de son alimentation. Lecanu avait noté qu'un enfant de trois ou quatre ans fournissait journellement de 225 à 325 grammes d'urine; mais il s'empressait de reconnaître que la difficulté de recueillir à cet âge la totalité des urines, surtout pendant la nuit, rendait ce résultat incertain[1]. En effet, M. Scherer a pu dans un cas recueillir, chez une petite fille de trois ans et demi, bien portante, 755 grammes d'urine en un jour[2]. On peut dire que l'homme, dont le poids représente vingt fois le poids d'un petit enfant à la mamelle, urine seulement six fois autant que ce dernier.

Composition de l'urine. — Le liquide excrémentitiel sécrété par les reins est jaunâtre, transparent, d'une densité un peu supérieure à celle de l'eau, d'une réaction normalement acide. Il contient, comme les autres liquides de l'économie, divers sels en dissolution dans de l'eau; mais ce qui le distingue entre tous, c'est la présence de principes azotés qui, dérivés des substances constitutives des aliments plastiques ou des tissus vivants, se rapprochent plutôt des corps inorganiques, sont cristallisables, susceptibles de remplir le rôle d'un acide ou d'une base, et de donner facilement naissance à de l'ammoniaque en s'altérant.

On a longtemps répété, à la suite d'Hippocrate, que l'urine des jeunes enfants était épaisse et trouble, et que c'était un signe fâcheux lorsqu'elle devenait aqueuse et claire. Rien n'est moins exact pourtant: elle est normalement très-fluide, limpide, presque incolore et inodore, ou du moins d'un jaune très-pâle et d'une odeur *sui generis* très-faible au moment de son émission. On a dit encore qu'elle était rarement acide et ne renfermait pas d'urée; or, si l'urine du nouveau-né est d'abord à peu près neutre, sans action sensible sur le tournesol, elle offre bientôt à l'état physiologique la même réaction acide que celle de l'adulte, et

1. *Annales des sciences natur.*, 2e série, *Zoologie*, 1839, t. XII, p. 92.
2. *Ouvrage cité,* 1852, t. III, p. 180.

contient de l'urée. Abandonnée à elle-même un certain temps à l'air, elle peut subir la fermentation lactique aux dépens de ses matières organiques, et la fermentation putride par l'entremise d'infusoires dont l'apparition est rapide. Elle devient alors alcaline et se charge d'un précipité d'urates et de phosphates.

La proportion de l'eau est très-variable dans l'urine, de 950 pour 1,000 environ. La quantité relative d'eau, conséquemment la quantité absolue d'urine, peut augmenter beaucoup, par l'ingestion d'une forte dose de boissons et l'accroissement du volume d'eau en circulation dans l'organisme; la sécrétion des principes urinaires spéciaux et l'excrétion de l'eau par les reins sont des actes indépendants, en ce sens que, tout en s'influençant mutuellement, les circonstances capables de modifier l'un peuvent être sans action sur l'autre. C'est pourquoi plus l'urine est abondante, en général, moins la proportion relative de principes organiques et de sels minéraux qu'elle contient est élevée, et moins sa pesanteur spécifique est grande. L'urine est d'autant plus dense que sa quantité en un temps donné est plus faible, et réciproquement. La densité de l'urine et la proportion *absolue* des matières qu'elle contient en dissolution augmentent de l'enfance à l'âge adulte et diminuent ensuite dans la vieillesse.

L'un des principes azotés urinaires et le plus remarquable à tous égards, l'*urée*, est une base organique complexe qui, par sa composition élémentaire, est identique au cyanate d'ammoniaque, l'un et l'autre corps ayant pour formule $C^2H^4Az^2O^2$, mais qui s'en éloigne par ses propriétés et le mode de groupement de ses molécules. La ressemblance entre ces deux corps isomères est nettement établie par la possibilité de transformer l'urée en ammoniaque et en acide cyanique, ou de la produire artificiellement en unissant cette base à cet acide, phénomènes qui relient les mutations chimiques dont l'organisme est le siége à celles que les corps bruts peuvent présenter en dehors de toute action vitale. Sous l'influence de certains ferments et surtout du mucus vésical, l'urée en dissolution dans l'urine peut, en fixant de l'eau, se métamorphoser en carbonate d'ammoniaque; l'urine altérée ou putréfiée exhale de la sorte l'odeur piquante des sels ammoniacaux.

L'urée est très-soluble dans l'eau, peu soluble dans l'alcool et l'éther; elle cristallise en longs prismes à quatre pans, incolores et d'une saveur fraîche. Elle est neutre, forme des sels parfaitement définis avec les acides, sauf les acides carbonique, lactique, hippurique, sulfhydrique, avec lesquels elle ne se combine pas. Elle forme en outre des composés cristallisables avec plusieurs oxydes, des chlorures métalliques, tels que ceux de sodium et de mercure. De toutes les substances azotées connues, l'urée est la plus riche en azote (46,7 pour 100). A elle seule, elle constitue près de la moitié du poids du résidu que l'on obtient en faisant évaporer l'urine. Le principe immédiat excrémentitiel dont je parle n'est pas un produit des glandes rénales; celles-ci le trouvent tout formé dans le sang qui leur arrive. La proportion de l'urée que le sang humain normal contient est très-faible (0,016 pour 100 environ) quand l'action éliminatoire des reins s'exerce; mais elle s'accroît beaucoup lorsque la sécrétion de ces glandes est suspendue. Dès lors, on comprend qu'elle doit être plus élevée dans le sang des artères rénales que dans celui des veines rénales. Expérimentant sur des chiens, M. Picard en a trouvé 0,04 pour 100 dans le sang artériel et 0,02 dans le sang veineux; c'est-à-dire que, en traversant la glande urinaire, le fluide nourricier se dépouillerait de la moitié de l'urée dont il est chargé[1]. M. Wurtz a constaté la présence de ce principe urinaire azoté neutre dans la lymphe et en plus grande quantité même que dans le sang.

L'urée est le terme final des oxydations successives que les substances albuminoïdes introduites par l'alimentation subissent, soit directement dans le sang, soit dans la trame des tissus après leur assimilation, partout où les matériaux azotés constituants doivent être détruits et renouvelés. Dans certains cas, lorsque l'économie ne peut se débarrasser par les reins de l'urée produite, cette transformation des substances albuminoïdes serait portée plus loin, et l'urée passerait à son tour à l'état de carbonate d'ammoniaque qui serait excrété par d'autres voies. De ce que l'urée est un des produits du travail nutritif, il résulte que ses proportions dans l'urine doivent varier

1. *De la présence de l'urée dans le sang, et de sa diffusion dans l'organisme*, Strasbourg, 1856, p. 38.

avec l'activité de la nutrition, le régime et l'âge. M. Lehmann, ayant fait usage pendant quelques jours d'une alimentation exclusivement animale, trouva jusqu'à 53gr.,19 d'urée dans l'urine qu'il rendit dans les dernières vingt-quatre heures; puis, s'étant mis pendant huit autres jours à un régime exclusivement végétal, il ne rendit plus dans les dernières vingt-quatre heures que 15gr.,41 d'urée, au lieu de 28 environ que l'homme adulte expulse par ses reins quand son régime est mixte[1]. L'urine du veau, qui ne se nourrit que de lait, ne ressemble pas à celle de sa mère, dont le régime est herbacé; au lieu d'être alcaline et de contenir des hippurates, elle est acide et renferme de l'urée et de l'acide urique. De 1,000 grammes d'urine d'un veau âgé de huit jours, Braconnot a retiré 2gr.,36 d'urée[2].

L'activité d'accroissement ou de nutrition dans la première enfance se révèle non-seulement par l'augmentation rapide du poids de l'organisme, par la grande quantité d'aliments absorbés, par la forte proportion d'acide carbonique exhalé à la surface respiratoire, mais encore par la forte proportion *relative* d'urée excrétée. M. Scherer, chez quatre individus âgés de trois ans et demi (fille), sept ans (garçon), vingt-deux et trente-huit ans (hommes), et dont le poids du corps était de 16 - 22 - 62 et 70 kilogrammes, a vu que la quantité d'urée évacuée en un jour s'élevait à environ 13 - 18 - 27 et 30 grammes, ce qui donne, pour 1 kilogramme du poids du corps, une quantité à peu près double d'urée chez les deux enfants que chez les deux adultes[3]. Dans les expériences de M. Rummel, le poids de l'urée expulsée dans les vingt-quatre heures par des enfants de trois, quatre et cinq ans, pesant 13 - 14 et 16 kilogrammes, a été de 13gr.,57 - 15gr.,59 et 18gr.,22; ici, pour chaque kilogramme d'enfant la quantité d'urée dépasse 1 gramme, tandis que chaque kilogramme d'adulte ne correspond, suivant le même physiologiste, qu'à 0gr.,5[4]. La différence, on le voit, est considérable. Des observations analogues ont été faites par M. Bischoff; elles

1. *Lehrbuch der physiologischen Chemie*, t. II, p. 402-403.
2. *Annales de chimie et de phys.*, 3e série, 1847, t. XX, p. 238.
3. *Ouvrage cité*, 1852, t. III, p. 180.
4. *Verhandl. der phys. med. Gesellsch. in Wurtzburg*, 1854, t. V, p. 116.

ont donné le même résultat. Il est à regretter qu'elles n'aient pas été poursuivies sur des enfants âgés de moins de trois ans et à la mamelle ; je désirais combler cette lacune, mais les circonstances m'en ont jusqu'à présent empêché. On possède peu d'analyses complètes de l'urine de très-jeunes enfants ; une fois, Hünefeld y a trouvé, chez un nourrisson âgé de neuf mois : de l'urée, de l'acide hippurique, de l'acide urique, une matière azotée dite extractive (créatine et créatinine ?), mais pas trace de phosphates[1]. De même qu'à poids égal les petites filles fournissent moins d'acide carbonique que les garçons, les produits excrétés par les voies urinaires sont moins abondants pour le sexe féminin que pour le sexe masculin.

L'*acide urique* est un autre principe azoté caractéristique de l'urine ; il contient beaucoup plus de carbone et moins d'hydrogène, et est un produit d'oxydation des substances albuminoïdes moins avancé que l'urée. Il cristallise en petites lames blanches à base rhomboïdale, insipides, très-peu solubles dans l'eau, insolubles dans l'alcool et l'éther, solubles sans décomposition dans l'acide sulfurique concentré. Traité par l'acide nitrique, il s'oxyde, donne naissance à de l'urée, à de l'alloxanthine et à de l'alloxane qui, au contact de l'ammoniaque, se transforme en murexide reconnaissable à sa belle couleur rouge pourpre. En subissant l'action de l'oxygène en présence de l'eau, l'acide urique peut encore fournir quelques autres corps qui se rencontrent avec lui dans l'organisme, l'acide oxalique et l'allantoïne par exemple.

De même que l'urée et les autres principes constituants de l'urine, l'acide urique est extrait du sang par les reins et non formé par eux. Il est à l'état d'urates dans le sang, et c'est au moment de la sécrétion rénale qu'il peut devenir libre. Il se trouve dans l'urine normale en faible proportion, soit à l'état libre, mais le plus ordinairement uni à la soude, la potasse, la magnésie et la chaux. Un régime très-azoté en favorise la production, et dans certains cas il se précipite de l'urine humaine

1. *Journal für prakt. Chemie*, 1839, t. XVI, p. 306. Dans l'urine d'un fœtus analysée par M. Moore, il n'y avait ni urée ni sucre, mais beaucoup d'allantoïne, substance azotée contenant plus de carbone et moins d'oxygène que l'urée, des sels et quantité de cellules épithéliales (*Journal of med. science*, 1855, t. XX, p. 88).

sous la forme d'un dépôt pulvérulent rose ou rouge, qui s'attache fortement aux vases. Suivant les recherches de Lecanu, l'influence de l'âge se fait moins sentir pour lui que pour l'urée : la quantité que des individus d'âges différents, soumis à des conditions extérieures et à des genres d'alimentation différents, en ont rendu en vingt-quatre heures a varié de 0gr.,089 à 1gr.,575 [1].

Un troisième principe urinaire azoté, nommé *acide hippurique* parce qu'on le retire habituellement de l'urine du cheval, ressemble par ses réactions et sa composition chimique à un benzoate de glycocolle qui serait anhydre. Il cristallise en longs prismes rhomboïdaux incolores, très-solubles dans l'eau chaude et dans l'alcool, peu solubles dans l'éther. Il existe dans l'urine de l'enfant en petite quantité à l'état d'hippurates qui sont cristallisables et solubles dans l'eau. Sous l'influence des acides et des alcalis, il s'associe deux équivalents d'eau et se dédouble en acide benzoïque et en glycocolle ou sucre de gélatine : $C^{18}H^{9}AzO^{6}$ (acide hippurique) + $H^{2}O^{2} = C^{14}H^{6}O^{4}$ (acide benzoïque) + $C^{4}H^{5}AzO^{4}$ (glycocolle). La facilité avec laquelle ce dédoublement a lieu explique pourquoi l'acide benzoïque a pu être considéré comme un des matériaux constitutifs de l'urine, quoique en réalité ce liquide n'en contienne pas. Le benzoate d'ammoniaque que Scheele d'abord et Fourcroy ensuite ont extrait de l'urine d'enfants à la mamelle provenait de la décomposition des hippurates en dissolution dans ce liquide.

D'autres substances azotées, résultant de la désassimilation des tissus organiques et du tissu musculaire en particulier, peuvent se rencontrer dans l'urine, mais en très-minimes proportions. Ainsi, la *créatine*, qui est basique et cristallise en prismes quadrangulaires transparents, peu solubles dans l'eau et l'alcool, et qui, en se décomposant, peut facilement donner naissance à de l'ammoniaque ; la *créatinine*, base organique énergique cristallisable en prismes rectangulaires brillants, plus solubles dans l'eau et l'alcool que la créatine, dont elle dérive par déshydratation ; l'*allantoïne*, corps neutre, moins riche en oxygène et surtout en carbone que l'urée, affectant la forme de cristaux bril-

1. *Ouvrage cité*, p. 92 et suiv.

lants à quatre pans, qui, uni à de l'eau et soumis à l'action des alcalis, se dédouble en ammoniaque et en acide oxalique, qui peut être obtenu aux dépens de l'urée par l'action de l'eau bouillante, du ferment alcoolique, des acides nitrique et chlorhydrique, et qui à son tour peut former de l'urée. Dans l'état physiologique, l'allantoïne ne se trouve dans l'urine que chez le fœtus et le nouveau-né. L'urée n'est donc pas la seule matière urinaire capable de fournir des sels ammoniacaux en s'altérant : M. Boussingault a reconnu qu'en faisant bouillir en vase clos de l'urine mélangée de chaux, il y avait production d'ammoniaque, quoique l'urée restât non modifiée; dans l'urine d'un enfant âgé de huit mois, l'azote attribuable à l'ammoniaque ainsi dégagée en dehors de l'urée était en forte proportion[1].

Outre ces divers principes immédiats azotés, la sécrétion rénale élimine de l'économie des matières grasses et souvent des acides non azotés tels que l'acide oxalique et l'acide lactique, unis à de la chaux, de la soude ou de la potasse.

Pas plus dans le jeune âge que dans l'âge adulte, le sucre et l'albumine ne se rencontrent dans l'urine. Mais elle tient en dissolution quelques matières organiques colorantes très-altérables, et qui sont encore mal définies : l'une jaune, la plus abondante, paraissant très-analogue à celle du sérum sanguin, l'*urohématine*, dérivée de l'hématosine; une autre rouge, l'*urrosacine*, qui n'est probablement qu'une modification de la première, qui contient de l'azote et du fer, est très-peu soluble dans l'eau, soluble dans l'alcool et l'éther, et forme une sorte de laque avec les sels terreux dont elle modifie le mode de cristallisation, ou les sédiments d'urates de soude et d'ammoniaque qu'elle colore en rouge. Il existe aussi habituellement dans l'urine des traces d'une troisième substance colorante, l'*uroxanthine*, qui se transformerait par oxydation, suivant M. Heller, en deux nouvelles substances colorantes : l'*urrhodine* d'un rouge violacé, et l'*uroglaucine* d'un bleu intense.

Enfin, l'urine contient un certain nombre de sels minéraux dont les plus constants et les plus importants sont les chlorures de sodium et de potassium, les sulfates à bases alcalines et les

1. *Annales de chimie et de phys.*, 3e série, 1850, t. XXIX, p. 484.

phosphates de soude, de chaux et de magnésie. Elle contient aussi un peu d'acide carbonique libre, et tient en suspension du mucus et des débris d'épithélium détachés de la muqueuse vésicale ou des autres parties de l'appareil urinaire. M. Scherer a trouvé que la quantité de matière inorganique évacuée en vingt-quatre heures par une petite fille de trois ans et demi était de près de 11 grammes; chez un enfant de huit ans, Lecanu évalue cette même quantité à 10gr.,056 en moyenne, et chez l'homme adulte à 16gr.,88.

Outre l'eau superflue introduite dans la circulation, les sels et les produits azotés provenant des métamorphoses des aliments et des tissus, la sécrétion rénale élimine beaucoup de substances étrangères que, dans un but thérapeutique ou autre, on a fait accidentellement absorber par les vaisseaux de l'organisme. Les unes, celles qui ne forment avec les principes constitutifs des tissus aucun composé fixe ou qui ne sont pas aisément décomposables (carbonate, chlorate et nitrate de potasse, borax, matières colorantes de la gomme-gutte, de la rhubarbe, des betteraves, etc., odorantes de l'asa-fœtida, de la valériane, de l'ail, du castoréum, etc., alcaloïdes végétaux du quinquina, de la noix vomique, par exemple) sont rejetées avec l'urine sans avoir été modifiées; d'autres subissent préalablement des transformations assez profondes, qui cependant n'empêchent pas de les reconnaître dans l'urine (tartrate, citrate, malate, acétate de soude ou de potasse éliminés sous forme de carbonates alcalins, le tannin sous forme d'acide gallique, etc.); d'autres enfin forment, avant d'être excrétées par les reins, des combinaisons avec certains éléments des organes ou du sang (l'iode qui devient un hydriodate, le soufre un sulfate ou un sulfhydrate, le fer métallique un sel ferrique, etc.). Ces métamorphoses sont la preuve que des phénomènes d'oxydation ou de combustion se passent dans l'économie.

Le temps que ces substances mettent à se montrer dans l'urine après avoir été introduites dans l'estomac est en rapport à la fois avec la rapidité plus ou moins grande de l'absorption, la vitesse du courant sanguin, la tension qu'il éprouve dans ses vaisseaux, et l'activité des mutations chimiques dont les tissus sont le siége; il varie aussi suivant la nature de ces substances.

Les expériences que M. Stehberger a faites sur un garçon de treize ans atteint d'extroversion de la vessie, dont l'urine pouvait conséquemment être recueillie sans cesse aussitôt qu'elle était sécrétée, ont démontré que le temps écoulé entre le moment où différentes substances avaient été ingérées et le moment où elles paraissaient dans l'urine, était parfois très-court, de quinze à soixante-quinze minutes, et que leur élimination atteignait ensuite sa plus grande activité après un intervalle variant de une à quatre heures. Dans le premier âge, la rapidité de la sécrétion rénale est certainement beaucoup plus grande encore.

Il est aussi à noter que le sang artériel, en traversant les glandes rénales, ne change pas de couleur, ne se charge pas d'acide carbonique, et paraît conserver la totalité de son oxygène; pourtant il ne se borne pas à abandonner les substances constitutives de l'urine, il perd encore la majeure partie de la fibrine qu'il possède. F. Simon n'a pas découvert de fibrine dans le sang veineux des reins d'un cheval, tandis que dans celui des artères rénales du même animal il y en avait 8 millièmes; cette substance azotée ne passant pas dans l'urine, le phénomène de sa disparition dans les organes de la sécrétion urinaire est resté inexpliqué jusqu'ici.

CHAPITRE SIXIÈME.

Nutrition et Calorification.

Par la *respiration*, l'être vivant puise de l'oxygène dans l'atmosphère; par la *digestion*, il absorbe de l'eau, des matières salines et des substances organiques riches en carbone, en hydrogène et en azote, et les met dans le sang en contact avec l'oxygène inspiré. Le fluide nourricier, recevant ainsi les principes nécessaires à la constitution des organes, est distribué par la *circulation* à toutes les parties de l'économie; en traversant les instruments des *sécrétions*, il se modifie, soit en s'y débarrassant des produits ultimes du travail de désassimilation, soit en y absorbant des composés spéciaux que certaines glandes sont chargées de lui préparer. Les substances absorbées et ensuite plus ou moins profondément transformées font, pendant un temps variable, partie intégrante des liquides ou des solides de l'organisme, jusqu'à ce qu'elles soient éliminées à l'état d'acide carbonique, d'urine, de bile, de sueur, etc., et remplacées par de nouvelles. Après avoir étudié toutes ces fonctions nutritives, je dois maintenant rechercher quel est l'emploi physiologique des matériaux introduits du dehors dans l'intérieur du corps, quels sont les changements qu'ils y subissent pour servir à la réparation des tissus ou pour être excrétés, quelles sont enfin les relations existantes entre les *ingesta* et les *excreta*.

La nutrition proprement dite est la résultante des divers actes que je viens de rappeler. Elle se manifeste par le double mouvement continu de composition et de décomposition, d'assimilation et de désassimilation, qui se passe dans le corps vivant, qui commence avec lui, en assure le développement ou l'entretien, et ne cesse qu'avec la vie elle-même. La nutrition est donc pour l'être organisé la condition essentielle de son existence; lorsqu'elle décroît, il dépérit; lorsqu'elle est éteinte, il ne présente plus que les propriétés des corps bruts. Son double mouvement s'effectue à la fois dans les solides et les fluides de l'individu; conséquemment, celui-ci change sans cesse, et au bout d'un certain temps sa masse entière s'est renouvelée. Au milieu de ce tourbillon rapide de la matière, la petite masse corporelle du jeune enfant doit forcément être entraînée beaucoup plus vite que ne l'est dans la période de virilité la masse vingt fois plus pesante du corps de l'homme. Car, je l'ai fait voir, ce n'est pas le mouvement d'assimilation seul qui est actif durant le premier âge, la combustion nutritive l'est également; il y a toujours, en même temps que le corps s'accroît, échanges et transformations rapides dans la masse vivante. L'augmentation progressive du poids et du volume de l'enfant est toutefois la preuve évidente que la fixation de matières nouvelles dans son organisme l'emporte sur les pertes de substances qu'il éprouve simultanément.

I. — PHÉNOMÈNES CHIMIQUES DE LA NUTRITION.

Le sang est la source commune et l'intermédiaire obligé de tous les actes de nutrition; il fournit les matériaux constitutifs et de réparation à chaque partie de l'économie, et reçoit, pour les transmettre aux appareils excréteurs, les matériaux usés par le fonctionnement des organes. Le sang est de cette manière dans un état de mutation continuelle. Sa partie solide rouge, les globules hématiques accomplissent leur rôle dans l'intérieur du système circulatoire; ils se forment dans les vaisseaux aux dépens des principes albuminoïdes introduits par l'absorption digestive, ils y agissent et s'y détruisent en abandonnant au plasma les principes qu'ils lui avaient emprunté pour se développer. Leur présence et leur intégrité est une des conditions indispensables de l'artérialisation du sang; c'est en eux que réside en grande partie la puissance d'absorption dont le fluide nourricier est doué vis-à-vis de l'oxygène atmosphérique inspiré. L'oxygène semble pour les hématies une des raisons d'être de leur vitalité; elles s'en emparent dans l'acte respiratoire, le portent dans les capillaires généraux, où elles le cèdent aux éléments combustibles des tissus en se détruisant, et où ce gaz sert en particulier à la production de l'acide carbonique, qui est reconnaissable dans le sang veineux à la couleur sombre qu'il communique à ce liquide.

Peut-être la part d'action qui revient aux globules hématiques, dans les phénomènes d'oxydation ou de combustion physiologique, est-elle analogue à celle des corpuscules vivants du *mycoderma aceti* dans la fermentation acétique de l'alcool et la transformation de l'acide acétique en eau et en acide carbonique au contact de l'air. Ce végétal microscopique se développe aux dépens des matières albuminoïdes contenues dans le liquide fermentescible, comme les hématies aux dépens des principes azotés du plasma sanguin; comme elles, il s'empare facilement de l'oxygène de l'air et le fixe ensuite sur les matériaux combustibles avec lesquels il se trouve en rapport.

La partie liquide du sang ou le plasma est la seule qui puisse passer à travers les parois des vaisseaux et venir imbiber les tissus; c'est le liquide nutritif utilisé pour tous les besoins de la nutrition. Il contient dans ce but les éléments nécessaires à la formation de tous les tissus et de tous les produits de sécrétion, c'est-à-dire de l'eau, des matières azotées ou plastiques (albumine et fibrine[1]), des substances non azotées ou respiratoires (glycose et graisses neutres), des sels minéraux (chlorures, carbonates, sulfates, phosphates, etc.). Le travail nutritif fait subir à ces matériaux de son alimentation des métamorphoses nombreuses, dont je vais essayer d'indiquer brièvement la nature et la destination.

1. Je laisse de côté la *caséine hématique* qui a été découverte dans le sang des nourrices d'abord, dans le sang placentaire de la femme (M. Stass), et ensuite dans le sang de l'homme et des animaux domestiques (N. Guillot et M. Leblanc); elle se rapproche de la caséine du lait et de l'albumine-peptone par l'ensemble de ses propriétés. Je ne saurais d'ailleurs entrer dans tous les détails de ce sujet compliqué.

1° L'*eau* est la base de toutes les humeurs, et entre dans la composition de tous les tissus de l'économie. Aucun organe ne pourrait fonctionner s'il n'était continuellement pénétré de liquides. La dessiccation est pour l'être vivant une cause de mort ou au moins, chez quelques animaux inférieurs, de suspension des phénomènes vitaux. L'eau donne au sang la fluidité sans laquelle la circulation serait impossible; aux différents tissus, la souplesse ou la mollesse indispensable à l'accomplissement de leurs actes; elle est l'intermédiaire des absorptions, des sécrétions et des différentes réactions de la chimie physiologique.

L'eau contenue dans l'organisme est évacuée par les voies d'excrétion, et renouvelée par les boissons; mais si l'on compare la quantité de ce liquide qui est introduite en nature du dehors avec celle qui est expulsée dans un même espace de temps par l'évaporation cutanée et pulmonaire, la sécrétion urinaire et les selles, on constate que la première est inférieure à la seconde. L'excédant de l'eau éliminée sur l'eau absorbée est dû à la formation de ce liquide dans l'intérieur du corps, par suite de la rencontre de ses deux éléments—l'oxygène venant de l'atmosphère, l'hydrogène des substances organiques — et est un des produits ultimes de la série des transformations que les matières combustibles subissent en présence de l'oxygène inspiré. On a vu, en effet, que la totalité de l'oxygène absorbé dans les poumons dépassait ce qui en était exhalé sous forme d'acide carbonique, et que le surplus ne se retrouvait pas entièrement représenté dans les matières organiques excrétées. L'eau produite dans l'économie se confond avec celle qui y arrive de l'extérieur, elle s'échappe également à l'état liquide ou de vapeur.

2° Les aliments azotés, métamorphosés en peptones dans le tube digestif, se reconstituent presque aussitôt leur entrée dans le sang à l'état d'albumine, car déjà dans la veine porte ils sont représentés par cette dernière substance. L'*albumine* qui, à l'origine de l'organisation animale, est le seul principe azoté existant, et qui, dans l'œuf des oiseaux par exemple, est la source unique de toute la série des tissus vivants, comme la caséine est pour l'enfant à la mamelle la base première de tous les composés plastiques qui servent à l'accroissement et à la rénovation de sa petite masse corporelle, l'albumine prend part, dès qu'elle est parvenue dans les vaisseaux, aux phénomènes chimiques les plus essentiels de la nutrition, en donnant naissance à toutes les parties azotées de l'organisme. Elle concourt à la formation des globules en subissant une première modification (*globuline*), qui lui assure la propriété caractéristique de devenir cristallisable à la suite de l'action prolongée de l'oxygène, de l'acide carbonique et de la lumière (*hématocristalline*), et une autre modification d'où résulte le principe colorant rouge des globules uni à du fer (*hématosine*), qui, soluble dans l'eau chargée d'albumine ou de chlorure de sodium, est insoluble dans l'eau chargée d'une certaine quantité de ces deux matières à la fois, ce qui explique pourquoi il ne se dissout pas dans le plasma normal tandis qu'il s'y dissout lorsqu'on l'étend d'eau. La *fibrine* du plasma ne serait, d'après M. Scherer, que de l'albumine légèrement oxydée ; elle proviendrait des globules qui, en se détruisant sans cesse, l'abandonneraient à la portion liquide du sang. Toutes ces substances albuminoïdes ont entre elles une étroite ressemblance, et peuvent, sous l'influence de l'oxygène absorbé, et en s'unissant à plus ou moins de tel ou tel principe salin, acide ou alcalin, se transformer en de nouvelles espèces de la même famille, dont les propriétés secondaires sont très-variables. De solubles, elles deviennent facilement insolubles pour entrer sous divers états dans la constitution des tissus, et passer en dernier lieu de l'état organique à l'état inorganique en subissant une série de modifications chimiques très-nombreuses.

La fibrine et l'albumine, constamment formées dans le sang, sont constamment exhalées avec l'eau et les sels de ce liquide hors des capillaires; elles prennent part ainsi à la nutrition proprement dite des tissus vivants qu'elles constituent en s'organisant. En sa qualité de matière spontanément coagulable, la fibrine est sans doute le point de départ des parties solides azotées de l'économie; peut-être cependant quelques-unes d'entre elles procèdent-elles directement de l'albumine du plasma exhalé. L'une et l'autre substance s'emparent facilement d'une certaine quantité d'oxygène, et peuvent donner naissance par ce moyen à plusieurs composés albuminoïdes, dont les uns entrent en combinaison avec les alcalis et sont solubles dans l'eau, et les autres, insolubles dans ce liquide, prennent la forme solide. Les composés albumino-fibrineux des tissus se distinguent de ceux du sang, au point de vue chimique, par une oxydation plus avancée; mais leur histoire est encore assez obscure.

La fibrine fournit la substance fondamentale des muscles. On l'y retrouve déjà un peu modifiée. La fibrine des muscles, désignée sous le nom de *syntonine* ou de *musculine*, diffère de celle du sang, quoiqu'elle ait sensiblement la même composition élémentaire, par plus de fermeté et par son insolubilité dans une dissolution étendue de nitrate de potasse. D'autres parties, la pulpe cérébrale, la trame organique des os ou *osséine*, le tissu des cartilages, des tendons, des membranes fibreuses, des parois vasculaires, celui des parenchymes du derme muqueux et du derme cutané, le tissu lamineux, etc., qui donnent par la coction de la gélatine, procèdent également de la fibrine ou de l'albumine en passant par une série de transformations encore peu connues d'où naissent : la *neurine*, substance demi-solide, azotée, phosphorée, coagulable en flocons blanchâtres, propre aux tubes et aux corpuscules nerveux; l'*élasticine*, principe fondamental du tissu élastique; la *géline*, substance organique principale des fibres du tissu lamineux, insoluble dans l'eau que les acides étendus gonflent et délayent, que le tannin durcit; la *cartilagéine*, qui forme la base du tissu cartilagineux, que l'ébullition dans l'eau métamorphose en chondrine et rend soluble d'insoluble qu'elle était.

La combustion nutritive dont tous ces tissus sont le siége détermine la formation de nouveaux composés azotés, qui, dissous, rentrent dans la circulation où leur oxydation s'achève plus ou moins complétement avant d'être repris par les glandes chargées de les excréter. Ils constituent, dans le sang, ce qu'on appelle *matières extractives;* on les considère comme étant des produits dérivés des matières albuminoïdes par une oxydation en général assez avancée. C'est ainsi que les fibrilles à forme définie des muscles sont imprégnées d'un liquide contenant une série de matières azotées : la *créatine*, la *créatinine*, l'*acide inosique*, qui proviennent de la combustion de la musculine à des degrés divers, et qui, absorbés, circulent avec le sang d'où la sécrétion rénale les élimine. Enfin, comme derniers termes de l'oxydation que les matières azotées peuvent éprouver dans l'économie animale, on trouve, indépendamment de l'eau et de l'acide carbonique, dont l'origine est surtout dans la destruction des principes hydrocarbonés, mais que la décomposition des éléments albuminoïdes peut aussi faire naître, l'urée, l'acide urique et l'acide hippurique excrétés par les voies urinaires, les acides cholique et choléique évacués dans l'intestin par le foie, l'acide sudorique que les glandes sudoripares versent à la surface de la peau.

Liebig a essayé de préciser la manière dont les transformations successives de l'albumine et de la fibrine plasmiques s'opéraient, en comparant entre elles les formules chimiques de ces principes immédiats et des produits qui en dérivent[1]. Il a calculé, par exemple, que si 1 équivalent d'albumine fixait 83 équivalents d'oxygène, il pouvait en résulter 35 équivalents d'acide carbonique, 20 équivalents d'eau et 2 équivalents 1/2 d'urée; tandis que si la même quantité d'albumine fixait seulement 74 à 75 équivalents d'oxygène, la substance azotée qui serait formée à côté de l'eau et de l'acide carbonique serait non plus de l'urée mais de l'acide urique. On comprendrait par là que, suivant le degré de la puissante oxydante de l'organisme, la combustion des matières albuminoïdes puisse fournir l'un ou l'autre des composés de désassimilation dont j'ai parlé. Mais les phénomènes de chimie physiologique sont loin d'avoir la simplicité que leur prête cette application théorique des formules de la chimie expérimentale. Il est impossible de se rendre compte de cette seule manière des transformations intermédiaires par lesquelles les matières organiques passent, après avoir été assimilées, pour atteindre l'état sous lequel elles sont excrétées.

Du reste, quand bien même les lois des affinités chimiques suffiraient à expliquer la série variée des métamorphoses de la matière organique, on ne saurait toujours pas comment cette

1. *Chimie organique appl. à la physiologie animale et à la pathologie*, 1842, et *Nouv. lettres sur la chimie*, etc., 1852, trad. par Gerhardt.

matière organique devient *matière organisée*, de quelle façon elle parvient à donner au corps sa forme générale, et on ignorerait encore la marche suivie par le travail histogénique pour créer à chaque organe, à chaque tissu, une configuration, une structure spéciales, appropriées aux usages différents que ces parties différentes doivent remplir.

3° Les aliments non azotés, absorbés dans le tube digestif à l'état de *glycose* et de *graisses neutres* émulsionnées, circulent quelque temps avec le sang. Dans les conditions ordinaires, ils sont promptement détruits ou retenus dans les vésicules adipeuses; on ne les rencontre qu'en très-faible proportion dans le sang artériel et dans les liquides excrétés. Les matières saccharines sont bien moins abondantes que les matières grasses dans les solides et les humeurs de l'économie.

La disparition de la graisse dans le sang est un phénomène de combustion lié à l'absorption de l'oxygène par les poumons, et dont les derniers produits sont de l'eau et de l'acide carbonique devant être éliminés par les voies respiratoires et urinaires. Les modifications passagères que les graisses neutres éprouvent pour se métamorphoser définitivement en eau et en acide carbonique ne sont pas nettement connues. L'acide oxalique est probablement une des phases intermédaires de leur oxydation. De plus, il est certain qu'elles se saponifient au moins partiellement dans le sang, car il existe toujours dans ce liquide, outre de l'oléine, de la margarine et de la stéarine (la séroline, matière grasse neutre qui a aussi été retirée du sérum, paraît être un mélange de ces corps gras saponifiables et de cholestérine), il existe, dis-je, dans le sang, des acides gras, acides oléique, margarique et stéarique, soit à l'état libre, soit en combinaison avec la soude sous la forme de savons.

En parlant des sécrétions, j'ai signalé les vésicules adipeuses du pannicule sous-cutané et j'ai dit qu'elles accumulaient et tenaient en réserve dans leur cavité un mélange liquide de margarine et d'oléine, qui rentrait ensuite dans la circulation pour servir de combustible respiratoire, quand les aliments hydrocarbonés faisaient défaut ou étaient en quantité insuffisante dans l'alimentation. La graisse qui est utilisée dans l'organisme y est introduite en nature par la digestion; il peut cependant s'en former dans les vaisseaux : les décisives expériences de MM. Dumas et Milne Edwards sur les insectes, de MM. Liebig, Boussingault et Persoz sur les oiseaux et les mammifères, ont incontestablement démontré que l'être vivant possédait la faculté de produire de la graisse aux dépens des matières saccharines et amylacées de ses aliments. Liebig suppose que le sucre ou la fécule, ou même l'albumine, se transforme en graisse par le fait d'une simple oxydation, qui déterminerait en même temps la formation d'eau et d'acide carbonique. Mais, fait observer M. Milne Edwards, ce phénomène de réduction physiologique est probablement beaucoup plus complexe et dû plutôt à des actions analogues à celles que le ferment de la levûre exerce sur le sucre, pour le transformer non-seulement en alcool et en acide carbonique, mais aussi en glycérine, en acide succinique et en matière grasse, ce qui suppose un partage inégal de l'oxygène préexistant entre les différents dérivés du sucre[1].

Le sucre est également susceptible d'être formé dans l'intérieur de l'économie; la digestion des éléments saccharins et féculents n'est pas, en effet, la source unique de la glycose utilisée par le travail de la nutrition. M. Claude Bernard, dont les beaux travaux ont fait faire à presque toutes les branches de la physiologie de si grands progrès, a découvert que le foie ne servait pas uniquement à la formation de la bile et des hématies, qu'il avait encore pour fonction importante de produire du sucre. Il constata que le sang à sa sortie du foie par les veines hépatiques, chez un animal soumis depuis quelque temps à un régime purement albuminoïde, renfermait toujours du sucre et en abondance, tandis que le sang de la veine porte se rendant de l'intestin au foie n'en présentait aucune trace. Il dut conclure de cette double analyse que le sang s'était chargé de sucre en traversant la glande hépatique, et que celle-ci était un organe producteur de ce principe immédiat. Bientôt, il fut démontré que la glycose n'était pas formée dans le sang et ne résultait pas directement du dédoublement des substances albuminoïdes de ce liquide pendant son passage dans le parenchyme du foie. C'est

1. *Ouvrage cité*, t. VII, p. 557.

une autre matière, de nature amylacée, ayant la plus grande analogie avec la fécule hydratée, se colorant comme la fécule en bleu violet au contact de l'iode, se transformant sous l'influence de divers agents, la diastase par exemple, en dextrine, puis en glycose; c'est cette matière nommée *zoamyline*, produite dans les cellules du foie à l'aide des principes nutritifs qu'elles empruntent au sang, qui donne naissance au sucre hépatique par une sorte de fermentation glycogénique ayant le sang pour ferment. La glycogénie du foie a son siége dans les cellules épithéliales du tissu propre de ce viscère, tandis que la bile serait sécrétée par les glandules en grappe qui s'ouvrent sur toute l'étendue de la paroi interne des conduits biliaires. Les éléments anatomiques de ces deux fonctions sont distincts quoique agglomérés, chez les animaux vertébrés, en un seul organe glandulaire. Mais, chez les articulés et en particulier chez les insectes, la séparation des deux portions du foie est établie de la manière la plus nette : l'une destinée à la sécrétion de la bile, qui ne contient pas de sucre et s'écoule au dehors, est en forme d'appendices tubulaires terminés en cœcums et situés près du ventricule chylifique ou estomac; l'autre servant à la sécrétion du sucre seulement, qui entre aussitôt dans le sang de la circulation générale, occupe les parois mêmes de l'intestin et est représentée par des cellules ressemblant beaucoup aux cellules du foie des vertébrés.

La fonction glycogénique des cellules hépatiques est en rapport avec l'activité fonctionnelle de l'appareil digestif. Pendant la digestion, il y a augmentation de la quantité de sang qui arrive au foie par la veine porte et qui va attaquer la zoamyline déposée dans son parenchyme; on conçoit donc que la production du sucre soit activée par le travail digestif, lors même que les substances puisées dans l'intestin n'y contribueraient pas directement. Mais la glycogénie hépatique est influencée par la nature de l'alimentation. Il est d'abord évident qu'un animal privé de nourriture, s'il n'est pas dans un état de léthargie hibernale, ne saurait renouveler sa matière glycogène, tandis que, l'alimentation étant abondante, le sucre doit se former sans cesse. La matière glycogène préexistante au sucre se renouvelle et le sucre se forme, que le régime soit exclusivement azoté, ou mixte, ou essentiellement composé de substances saccharines et amyloïdes, ce qui prouve que cette matière glycogène peut avoir pour origine les aliments de l'un ou de l'autre groupe. Toutefois, sa source principale est le groupe des aliments féculents et sucrés, comme le groupe des albuminoïdes est l'origine des composés azotés de l'organisme. Le foie d'un chien nourri de viande n'a fourni à M. Pavy que 6gr.,97, pour 100 de zoamyline, quand le foie d'un chien nourri de pain ou de pommes de terre bouillies lui en fournissait 17gr.,23 pour 100[1]. M. Claude Bernard, tout en admettant que le sucre hépatique prend naissance aux dépens des principes albuminoïdes, avait constaté cependant que la décoction du foie d'un chien mis au régime exclusif de la viande était limpide, tandis que la décoction du foie d'un chien alimenté avec une bouillie de fécule était au contraire trouble, opaline, renfermait une matière d'apparence caséeuse et grasse, que depuis on a reconnue être de la matière glycogène[2].

Les corps gras qui, on l'a vu, peuvent résulter de la métamorphose des matières sucrées, ne seraient pas à leur tour, d'après quelques expériences récentes, étrangers à la formation du sucre dans le foie. M. Poggiale a noté que, chez un chien soumis à l'abstinence absolue, le sang des veines hépatiques ne contenait que 0gr.,013 pour 100 de sucre, tandis que chez un second animal nourri avec du beurre et de la graisse le même liquide en tenait 0gr.,146 pour 100 en dissolution, et que chez un troisième, alimenté avec de la viande, la proportion de sucre était de 0gr.,149[3]. La transmutation du groupe des substances grasses dans le groupe des substances féculentes et sucrées au sein de l'économie est d'ailleurs très-admissible depuis que M. Berthelot a vu la glycérine, en se dédoublant, donner naissance à une certaine quantité de glycose.

Physiologiquement, chez les mammifères nouveau-nés et adultes, la glycogénie semble à peu près localisée dans le foie[4];

1. *Traité de physiologie*, par F. A. Longet, t. I, p. 1043.
2. *Leçons de physiologie expérim.*, t. I, p. 159.
3. *Comptes rendus de l'Acad. des sc.*, 1855, t. XL, p. 887.
4. « Sur des vaches et des lapines à l'état de lactation et qui sécrètent par conséquent du sucre de lait, dit M. Cl. Bernard, j'ai bien souvent cherché, mais en vain, la présence de la lactose dans le foie. D'où il faudrait admettre que cette der-

mais chez le fœtus il en est autrement. Dans les premiers mois de la vie embryonnaire, avant que la fonction du foie soit établie, l'urine, le liquide allantoïdien et amniotique renferment du sucre. Ces liquides cessent d'en présenter vers le cinquième ou le sixième mois, au moment où le foie commence à en produire. Le sucre de l'embryon est sécrété par une multitude de cellules blanchâtres, développées dans diverses parties de l'organisme en voie de création, telles que les poumons, le tissu musculaire, la couche muqueuse épithéliale du tube digestif, etc., cellules contenant une matière glycogène se colorant en violet par l'action de l'iode, et se changeant en dextrine, puis en sucre avec facilité dans toutes les circonstances où les substances féculentes éprouvent cette même transformation. Les muscles du fœtus sont imbibés d'un plasma amylacé qui semble disparaître quelques heures après l'établissement de la respiration aérienne.

Après la naissance, on ne trouve plus dans le suc extrait du tissu musculaire, à côté des produits azotés de désassimilation, que de l'acide lactique et de l'inosite cristallisable, principes hydrocarbonés dont l'existence se rattache, sans doute, à celle de la matière glycogène qui, dans certaines conditions (hibernation, repos absolu et prolongé), reparaît dans les muscles; mais qui, dans les conditions normales, ne peut y être constatée, cela uniquement, professe M. Rouget, parce qu'elle est transformée presque aussitôt après avoir été déposée.

Quoi qu'il en soit à cet égard, la glycose introduite dans le sang veineux par la digestion des aliments amylacés et sucrés et par le travail glycogénique du foie, ne tarde pas à être détruite. A l'état physiologique, il ne s'en trouve plus dans le sang après son passage dans les poumons, dans le sang artériel, et les liquides des excrétions naturelles n'en contiennent jamais.

On avait cru d'abord que la destruction du sucre était la conséquence directe de la combustion respiratoire, que cette matière était réduite en eau et en acide carbonique par l'oxygène absorbé

nière espèce de sucre se sécrète dans la mamelle, organe chargé de produire du sucre dans le cas spécial de son fonctionnement. Il faut encore ajouter que le sucre du foie est le plus fermentescible, tandis que la lactose est le moins fermentescible des sucres animaux. » (*Ouvrage cité*, p. 190 et 191.)

dans le sang; mais l'expérience est venue renverser cette opinion en démontrant: que le sang non sucré dépense plus d'oxygène et rend relativement moins d'acide carbonique que le sang sucré, et que la destruction du sucre s'effectue, hors de l'économie, aussi bien et même mieux en présence de l'azote, de l'hydrogène ou de l'hydrogène arsénié, qu'au contact de l'oxygène.

On a encore considéré le phénomène physiologique de la disparition de la glycose dans le sang comme étant le résultat de la réaction alcaline de ce liquide ; on l'a en quelque sorte assimilé au fait chimique de la destruction du sucre par les alcalis. M. Claude Bernard a prouvé que cette seconde hypothèse n'était pas plus exacte que la première; il a fait voir que le sang des veines hépatiques perd toute action sur la glycose qu'il contient, lorsqu'on modifie sa matière organique par la coction, quoiqu'on n'enlevât pas au liquide son alcalinité ou que même on l'augmentât à l'aide du bicarbonate de soude[1].

Suivant toute probabilité, le sucre, en arrivant dans les poumons, n'est pas brûlé par l'oxygène ou détruit par les alcalis du sang; il subit seulement, sous l'influence de la partie organique et globulaire du fluide nourricier dans lequel il est en dissolution, un dédoublement moléculaire, une sorte de déshydratation qui le change en acide lactique. Cet acide serait alors utilisé par le mouvement nutritif d'assimilation, et c'est après cela dans le système capillaire qu'aurait lieu l'oxydation d'où naîtrait l'acide carbonique destiné à être rejeté par les voies respiratoires.

4° Enfin, parmi les principes inorganiques contenus dans le lait et les aliments solides dont l'enfant se nourrit, et qui font partie de sa constitution, les phosphates et le chlorure de sodium sont les plus importants.

Le *chlorure de sodium* est très-répandu dans les tissus et les humeurs de l'économie. Après avoir été absorbé et versé dans le sang, et après avoir rempli son rôle d'aliment minéral, il en est repris presque en totalité par la sécrétion rénale et excrété avec l'urine. La formation de l'acide chlorhydrique du suc gastrique nécessite probablement la décomposition d'une portion de ce chlorure. Sans cesse introduit dans le sang, il con-

1. *Ouvrage cité*, p. 236-237.

tribue à empêcher l'eau de ce liquide de gonfler, déformer et dissoudre les globules. En donnant au plasma la propriété de charrier les globules hématiques sans les altérer, en entretenant son indispensable alcalinité, il favorise au contraire la dissolution de l'albumine et de la fibrine, et les métamorphoses de certains éléments organiques en présence de l'oxygène. De plus, il concourt puissamment aux actes physiques d'endosmose et d'exosmose, à la transsudation et à l'absorption à travers les membranes vivantes. L'influence du chlorure de sodium sur le courant osmotique est rendue manifeste par l'expérience suivante que l'on doit à M. Wittich : 2 centimètres cubes d'une dissolution albumineuse, séparés d'un bain d'eau distillée par la membrane interne de la coquille de l'œuf, ont augmenté en volume de 3cc.,5 et n'ont laissé échapper dans le bain que 0gr.,015 d'albumine; tandis qu'en substituant à l'eau pure de l'eau contenant 3,7 pour 100 de chlorure de sodium, la même quantité de dissolution albumineuse a gagné seulement 2cc.,1 et a perdu par diffusion 0gr.,431 de matière organique [1].

Les *phosphates de chaux et de magnésie* sont aussi très-répandus dans l'économie animale, le premier surtout. Ils forment une grande partie de la masse des os et des dents. C'est à l'aide de l'acide carbonique, des carbonates alcalins et des chlorures que ces deux sels sont tenus en dissolution dans le sang. La chaux n'existant qu'à l'état de phosphate dans le lait, et les os ainsi que les dents renfermant du carbonate en même temps que du phosphate calcaire, il est évident que dans l'organisme de l'enfant à la mamelle une partie de ce dernier sel doit être transformée en carbonate par l'acide carbonique libre du sang, qui, en effet, contient à la fois l'un et l'autre sel à base de chaux. En raison de la grande activité du travail d'ossification et de dentinification dans le premier âge, l'alimentation devait nécessairement fournir une forte quantité de ces phosphates. Celui de chaux est la matière inorganique principale du lait. Il ne semble pas, d'ailleurs, être employé seulement à la formation du squelette et des dents; il est d'un usage général dans la nutrition : Chossat, ayant nourri des pigeons et des tourterelles

1. Müller's *Archiv für Anat. und Physiol.*, 1856, p. 304.

avec du blé, corps très-pauvre en phosphate de chaux, vit les os de ces animaux devenir friables, et les animaux eux-mêmes maigrir au bout de huit à dix semaines, être pris de diarrhée, et succomber entre le huitième et le dixième mois [1].

Le *phosphate de soude* en dissolution dans le sang y favorise la solubilité de l'oxygène atmosphérique, l'absorption de l'acide carbonique par le sang veineux, et indirectement l'élimination de ce gaz par les voies respiratoires.

Le *phosphate de fer*, absorbé en faible proportion avec le lait, entre dans la constitution des hématies. 100 parties de la matière colorante rouge des globules sanguins, incinérées, abandonnent à l'état d'oxyde 6,64 de fer.

Les phosphates alcalins et terreux désassimilés sont rejetés au dehors par l'action sécrétoire des reins.

En résumé, la plupart des phénomènes chimiques de la nutrition consistent en métamorphoses successives et très-variées de la matière alimentaire rendue absorbable par la digestion; elles sont déterminées par la fixation de l'oxygène inspiré ou une sorte de fermentation ayant pour agent le sang, la séparation ou l'adjonction d'une certaine quantité d'eau et de principes minéraux. Ces actions paraissent avoir pour effet de ramener, en dernière analyse, à des états plus simples, se rapprochant davantage des composés inorganiques, les matériaux organiques qui ont été assimilés. Leurs produits ultimes sont avant tout : de l'acide carbonique, qui s'échappe principalement par les poumons; de l'eau, qui s'évapore par les voies respiratoires ou s'écoule par les sécrétions, la sécrétion urinaire en particulier; de l'urée et autres substances azotées voisines, qui sont éliminées par les reins, et des principes résineux biliaires, excrétés par l'intestin.

1. *Comptes rendus de l'Académie des sc. de Paris*, 1842, t. XIV, p. 451.

II. — ÉVALUATION DES BESOINS NUTRITIFS. RATION ALIMENTAIRE.

Pour évaluer avec quelque exactitude le degré d'activité de la mutation nutritive qui s'opère dans l'économie animale, il faut tenir compte soit de la quantité d'aliments consommés, soit de celle des divers produits de désassimilation excrétés en un temps donné, et les comparer l'une et l'autre soit entre elles, soit avec le poids total de l'être vivant qu'elles concernent. Si l'alimentation est insuffisante, les actes nutritifs seront entretenus en partie aux dépens de la substance propre du corps, celui-ci subira alors une perte de poids proportionnelle à la somme des matériaux qui lui font défaut, et aussi à l'énergie plus ou moins grande du mouvement végétatif dont il est le siége. Si, au contraire, sous l'influence d'un régime déterminé, la quantité des substances qui entrent dans l'organisme dépasse celle des produits de décomposition qui en sortent, le poids corporel augmentera nécessairement : l'excédant des matériaux absorbés sur les matériaux éliminés, s'il s'agit de l'enfant, sera employé entièrement ou en partie au développement des organes, à la formation de tissus nouveaux; s'il s'agit de l'adulte, les substances combustibles surabondantes s'accumuleront sous forme de graisse dans diverses régions pour constituer des réserves nutritives. Enfin, le poids du corps restera stationnaire ou n'oscillera qu'entre des limites très-étroites, quand le gain provenant de la ration alimentaire sera précisément égal à la déperdition éprouvée par l'individu. Pour l'homme arrivé à la période de son complet développement, cette *ration d'entretien* est une ration suffisante, c'est-à-dire capable de maintenir l'économie dans un état de santé parfaite; mais pour l'enfant, dont la condition physiologique est de croître, une alimentation qui se bornerait à entretenir le poids du corps, à le conserver, et qui ne l'augmenterait pas, serait une alimentation insuffisante et aurait bientôt un résultat funeste.

Le volume de l'individu a une grande influence sur l'activité de la nutrition et la quantité de nourriture consommée pour la satisfaire. Cela résulte de tout ce que j'ai dit dans les chapitres précédents. Un homme a besoin sans doute de plus d'aliments qu'en enfant, mais comparativement à la quantité de matière vivante dont l'organisme est formé, la consommation de substance alimentaire est plus forte chez le second que chez le premier. Toutes choses égales, l'enfant dépense plus d'oxygène, utilise plus de composés hydrocarbonés et azotés, et fournit plus de produits excrémentitiels que l'adulte ; en abandonnant à la combustion nutritive une forte proportion des matériaux qu'il a absorbés et assimilés, il doit en fixer une proportion plus forte encore, afin de subvenir au travail histogénique qui a pour effet l'accroissement du volume des organes.

On sait, depuis Hippocrate (*aphorisme* 13), que l'âge influe beaucoup sur la faculté de résister à la privation de nourriture. La faim se fait sentir à de courts intervalles chez les jeunes individus, et l'abstinence peut être supportée d'autant plus longtemps et avec le moins d'inconvénients à mesure que l'on s'éloigne de la première période de la vie. Les expériences de Chossat sur l'inanition sont à cet égard tellement démonstratives, qu'il a été heureusement inutile de les recommencer. Des tourterelles mises à une diète absolue ont succombé : 1° les plus jeunes au bout de trois jours ; 2° celles d'un âge moyen après six jours ; 3° les plus âgées le quatorzième jour. Et si les jeunes ont résisté moins de temps que les autres à la privation complète de nourriture, ce n'est pas parce qu'elles ne pouvaient supporter des pertes totales aussi grandes que les adultes, mais bien parce que, en un temps donné, elles ont perdu davantage ; la diminution proportionnelle diurne de poids a été de 81 millièmes chez les premières tourterelles, de 59 chez les secondes et de 35 millièmes seulement chez les troisièmes[1].

Les dépenses nutritives les plus importantes portant sur de l'azote et du carbone, principes élémentaires qui constituent la partie fondamentale des aliments et des produits d'excrétion, la quantité de chacun de ces deux corps simples consommée par l'organisme a pu servir de base à l'évaluation des besoins de la nutrition. Dans plusieurs séries d'expériences, M. Barral a trouvé que les aliments pris journellement par un adulte, dont

1. *Mém. de l'Acad. des sc. de Paris*, t. VIII, p. 466.

le genre de vie n'exigeait pas un déploiement considérable de force musculaire, contenaient terme moyen : 1894,6 d'eau ; 26,5 de matières minérales fixes; 621 grammes de matière organique sèche, donnant à l'analyse 313,8 de carbone et 24,7 d'azote.

Pour chaque kilogramme du poids corporel de l'adulte, la quantité de carbone consommée en vingt-quatre heures a été de 5gr.,9, celle de l'azote de 44 centigrammes. Or, un petit garçon de six ans, en bonne santé et pesant 15 kilogrammes, dépensait en nourriture chaque jour, terme moyen : 1069 d'eau ; 9,4 de matières minérales ; 315,8 de matière organique sèche, contenant 154,3 de carbone et 7,92 d'azote. Relativement au poids du corps, ces quantités sont beaucoup plus fortes dans cette dernière observation que dans le cas précédent; pour un kilogramme d'enfant, la proportion de carbone est de plus de 10 grammes, celle de l'azote d'environ 53 centigrammes[1].

Le travail musculaire et l'abaissement de la température extérieure activent les phénomènes physiologiques de combustion et augmentent la consommation des substances alimentaires.

J'ai eu soin en parlant des différentes fonctions végétatives de dire quelle était la dose des matières évacuées par chacune des voies excrémentitielles durant le jeune âge. Réunissant les chiffres moyens qui représentent les pertes quotidiennes éprouvées par un enfant à la mamelle, tétant régulièrement et prenant en vingt-quatre heures 560 grammes de lait, on a :

Urine.	360	540
Fèces.	80	
Respiration.	45	
Transpiration.	55	

L'excédant des *ingesta* sur les *excreta* est de 20 grammes ; il est employé à l'accroissement du corps de l'enfant. C'est en effet, on s'en souvient, à ce chiffre moyen (20 à 25 grammes)

1. *Statique chimique des animaux*, p. 246 et 256.

d'augmentation journalière de poids que conduit l'observation directe de la marche progressive du développement du nouveau-né pendant les premiers mois.

En d'autres termes, un enfant d'un poids ordinaire (3,250 grammes), peu après sa naissance, bien portant, a besoin d'une quantité de matières alimentaires représentée par 560 grammes de lait de femme. S'il peut en prendre davantage, les actes nutritifs en utiliseront davantage, le résultat du travail de formation histogénique surpassera la moyenne et la somme des *excreta* sera en même temps plus forte que d'habitude. S'il en prend moins de 560 grammes, ou son poids demeurera stationnaire ou il diminuera, et alors l'état physiologique fera place à un état pathologique.

Quelle est la ration alimentaire qui, chez l'enfant à la mamelle, correspond à la condition d'équilibre du poids de l'organisme? Les recherches patientes de M. Bouchaud répondent à cette question[1] : une petite fille, pesant au vingt-cinquième jour 3,135 grammes, augmentait en ne prenant que 428 grammes de lait, car le lendemain son poids était de 3,173 grammes ; un garçon âgé de deux mois et pesant 4,900 diminuait en prenant cette même quantité de lait, il ne pesait plus que 4,880 grammes le lendemain; un troisième nourrisson pesant le cinquième jour 3,422 ne pesait plus que 3,394 le sixième, après avoir avalé dans l'intervalle 370 grammes de lait, et avait augmenté de 10 grammes le septième, la quantité de nourriture s'étant élevée à 427 grammes ; enfin, un quatrième enfant du poids de 2,843 le huitième jour diminuait de 25 grammes avec 366 d'aliments. Il semblerait donc que, pour ne rien gagner et ne rien perdre de sa masse, un nouveau-né de poids ordinaire (3,250 grammes) et en bonne santé doit absorber environ 400 grammes de lait par jour. A cinq mois, l'enfant ayant doublé de poids devrait conséquemment prendre 800 grammes de lait pour demeurer stationnaire; il en prend d'habitude un peu plus, 850, c'est pourquoi il s'accroît. Cet excédant sur la ration d'équilibre est moindre au cinquième mois qu'au premier, parce que le développement du corps est déjà moins rapide qu'au début de

1. *Ouvrage cité,* tableau 2, n°s 29, 28, 26 et 27.

l'existence. Le surcroît de nourriture est en rapport intime avec l'accroissement corporel.

Pour satisfaire l'activité normale de son organisme, je l'ai dit, il faut à l'enfant non une ration d'entretien, mais une ration de développement : au moins 560 à 600 grammes de lait de femme de quelques jours après la naissance à la fin du premier mois, 850 après le cinquième, 950 pendant les derniers mois de l'allaitement. Or, dans 600 grammes de ce liquide il y a à peu près 66 de substances solides, dont 8,2 de principe azoté[1], 57 de matières hydrocarbonées et 0,8 de composés minéraux. Si l'on compare au poids du corps de l'adulte le poids vingt fois moindre du nourrisson qui ne prend que 600 grammes de lait par jour, on reconnaîtra que ce dernier consomme relativement beaucoup plus de chacune des trois espèces d'aliments que ne le fait le premier. Pour consommer autant que l'enfant, l'adulte devrait prendre $66 \times 20 = 1980$ grammes de substances sèches renfermant : $8,2 \times 20 = 164$ grammes de principes azotés, $57 \times 20 = 1140$ de composés hydrocarbonés, et $0,8 \times 20 = 16$ grammes de composés inorganiques. Les chiffres qui expriment les quantités des divers aliments composant la ration de l'homme, que j'ai donnés il y a un instant, sont fort loin d'atteindre ceux-ci. Soit qu'il s'agisse des *excreta*, soit que l'on cherche à évaluer les *ingesta*, on arrive toujours à ce même fait : l'enfant a besoin d'une plus grande quantité de nourriture pour se développer, que l'homme pour entretenir son existence.

CALORIFICATION.

A. — SOURCES DE CHALEUR.

Tout être vivant, végétal ou animal, à des degrés divers produit en lui-même de la chaleur. Cette faculté est inhérente au mouvement vital, elle le caractérise en quelque sorte. Tandis

1. D'après l'analyse de M. Bouchardat et Quevenne que j'ai reproduite, et qui, avec celle de M. Doyère, indique la plus faible proportion de caséum ; d'autres analyses, au lieu de 13,68 pour 100 portent le chiffre du caséum à 35 (M. Lehmann) et 39 (MM. Regnault, Vernois et Becquerel).

que les corps inorganiques sont toujours en équilibre de température avec le milieu ambiant, les corps organisés vivants ont une température propre appréciable au thermomètre.

La calorification est le résultat de l'accomplissement des fonctions les plus indispensables à l'existence, aussi bien végétale qu'animale, des fonctions de nutrition. Elle n'est pas elle-même une fonction, elle n'a pas de centre unique où elle se forme et d'où elle émane; elle est seulement la conséquence des transformations subies par la matière dans les actes nutritifs. Plus ces transformations seront compliquées et actives, plus la chaleur dégagée sera grande. Les animaux dont la circulation est parfaite, qui respirent par des poumons, qui ont un appareil glandulaire très-développé, se distinguent entre tous par l'élévation de leur température; on les a désignés sous le nom d'animaux à sang chaud ou à température fixe, les autres étant des animaux à sang froid ou à température variable. Mais ces distinctions n'ont pas une importance réelle, tous les animaux, depuis le zoophyte jusqu'à l'homme, ont, à des degrés très-différents il est vrai, un sang chaud et une température variable, c'est-à-dire qui peut s'élever ou s'abaisser suivant l'état d'élévation ou d'abaissement de la température extérieure. Les expressions d'animaux à *haute température* et à *basse température*, proposées par Dutrochet, seraient plus exactes; mais elles ne sont pas employées, l'usage a adopté les précédentes. Les animaux à haute température sont les oiseaux et les mammifères, leur chaleur propre est en général de 36 à 43 degrés; ceux à basse température sont les poissons, les batraciens, les reptiles et tous les invertébrés, ils accusent au thermomètre de 0,1 à 5 degrés ordinairement.

Le pouvoir calorigène est, parmi les animaux, en rapport avec l'activité des combustions qui se passent dans l'organisme : les oiseaux sont de tous les êtres vivants, proportionnellement à leur masse corporelle, ceux qui consomment le plus d'oxygène, ceux dont le double mouvement de nutrition est le plus actif; ce sont également ceux qui produisent le plus de chaleur, ils ont de 40 à 43°. Chez les animaux inférieurs, au contraire, le travail nutritif est fort lent et très-simplifié : aussi leur calorification est-elle très-faible.

Puisque le dégagement de calorique est en relation si évidente avec les actions chimiques, qui commencent à l'introduction de l'oxygène et des aliments solides et liquides et finissent à l'élimination de l'acide carbonique, de la vapeur d'eau et des produits de sécrétion, il était naturel de le rapporter à ces actions elles-mêmes. Telle fut en grande partie l'explication que donna Lavoisier de ce phénomène, et toutes les observations qui ont été faites depuis l'impérissable travail de ce clairvoyant esprit sont venues de mieux en mieux prouver son exactitude. Il ne reste rien aujourd'hui des théories qui ont précédé celle de Lavoisier; il ne reste rien non plus des hypothèses qui se sont formulées depuis; seule, la théorie de la combustion physiologique, complétée par les découvertes de la science moderne, est à présent solidement établie. A peine si l'on mentionne autrement qu'au point de vue historique la doctrine de la *chaleur innée* des anciens, celle du *frottement* du sang dans les vaisseaux des iatro-mécaniciens, celle d'une *force intérieure* ayant son siége probable dans l'estomac défendue par J. Hunter, celle de la *solidification* des éléments du sang professée par Bichat, celle de Brodie qui plaçait la source de la chaleur animale dans l'*encéphale*, celle de Chossat qui la plaçait dans le *système nerveux ganglionnaire*, celle de M. De la Rive enfin qui la fait provenir de l'*électricité* dont les nerfs seraient les conducteurs. Les physiologistes s'accordent actuellement à considérer la calorification comme ayant pour cause les mutations de la matière composant l'organisme. Les actions chimiques d'assimilation et de désassimilation sont donc les sources de la chaleur propre des êtres vivants.

Il y a incessamment de l'oxygène introduit, de l'acide carbonique ainsi que de la vapeur d'eau exhalés par la respiration. Les oxydations du carbone et de l'hydrogène des matières organiques, de la graisse en particulier, qui donnent naissance à la vapeur d'eau et à l'acide carbonique sont les principales causes de la caloricité; mais elles ne sont pas les seules. En admettant que l'oxygène employé dans les combustions nutritives dégageât autant de chaleur en se combinant avec l'hydrogène et le carbone des composés organiques que s'il s'unissait à une même quantité de chacun de ces corps simples pris isolément, —

et cela n'est pas, les travaux de MM. Favre et Silbermann ont prouvé que la chaleur de combustion des carbures d'hydrogène est inférieure à la somme des chaleurs de combustion de leurs éléments carbone et hydrogène à l'état libre, — cette réaction ne rendrait compte encore, suivant les expériences calorimétriques de Dulong et Despretz, que des 8 ou 9 dixièmes de la chaleur animale produite en un temps donné. Les phénomènes chimiques que j'ai signalés précédemment, les transformations qui ont pour but l'élimination de l'azote sous forme d'urée, d'acides urique, hippurique, sudorique, cholique et choléique, les combustions incomplètes des substances albuminoïdes qui se séparent de l'économie à l'état de créatine, de créatinine, etc., ont tous une part dans la calorification.

Il doit en être de même des changements moléculaires qu'éprouvent l'albumine et la fibrine en traversant les parois des capillaires pour venir renouveler les divers tissus organiques. Ne sait-on pas que, dans certains cas, une brusque modification dans le groupement des molécules d'un corps dont la composition élémentaire ne varie pas peut s'accompagner d'un dégagement de calorique? Exemples : au moment où le soufre amorphe reprend les propriétés du soufre ordinaire, sa cristallisation peut aussitôt élever la température de 12 degrés; lorsque l'acide cyanique se transforme en cyamélide insoluble, en se condensant pour ainsi dire, il y a assez de chaleur produite pour faire entendre, à quelques degrés au-dessus de zéro, de légères explosions ; de même le chlorhydrate d'urée, en se dédoublant spontanément en acide cyanurique et en chlorhydrate d'ammoniaque, dégage de la chaleur, etc. D'un autre côté, M. Claude Bernard a observé que le sang, à sa sortie du rein par la veine rénale, est plus chaud que celui de l'artère rénale; or, comme ni l'urée, ni l'acide urique, ni les autres produits d'oxydation des substances azotées que l'on trouve dans l'urine, ne se forment exclusivement dans le rein, on n'est pas en droit d'attribuer à l'action chimique en question cette élévation de température, qui semble due plutôt au travail de combustion intime et à l'acte sécrétoire de l'organe.

La combustion respiratoire intérieure est donc la source la plus importante de la chaleur propre des animaux; mais, ainsi que Lavoisier l'avait lui-même soupçonné dès 1789, toutes les autres fonctions de nutrition s'y ajoutent pour augmenter l'intensité calorifique. La chaleur partout dégagée dans l'économie, devra être d'autant plus vive que les mutations de la matière vivante seront plus énergiques, que la respiration, la circulation, l'absorption digestive et les sécrétions s'effectueront avec plus de puissance, plus vive dans les régions où le mouvement fonctionnel sera très-actif que dans celles où il se fera avec une moindre force. Nous savons que le sang artériel, d'un rouge vermeil à cause de l'oxygène dont il est chargé, change d'aspect en traversant le système capillaire général, c'est-à-dire la profondeur de tous les organes, et revient dans les veines avec la teinte noire que donne au sang l'acide carbonique; que la formation des matériaux de sécrétion se fait aussi dans les capillaires, entre autres ceux des glandes qui sont toutes remarquables par leur extrême vascularité. Dès lors, il convient de placer le lieu de production de la chaleur animale dans l'intérieur des capillaires sanguins ou à l'entour de ce système, dans toutes les parties de l'économie, et à un degré supérieur dans les organes sécréteurs.

Des observations nombreuses et décisives ont achevé de donner à cette opinion la rigueur d'une vérité bien démontrée. MM. Ludwig et Spiess ont constaté que la salive qui s'écoule de la glande sous-maxillaire a 1°,5 calorifique de plus que le sang qui arrive à cette glande[1]; M. Brown-Séquard a noté que l'urine de l'homme, au moment de la miction, avait une température supérieure à celle du corps prise sur l'aisselle[2]. J'ai dit tout à l'heure que M. Claude Bernard avait trouvé plus de chaleur dans le sang de la veine rénale que dans celui de l'artère rénale. Il a trouvé également que le sang apporté par l'aorte vers l'intestin était presque toujours moins chaud que le sang qui, après avoir circulé dans le système des capillaires intestinaux, se rend au foie par la veine porte (différence : 0°,1 à 0°,5), et qu'en traversant ensuite cette glande le fluide nourricier s'échauffait de nouveau, si bien que de toutes les parties de l'organisme le confluent des veines hépatiques et de la veine cave est

1. *Sitzungsberichte der Wiener Akad.*, 1857, t. XXV, p. 584.
2. *Experimental researches*, 1853, p. 30.

celle où la température est la plus grande (41° chez les chiens)[1]. En avançant du côté du cœur et des poumons, le sang se refroidit. Contrairement à l'assertion des auteurs qui considéraient l'appareil pulmonaire comme étant un foyer où le fluide nourricier se chargeait de calorique pour le répartir ensuite dans le reste de l'organisme, la température du sang est plus élevée avant qu'après son passage dans les poumons; les expériences de Malgaigne, confirmées par celles de quelques autres physiologistes, ont mis ce fait hors de doute : dans les cavités droites du cœur, le sang a un peu plus de chaleur que dans les cavités gauches[2]. L'évaporation aqueuse et l'échange de gaz inégalement échauffés qui se font à la surface respiratoire sont en effet des causes incessantes de refroidissement.

La contraction musculaire, qui détermine une accélération dans la circulation et les métamorphoses de la fibrine en acide inosique, en créatine et créatinine, cause simultanément une augmentation de température (M. Becquerel et Breschet); par contre, la paralysie, qui diminue la nutrition des muscles souvent jusqu'à l'atrophie, est accompagnée d'un abaissement de température. Dans les affections phlegmasiques, où les mouvements circulatoires et respiratoires sont accélérés, la calorification est accrue; dans les maladies où les fonctions nutritives sont affaiblies, le choléra à sa première période entre autres, où les sécrétions sont tout au moins très-ralenties, le pouls insensible, la consommation d'oxygène et la production d'acide carbonique réduites des deux cinquièmes environ, l'algidité est prononcée.

Si donc la température du corps est toujours en rapport avec la richesse du système capillaire, la rapidité de la circulation et de la respiration, et l'intensité des actions chimiques qui s'opèrent dans l'économie, nous sommes en mesure de répondre à cette question : Quel est le degré de la calorification dans le jeune âge? Certainement, d'après tout ce qui précède, la *production* de chaleur chez l'enfant doit être très-grande et même plus élevée que chez l'adulte. C'est ce qu'Hippocrate a exprimé par

1. *Leçons sur les propriétés physiologiques des liquides de l'organ.*, 1859 t. I, p. 84 et suiv.

2. *Idem*, p. 57 et suiv.

l'aphorisme suivant : « Les êtres qui croissent ont le plus de chaleur innée, il leur faut donc le plus de nourriture; sinon, le corps dépérit[1]. » C'est ce qu'il me sera facile de démontrer.

B. — QUANTITÉS DE CHALEUR PRODUITE ET DE CHALEUR PERDUE.

Il faut remarquer d'abord que la chaleur produite dans chacune des parties de l'organisme ne s'y accumule pas, que le sang, en venant les baigner toutes successivement, tend à l'égaliser, et qu'elle se dissipe incessamment au dehors; de sorte que la température générale du corps dépend non-seulement du degré d'activité du travail nutritif, mais aussi des causes plus ou moins vives de déperdition de calorique. Ces causes sont : le rayonnement, qui se fait à la surface cutanée et qui tend à mettre le corps en équilibre thermique avec le milieu environnant; le contact de la peau et de la muqueuse pulmonaire avec l'atmosphère généralement moins chaude qu'elles, les boissons et les aliments froids qui, introduits dans l'estomac, enlèvent au corps de sa chaleur; l'évaporation, qui se fait à la surface tégumentaire et bronchique est aussi une cause de réfrigération permanente et puissante, antagoniste de la force calorigène agissant dans la profondeur de l'organisme. La quantité réelle de chaleur appréciée par le thermomètre que l'on place sur un point du corps est précisément la différence qui existe entre la chaleur produite et la chaleur simultanément perdue. Ces deux termes de l'évaluation de la température animale à un moment donné ne sont pas nécessairement corrélatifs; les causes de refroidissement peuvent, dans certaines circonstances et suivant les régions du corps, agir avec plus ou moins d'intensité, indépendamment des causes calorifiques, et ainsi la température être abaissée à a surface sans qu'elle le soit à l'intérieur.

Les variations d'intensité dans les causes de réfrigération et les différences dans la faculté calorigène des diverses régions du

1. *OEuvres complètes*, trad. Littré, t. IV, aph. 14. Le savant traducteur ne craint cependant pas d'affirmer que « la température des enfants est inférieure à celle des adultes ». (T. IV, p. 430, *Argum. des Aphor.*, XVII, note.)

corps ont pour conséquence une inégale répartition de la température. La déperdition se faisant à la périphérie, la peau, quoique les sources de chaleur y soient vives, devait être trouvée moins chaude que les viscères; et les membres, qui, en raison de leur faible volume, offrent plus de prise au refroidissement, devaient offrir une température propre moins élevée que celle du tronc et d'autant moins que l'on se rapproche de leur extrémité libre. Les observations thermométriques de Martine au siècle dernier, de Hunter, de Carlisle ensuite, de J. Davy surtout, ont démontré que la distribution générale de la température était conforme à ce que le raisonnement faisait prévoir. Il y a à peu près 1° centigrade en moins à la peau que dans les cavités viscérales, et dans celles-ci environ 1° de moins que dans les gros vaisseaux. Entre la chaleur de la plante du pied et celle du milieu de la cuisse, il y a une différence de plus de 2° en faveur de cette dernière région; et à mesure que l'on s'élève de la base du tronc vers l'aisselle, la température augmente encore de 1°,5. M. Becquerel et Breschet, à l'aide d'aiguilles thermo-électriques pouvant être enfoncées sans inconvénient dans les tissus vivants, ont vu : que le sang artériel ou veineux est en général d'autant plus chaud qu'on l'examine plus près du cœur; que le sang des artères est plus chaud que celui des veines correspondantes (sauf la veine cave au-dessus de la veine rénale comparée à l'aorte). C'est aux différences de température existant entre le tronc et les membres, et au refroidissement éprouvé par le sang à son passage dans les extrémités, qu'il faut rapporter cette inégalité en faveur du sang artériel.

Pour conserver la même température, les êtres vivants de petit volume ont besoin de produire beaucoup plus de chaleur que ceux dont le corps est gros. La surface du corps, en effet, augmente moins rapidement que son volume, et comme son poids reste toujours proportionnel à son volume, il s'ensuit que plus l'être est petit, plus sa surface est grande relativement à son poids. Or, c'est à la superficie que l'évaporation, le rayonnement, le contact du milieu réfrigérant agissent; par conséquent, plus l'être sera jeune, plus la réfrigération sera prononcée en un temps donné pour une même température ambiante, et plus il devra comparativement à sa petite masse consommer d'aliments, absorber d'oxygène, brûler de matières hydrocarbonées et azotées, produire de chaleur pour se maintenir à un degré calorifique égal à celui d'un être arrivé à la période de son complet développement.

Cela explique pourquoi dans les expériences de MM. Regnault et Reiset, de M. Valentin, de Letellier, des animaux de petit volume, tout en consommant, par kilogramme et par heure, une quantité de carbone ou d'oxygène supérieure à celle consommée par les grands animaux de même classe, n'ont pas dépassé ceux-ci par leur température. Cela explique également pourquoi, dans les belles recherches de MM. Andral et Gavarret, un enfant de huit ans a absorbé plus d'oxygène et exhalé plus d'acide carbonique, par kilogramme et par heure, qu'un adulte, sans pourtant présenter une température différente de celle de ce dernier.

Il m'est donc difficile de comprendre ce qui a pu faire dire à M. Gavarret que « chez le jeune animal les actions de combustion sont moins intenses que chez un sujet adulte dont le corps a atteint tout son développement », et comme corollaire, que « la puissance de calorification des enfants est d'autant plus faible qu'on les observe à une époque plus rapprochée de leur naissance »[1]. J'attache une telle valeur aux opinions de l'éminent professeur de physique médicale, que je me suis fait un devoir de relire très-attentivement les considérations sur lesquelles il appuie ce que je viens de citer avant d'oser le contredire. Mais il me semble évident que si, en divisant le poids du carbone brûlé par le poids de l'individu qui le brûle, on trouve un léger excès en faveur de l'individu le plus jeune; si, pour maintenir le même degré de température, la chaleur produite doit être d'autant plus considérable que le volume du corps est moindre[2], et si enfin, « la température de l'homme adulte dans l'état physiologique, prise sur l'aisselle, peut dans nos climats tempérés osciller entre 36°,50 et 37°,50, » la température moyenne de l'enfant dans les mêmes conditions étant[3] : « le premier jour après la naissance 36°,85, le deuxième 37°,21, le

1. *De la chaleur produite par les êtres vivants*, 1855, p. 319 et 325.
2. *Idem*, p. 347 et 348.
3. *Idem*, p. 324-325, observations de M. H. Roger.

troisième 36°,55, le quatrième 37°,08, le cinquième 37°,30, le sixième 37°,08, le septième 37°,75 », il me semble évident, dis-je, que le pouvoir calorigène des nouveau-nés loin d'être inférieur à celui de l'adulte lui est non pas seulement égal, mais de beaucoup supérieur. L'observation directe et les recherches de chimie physiologique sur les fonctions de nutrition s'unissent pour établir l'exactitude de cette conclusion. Le thermomètre appliqué sur l'aisselle d'un jeune enfant s'élevât-il un peu moins haut qu'il ne s'élève en réalité, et la température ainsi constatée fût-elle inférieure à ce qu'elle est chez l'adulte, qu'on ne saurait voir là la preuve d'une calorification moins vive chez le premier, pas plus que la différence de chaleur entre la main et le bras de l'homme ne saurait prouver que la main produit moins de chaleur que le bras. Cela prouverait uniquement, ce que je disais il y a un instant, que la surface de l'enfant et celle de la main de l'homme étant, par rapport à la masse de matière vivante qu'elles limitent, plus étendues que les surfaces du corps et du bras de l'homme, la déperdition de chaleur est plus grande, toutes choses égales d'ailleurs, pour les premiers que pour les seconds.

Le volume du corps exerce une influence analogue, mais en sens inverse, sur le degré de résistance aux effets des fortes températures extérieures. Les individus petits, offrant à l'air qui les environne une surface relativement très-étendue, se laissent pénétrer très-promptement par la chaleur ambiante lorsque celle-ci est exagérée; ils ne peuvent lui résister par la transpiration aussi bien que les individus adultes.

Les faits sur lesquels s'appuie l'opinion que je discute sont de trois ordres :

1° *Résistance à l'asphyxie.* — Buffon fit *naître* trois petits chiens dans de l'eau dont la température était égale à celle de la chienne-mère, il les plaça ensuite dans du lait chaud sans leur laisser le temps de respirer, et il constata que ces trois animaux étaient encore vivants au bout d'une demi-heure. Il les retira alors du bain de lait, leur permit de respirer pendant une seconde demi-heure, les replongea dans le liquide tiède, et, après une nouvelle demi-heure, il vit que les deux plus vigoureux ne paraissaient pas avoir souffert de la privation d'air, et que le troisième était seulement languissant. Il renouvela l'expérience sur les mêmes chiens nouveau-nés, après leur avoir permis de respirer une seconde fois pendant une demi-heure; retirés du bain, l'un d'eux succomba dans la journée, les autres vécurent[1]. Legallois avec des lapins nouveau-nés, W. Edwards avec des oiseaux sortant de l'œuf, ont obtenu les mêmes résultats; ils ont remarqué que les animaux résistaient d'autant mieux à l'asphyxie qu'on les prenait à un moment plus rapproché de la naissance. Enfin, il y a longtemps Haller avait reconnu que « le fœtus humain retiré du sein de sa mère et laissé dans l'eau de l'amnios pouvait y vivre plusieurs heures; mais que, s'il avait respiré, il avait perdu la prérogative de vivre sous l'eau[2]. »

Ces faits démontrent que les mammifères naissant les yeux fermés, dans un état de faiblesse qui exige une incubation secondaire, que les oiseaux récemment éclos, et que le fœtus avant l'établissement de la respiration aérienne, n'ont pas nécessairement un besoin immédiat d'oxygène, ou, en se contentant des matériaux nutritifs qu'ils ont puisés dans le sang maternel, peuvent résister à l'asphyxie un certain temps et d'une façon exceptionnelle; mais cela ne démontre pas autre chose, et nullement que, lorsque la respiration normale est établie, les conditions de la vie extra-utérine complétement et régulièrement remplies, ainsi que je l'ai dit au début de cette étude, les combustions physiologiques et la production de chaleur qui en est la conséquence soient moindres pendant qu'après la période d'accroissement, — et toute la question est là.

2° *Non-résistance au froid.* — On doit à W. Edwards des recherches très-intéressantes et instructives sur les variations de la température des mammifères et des oiseaux dans les premiers jours qui suivent leur naissance[3]. Il a observé que les jeunes mammifères venant au monde les yeux fermés, avec des organes imparfaits, et les oiseaux encore privés de plumes et incapables de se mouvoir, conservaient une chaleur à peu près égale à celle de leur mère tant qu'ils restaient placés près d'elle, mais se refroidissaient beaucoup dans l'espace d'une à trois heures, lorsqu'ils en étaient éloignés et mis dans une atmos-

1. *Histoire naturelle de l'homme*, 1749, t. II, p. 447.
2. *Dictionnaire de médecine* en 30 vol., t. IV, p. 225.
3. *De l'influence des agents physiques sur la vie*, 1824, p. 132 et suiv.

phère à la température de 10 à 20 degrés. Quand il avait soin de les protéger contre l'action de l'air relativement froid par une enveloppe de laine ou de quelque autre corps mauvais conducteur du calorique, ces animaux nouveau-nés conservaient plus longtemps leur chaleur propre assez élevée. Un petit chien âgé de vingt-quatre heures qui, au contact de sa mère, faisait monter la colonne thermométrique à 37°,75, perdit en dix minutes, lorsqu'on l'isola, plus de 2 degrés de chaleur, et plus de 11 degrés en l'espace de trois heures. Vers l'âge de quinze jours, les chiens et les chats résistent déjà au refroidissement, quand la température extérieure est moyenne, presque aussi bien que leurs parents. Des moineaux nouvellement sortis de l'œuf, qui réunis dans le nid avaient 30 degrés de chaleur, n'en avaient plus que 19 après une heure d'isolement dans une chambre chauffée à 17 degrés. Au contraire, les mammifères qui naissent les yeux ouverts et qui peuvent de suite courir pour chercher leur nourriture, les oiseaux qui sont garnis de duvet et en état de se mouvoir aussitôt l'éclosion, résistent infiniment mieux aux causes de refroidissement, beaucoup moins cependant que les adultes, pourvu que l'air ambiant ne soit pas au-dessous de 10 degrés.

Nés avant terme, les enfants sont dans le même cas que les petits animaux dont les fonctions sont en quelque sorte rudimentaires à l'époque de la naissance naturelle ; ils sont incapables de lutter seuls contre l'abaissement de la température extérieure, qui compromet leur existence. A terme, les nouveau-nés ne se refroidissent pas aussi facilement, ils peuvent très-bien vivre séparés de leur mère en conservant leur chaleur propre ; mais celle-ci est pourtant susceptible de présenter des variations étendues, ils sont encore très-sensibles à la réfrigération, on doit les préserver avec soin de l'influence des vicissitudes atmosphériques, l'une des principales causes de la mortalité désastreuse qui pèse sur eux. Le vieillard, de même que le jeune enfant, se refroidit facilement. Cela vient pour le premier de ce qu'il produit réellement moins de chaleur qu'à l'âge viril; pour le second, de ce que tout en en produisant plus, son faible volume l'expose à en perdre davantage.

W. Edwards a conclu de ses observations « que la faculté de

produire de la chaleur est, chez les animaux à sang chaud, à son *minimum* à l'époque de la naissance, et qu'elle s'accroît successivement jusqu'à l'âge adulte. » Il n'a pas tenu compte des conditions désavantageuses dans lesquelles, en raison de leur petite masse, les nouveau-nés sont placés sous le rapport de la conservation de la chaleur produite. Si la puissance calorigène est à son *minimum* chez les jeunes individus, d'où vient que, lorsqu'on les soustrait aux causes de réfrigération, leur température atteigne le *maximum* de celle que le thermomètre signale chez l'adulte? Si la calorification a sa source dans les actes de nutrition, comment concilier cette prétendue infériorité calorifique du premier âge avec l'activité extrême des mouvements circulatoires et respiratoires, des fonctions de digestion et de sécrétion à cette même période de l'existence? « La contradiction est plus apparente que réelle, dit M. Gavarret, car ce qui domine dans la première période, c'est l'accroissement de volume et de masse des organes et, par suite, le travail d'assimilation; l'élimination est au *minimum*[1]. » Ma réponse est contenue dans les chapitres précédents de cette étude. Je crois y avoir démontré d'une manière certaine que les actes de désassimilation, de destruction, d'excrétion, sont, aussi bien que ceux de composition organique, prédominants chez le jeune enfant : il rend plus d'acide carbonique, d'urée ou d'acide urique, etc., toutes choses égales d'ailleurs, en même temps qu'il consomme plus d'oxygène et d'aliments que l'adulte. La contradiction n'est donc pas seulement apparente, elle est bien réelle, et la conclusion de W. Edwards ne saurait être admise.

Au lieu de prétendre que le jeune être produit peu de chaleur, pour être exact il faut dire que son petit volume, et aussi sans doute l'impressionnabilité exagérée de ses organes délicats, le rendent très-accessible aux causes de refroidissement, d'où les variations dans sa température et la nécessité de le bien couvrir pour l'en préserver.

La comparaison des quantités de chaleur produite et perdue par des animaux de divers poids met, à cet égard, nettement en évidence l'influence du volume du corps. Ainsi, M. Gavarret

1. *Ouvrage cité*, p. 319.

a calculé[1], d'après les résultats des expériences de Lavoisier, de M. Boussingault et de M. Barral, que, sous un climat tempéré, par kilogramme et par heure :

Un *cheval*, du poids de 412^kil.,5,

Produit { par la combustion du carbone	2,017	calories.
Produit { par la combustion de l'hydrogène. . . .	0,085	—
Chaleur totale produite. . . .	2,102	—
Perd par l'évaporation pulmonaire et cutanée. . .	0,459	—
Reste. . . .	1,643	—

Un *homme*, du poids de 55^kil.,4 (moyenne de trois séries d'expériences),

Produit { par la combustion du carbone..	1,835	calories.
Produit { par la combustion de l'hydrogène. . . .	0,431	—
Chaleur totale produite. . . .	2,266	—
Perd par l'évaporation pulmonaire et cutanée . . .	0,437	—
Reste. . . .	1,829	—

Un *mouton*, pesant 27 kilogrammes,

Produit par la combustion du carbone (la proportion d'oxygène fournie par les aliments végétaux a été assez grande pour brûler la totalité de l'hydrogène éliminé par la respiration).	2,601	calories.
Perd par l'évaporation pulmonaire et cutanée. . . .	0,691	—
Reste. . . .	1,910	—

Une *tourterelle*, du poids de 186^gr.,585 (également par kilogramme et par heure),

Produit { par la combustion du carbone..	9,150	calories.
Produit { par la combustion de l'hydrogène. . .	0,954	—
Chaleur totale produite. . . .	10,104	—
Perd par l'évaporation pulmonaire et cutanée. . . .	1,284	—
Reste. . . .	8,820	—

L'évaporation pulmonaire et cutanée n'est pas la seule cause de déperdition de chaleur ; le contact du milieu ambiant, et le rayonnement dont l'intensité augmente à mesure que l'excès de température du corps sur celle de l'air se prononce davantage, déterminent aussi un certain degré de réfrigération, relativement plus considérable chez les êtres d'un petit volume que chez ceux

1. *Ouvrage cité*, p. 508 à 514.

d'un grand volume. C'est pourquoi, à poids égal, à durée égale, les conditions extérieures étant semblables, le pouvoir calorigène de la tourterelle est beaucoup plus puissant et la quantité de chaleur restant disponible beaucoup plus forte que pour le mouton, l'homme et le cheval. Il en est de même jusqu'à un certain point pour l'enfant comparé à l'adulte.

3° Enfin, on s'est appuyé sur les *évaluations thermométriques* de W. Edwards et de Despretz pour soutenir que le nouveau-né produisait moins de chaleur que l'homme. Le premier de ces deux observateurs a vu que la température prise sur l'aisselle de vingt adultes était, terme moyen, de 36°,12, tandis que sur la même région chez dix enfants bien portants, âgés de quelques heures à deux jours, elle était en moyenne de 34°,75 seulement[1]. Le second obtint pour la température moyenne de neuf hommes âgés de trente ans 37°,4, et pour celle de *trois* garçons d'un à trois jours 35°,06[2]. Avait-on eu la précaution essentielle de placer, pendant l'observation, les nouveau-nés à l'abri du refroidissement, et le soin de ne pas trop les découvrir pour appliquer sur eux le thermomètre? Toujours est-il que, contrairement à ces faits, J. Davy avait antérieurement trouvé la température de l'enfant naissant supérieure de 0°,5 à celle de la mère, de 1 degré même dans les douze premières heures qui suivaient l'accouchement. Les travaux étendus qui ont été entrepris depuis, à plusieurs reprises, ne concordent pas non plus avec les chiffres d'Edwards et de Despretz.

D'après M. Mignot, sur quatorze enfants doués de toutes les apparences de la santé, âgés de quatre à sept jours, éveillés, calmes dans leurs berceaux, et placés dans une salle habituellement chauffée à 15 ou 16 degrés, le thermomètre maintenu dans l'aisselle a marqué de 37°,1 à 38°,1[3]. Il n'est pas rare de rencontrer des nouveau-nés qui, à l'état de santé et bien constitués, présentent sans raison appréciable un chiffre de température très-supérieur à celui qu'on constate normalement chez l'adulte; de leur trouver 38 et 39 degrés même. S'il s'agit

1. *Ouvrage cité*, p. 235.

2. *Annales de chimie et de phys.*, 1824, 2e série, t. XXVI, p. 338.

3. *De la circulation, de la caloricité et de la respiration chez les nouveau-nés*, 1851, p. 9.

d'avortons n'ayant pas assez d'énergie pour téter, la chaleur corporelle peut descendre, au contraire, très-bas; mais ceci rentre dans l'ordre des faits pathologiques dont je n'ai pas à m'occuper en ce moment et que je réserve pour un autre travail.

M. Henri Roger, dans un important mémoire, a donné les résultats suivants, fondés sur près de mille explorations[1] :

	Temp. max.	minim.	moyenne.
1° Chez neuf enfants nés depuis moins d'une demi-heure.	37°,75	35°,25	36°,14
2° Chez trente-trois enfants de 1 à 7 jours. .	39°,00	36°,00	37°,08
3° Chez treize enfants de 4 mois à 6 ans inclusivement.	37°,75	36°,75	37°,11
4° Chez douze enfants de 6 à 14 ans.	37°,75	37°,00	37°,31

Dans un ouvrage récent, le même auteur assure que la température des jeunes sujets en santé oscille entre 36 et 38 degrés[2]. Or, celle de l'homme, suivant M. Gavarret, oscillerait entre 36°,50 et 37°,50. Je ne vois pas là une différence bien sensible, et surtout la preuve du faible pouvoir calorigène dans le premier âge.

Ces chiffres, rapprochés de ce que j'ai dit sur l'influence du volume du corps par rapport aux causes réfrigérantes, indiquent au contraire que l'enfant produit plus de chaleur que l'adulte. Les observations de M. F. von Bärensprung sont également en faveur de cette dernière opinion : ce physiologiste a observé que la température des nouveau-nés était à peu près égale à celle de leur mère, prise dans le vagin avant la parturition[3].

De mon côté, j'ai fait dernièrement, à la clinique d'accouchement de la Faculté et à la crèche de Bethléem, sur des enfants nouveau-nés, et sur d'autres âgés de quelques mois à quatre ans, une double série de recherches ayant pour but la connaissance des relations qui existent entre le degré de chaleur, la circulation et la respiration, à l'état de veille et pendant le sommeil.

En voici le résumé :

1. *Archives générales de médecine*, 1845, t. VI, p. 290.
2. *Séméiotique des maladies de l'enfance*, 1864, p. 64.
3. Müller's *Archiv für Anatom. und Physiol.*, 1851, p. 136.

ENFANTS									
ÉVEILLÉS.						ENDORMIS.			
Nos	Age et sexe.	Circulat.	Respirat.	Calorif.	OBSERVATIONS.	Calorif.	Respirat.	Circulat.	OBSERVATIONS.
1	13 hres F.	164	48	38° 1	Pèse 2,900 gr. le 1er jour; vivace, calme, au sein.	37° 8	44	116	Près de sa mère depuis plus de 4 heures.
2	14 h. F.	132	52	37° 8	3,200 gr.; au sein.	37° 3	36	100	Berceau, 1/2 h. après tétée.
3	26 h. M.	124	44	37° 8	3,120 gr.; au sein.	37° 1	33	108	Idem.
4	30 h. M.	144	56	37° 6	2,700 gr.; idem. Ne l'avait pas encore pris ce matin.	37° 2	32	116	Berceau, 1 h. 1/2 après tétée.
5	48 h. M.	132	36	37° 9	3,200 gr.; idem.	37° 1	34	130	Berceau, 3 h. après tétée.
6	60 h. F.	108	38	37° 5	3,100 gr.; idem. Berceau, un peu d'agitation.	37° 0	»	»	Près de sa mère, aussitôt après tétée.
7	60 h. M.	120	39	37° 7	3,550 gr.; au sein.	37° 3	34	127	Le lendemain, 1 h. après tétée, berceau.
8	3 jrs M.	128	48	37° 6	3,650 gr. Près de sa mère, quitte le sein.	37° 2	44	120	Berceau, 1 h. après tétée.
9	5 j. M.	136	36	37° 7	3,320 gr. Calme, près de sa mère.	37° 0	28	124	Près de sa mère, aussitôt après tétée. { Le 10e jour, 6 pustul. de vaccin : 38° 3; 144 pulsat., 40 respir. La mère a 37° 4.
10	5 j. F.	160	52	38° 0	3,070 gr. Remuant, vient de téter.	38° 1	48	125	Berceau, 1 h. après tétée.
11	5 j. M.	164	48	37° 7	3,800 gr., Remuant, 2 h. qu'il n'a tété.	38° 2	40	108	Près de sa mère, id. { 35° 3 dans la main. La mère a 37° 3 sous l'aisselle.
12	6 j. 1/2 F.	136	40	37° 4	2,500 gr. Vivace, cris.	36° 6	36	120	Idem.
13	8 j. 1/2 M.	140	52	37° 6	2,500 gr. Faible, calme, au sein.	37° 8	44	104	Berceau, venait de téter.
14	9 j. F.	128	36	37° 6	3,550 gr.; berceau. Cris.	37° 9	29	110	Berceau; a tété il y a 1 heure. { 29° dans la main, 35° 1 sur les lèvres, 37° 2 sur les gencives.
15	10 j. M.	128	44	38° 3	2,850 gr.; idem. Calme.	37° 3	28	112	Près de sa mère, a tété un peu il y a 1/2 heure.
16	12 j. M.	170	70	38° 2	3,400 gr.; idem. Vigoureux, calme, au sein. Mère : 37° 4.	37° 5	48	160	Berceau, a tété il y a 1 h. 1/2. { Le lendemain, étant éveillé, calme, bien portant, dans son berceau : 38° 5, 156 pulsations, 72 respirations.
17	5 mis F.	156	50	38° 0	Biberon il y a 1 heure. Calme, vivace.	37° 2	32	120	Berceau, 1 h. 1/2 après repas.
18	6 m. F.	132	43	37° 8	Forte, calme, 3 h. ap. repas.	37° 0	40	128	Idem.
19	10 m. F.	120	40	37° 5	Forte, calme.	»	»	»	»
20	14 m. F.	148	»	37° 6	Sanglots, 2 h. apr. repas.	38° 0	27	120	Berceau, 1 h. après repas.
21	14 m. F.	112	36	38° 0	Calme, forte.	37° 2	28	100	Idem.
22	15 m. M.	128	58	37° 8	Agitation; qques sanglots.	37° 0	40	120	Idem.
23	16 m. M.	130	40	37° 9	Fort, calme.	36° 9	32	108	Dort étendu sur le parquet.
24	16 m. F.	108	32	38° 0	Idem.	37° 2	24	100	Berceau, 1/2 h. après repas.
25	20 m. F.	120	30	38° 0	Idem.	37° 7	30	120	Idem.
26	22 m. F.	128	36	37° 4	Calme, debout.	37° 8	26	116	Berceau, 1 h. après repas.
27	22 m. F.	110	35	37° 0	Calme, idem.	37° 0	32	96	Berceau, 1 h. 1/2 après repas.
28	2 ans F.	104	32	37° 5	Idem.	37° 4	27	80	Idem.
29	2 ans F.	»	»	37° 1	Forte.	36° 8	26	112	Berceau, 3/4 d'h. après repas.
30	3 ans F.	128	30	38° 3	Calme, bien portante.	37° 0	32	112	Berceau, 2 h. après repas.
31	3 ans F.	128	33	37° 9	Idem.	36° 9	32	108	Idem.
32	3 ans M.	120	44	37° 8	Idem (38° 5 muqueuse de la joue).	37° 0	24	98	Berceau, 1 h. après repas.
33	3 a. 1/2 F.	168	56	38° 0	Agitation, frayeur.	37° 2	32	120	Idem.
34	4 ans M.	104	36	37° 0	Calme (38° bouche).	37° 8	32	88	Berceau, 1 h. 1/2 après repas.

Dans ces recherches, j'ai constamment pris la température sur la région axillaire, sans découvrir les enfants ou en les recouvrant aussitôt que le thermomètre (toujours le même) était placé. Les enfants âgés de cinq mois à quatre ans ont été choisis dans les meilleures conditions de santé. Éveillés, les plus jeunes étaient couchés horizontalement sur les genoux d'une garde; les autres, assis. Les observations ont été faites chaque jour de trois heures et demie à quatre heures et demie, avant le repas que l'on donne aux enfants vers cinq heures, heure à laquelle ils quittent la crèche. Endormis, ils étaient bien couverts, chacun dans son berceau; les observations ont été prises ordinairement de midi à une heure, les enfants ayant fait un repas copieux à dix heures et demie ou onze heures. La température de la salle a varié entre 16 et 20 degrés.

Les nouveau-nés, âgés de moins d'un à douze jours, étaient également tous bien portants; leur poids au moment de la naissance est la plus sûre indication de la force avec laquelle ils tétaient. La température des salles du service de la clinique était, le matin, à l'heure où il m'était permis d'y faire une assez longue visite, de 18 à 20 degrés.

Le nombre des battements du cœur a été relevé, autant que possible, d'après les pulsations de l'artère radiale, autrement par l'auscultation de la région précordiale; les mouvements respiratoires ont été comptés d'après le soulèvement des parois de l'abdomen, lorsqu'il était appréciable au travers des langes de l'enfant que je me suis constamment gardé de découvrir. L'auscultation a l'inconvénient d'amener un peu d'agitation; je n'y ai eu recours que dans les cas exceptionnels où les autres modes d'examen me laissaient incertain. J'ai eu soin de noter les circonstances passagères qui pouvaient avoir une influence sur l'état de l'enfant. Une cause, en apparence insignifiante, est susceptible de déterminer chez ces petits êtres délicats des variations parfois assez marquées pour induire en erreur. Les chiffres les plus élevés et qui, en raison de cela, me frappaient particulièrement, ont été vérifiés à plusieurs reprises, à quelques minutes ou quelques heures même d'intervalle.

En parcourant les observations rassemblées dans le tableau qui précède, on remarquera d'abord que la température de mes trente-quatre enfants, depuis le plus jeune jusqu'au plus âgé, a très-fréquemment franchi 37°, approchant ainsi de 38°, chiffre qui a été assez souvent dépassé, tandis que rarement celui de 37° n'a pas été atteint. Si l'on cherchait à établir une moyenne de toutes ces évaluations thermométriques, on reconnaîtrait que 37°,70 représente assez exactement la mesure de la chaleur propre à l'enfant, chiffre qui diffère très-peu de celui que M. Mignot avait adopté pour exprimer la température des nouveau-nés.

L'influence du sommeil sur la fréquence du pouls et des mouvements respiratoires a toujours été bien manifeste : la circulation et la respiration se sont simultanément ralenties pendant le sommeil. Dans la grande majorité des cas, la température a été influencée par lui d'une manière correspondante; elle a été trouvée moins forte chez l'enfant endormi que chez le même enfant éveillé; son abaissement a été au plus de 1°,3 (n° 30). Mais il n'en a pas été constamment ainsi : une fois, elle est restée stationnaire (n° 27), sept fois elle a augmenté de 1-2-3-4-5-8 dixièmes (n°s 10-13-14-20-26-11-34). A quoi tient cette particularité ? Sans doute à l'influence de la digestion s'ajoutant à l'influence du sommeil, et l'emportant sur celle-ci. Les enfants à la mamelle digèrent en dormant. Ils s'éveillent pour téter, et s'endorment pour digérer. Je n'ai pu en observer un seul qui, endormi depuis un certain temps, fût à la fin probable du travail de la digestion, c'est-à-dire peu avant le moment du réveil et d'un nouveau repas. Ceux de la crèche, dont la première dentition était ou très-avancée ou terminée, et qui prenaient des aliments solides, étaient couchés réglementairement à onze heures, après leur déjeuner; tous n'obéissant pas à la consigne, quelques-uns restaient éveillés dans leur berceau. Chez ceux-là, j'ai pu me rendre compte de l'influence isolée de la digestion sur la production de chaleur; j'ai constaté qu'une heure environ après le repas il y avait une augmentation sensible de la température du corps, relativement à celle observée pendant l'état de veille et à jeun (une fois la différence a été de 1°; l'enfant était, il est vrai, un peu remuant). Ce phénomène se conçoit facilement : outre que la circulation est plus active dans les viscères abdominaux au moment du travail digestif, il y a aussi — les expériences de Lavoisier et de Seguin l'ont montré — consommation plus grande d'oxygène. Les effets de la digestion et du sommeil étant en sens inverse, il en résulte, chez les nourrissons, des variations de température qu'on a parfois de la peine à rattacher à leur véritable cause.

La quantité de carbone brûlé par l'homme endormi est à celle que l'homme éveillé dépense dans le rapport de 1 à 1,237 (M. Scharling), et Hunter évalue la différence de température à 0°,83 en faveur du second. Chossat a consigné, dans son mémoire sur l'inanition, que des pigeons dont la chaleur à l'état de veille était de 42°,22 n'avaient plus que 41°,48, durant le sommeil. Chacun sait d'ailleurs que, lorsqu'on est endormi, on est très-accessible au refroidissement. Je crois donc que si la température des enfants que j'ai examinés n'a pas toujours suivi le ralentissement notable et constant de la respiration et de la circulation, au moment du repos des systèmes de la vie animale, c'est que l'effet excitateur de la digestion, suivant la période plus ou moins avancée de ce travail, contre-balançait ou dépassait l'effet dépressif du sommeil. C'est chez les enfants endormis, observés une heure environ après le repas, que l'augmentation de température a été constatée. Chez tous ceux qui ont été examinés moins ou plus d'une heure après le repas il y a eu, au contraire, abaissement. Je me borne à signaler ces faits, trop peu nombreux encore, je le reconnais, pour en tirer des déductions positives.

Enfin, je ferai remarquer combien, d'une région du corps à l'autre, le degré de température peut différer chez le nouveau-né. Le n° 14, qui avait 37°,9 sur l'aisselle, avait 37°,2 sur la face muqueuse des lèvres, 35°,1 sur leur face cutanée, et 29° seulement sur la paume de la main que l'on avait négligé de recouvrir.

CHAPITRE SEPTIÈME.

Innervation.

I. — SYSTÈME NERVEUX.

L'enfant naît avec des organes qui lui font éprouver tout ce dont il a besoin pour vivre individuellement. Les impressions qu'il reçoit le portent, sans qu'il ait la notion de leur but, à exécuter certains actes qui assurent sa propre conservation ; ce sont ceux que j'ai étudiés dans les chapitres précédents. Mais bientôt, à l'assimilation nutritive qui a pour résultat l'accroissement de son corps, vient se joindre la perception sensitive qui a pour effet le développement de son intelligence. Il était jusque-là en quelque sorte passif, il devient actif maintenant ; il entre en relation avec ce qui l'entoure, il recueille les impressions venues du dehors, et réagit ensuite par la volition spontanée ou réfléchie sur les instruments de la motricité et de la voix à l'aide desquels il peut se déplacer en totalité, ou changer la situation de quelqu'une de ses parties, manifester ses plaisirs ou ses peines, ses désirs ou ses craintes, traduire ses idées en signes, en faits, et les communiquer par la parole.

Tous ces phénomènes, ceux de la vie végétative et ceux de la vie de relation : sensations internes et externes, incitations instinctives et réfléchies, mouvements involontaires et volontaires, facultés affectives et intellectuelles, sont mis en jeu et régularisés par l'*innervation*, qui domine ainsi toutes les fonctions de l'économie en établissant entre elles la plus parfaite harmonie.

L'innervation s'exerce au moyen d'un ensemble d'organes similaires et synergiques, le système nerveux qui se présente sous la forme d'une masse centrale, axe cérébro-spinal ou *névraxe*, de cordons nerveux ou *nerfs*, étendus des deux côtés du névraxe aux téguments, aux organes des sens, aux muscles, aux parois des vaisseaux, etc., où ils se terminent après s'être partagés en rameaux de plus en plus grêles communiquant fréquemment entre eux, et de *ganglions* placés sur le trajet des nerfs avec lesquels ils sont en continuité de tissu.

La masse nerveuse centrale comprend elle-même plusieurs parties : la *moelle épinière*, tige cylindrique impaire et médiane, lisse et régulière à la surface, creusée en avant et en arrière d'un sillon qui la partage dans toute sa longueur en deux cordons soudés au centre, et qui est logée dans le canal rachidien ; l'*encéphale*, renflement ovoïde volumineux de l'extrémité supérieure de la moelle (bulbe rachidien), qui occupe toute la cavité du crâne. L'encéphale se décompose à son tour en trois segments : le *cerveau*, formé de deux moitiés symétriques nommées hémisphères cérébraux, dont la surface présente des replis sinueux d'égale hauteur ; le *cervelet*, situé en arrière et sous la base du cerveau, comme lui divisé en deux lobes, les hémisphères cérébelleux, parfaitement semblables, placés sur un plan horizontal et parcourus extérieurement par des sillons qui les subdivisent en lames épaisses, concentriques et de hauteur inégale; le troisième segment ou *isthme* de l'encéphale unit les hémisphères cérébraux et cérébelleux à la moelle.

Le névraxe est enveloppé de membranes fibro-vasculaires ou méninges qui envoient des cloisons résistantes entre ses divers segments, et des prolongements dans les sillons que sa surface présente.

Les nerfs se divisent en trois grandes classes :

1° Les uns naissent de l'encéphale et se portent au dehors à travers les trous de la base du crâne ; ce sont les nerfs *crâniens* ou *encéphaliques*, au nombre de douze paires. Ils se dirigent en avant pour se distribuer à des organes de nature très-différente et de structure complexe. D'après les usages qu'ils remplissent,

M. Longet les a rangés en trois groupes distincts : le premier comprenant les trois nerfs des sens supérieurs (olfactif, optique, auditif); le second, les nerfs de sensibilité générale (portions ganglionnaires du trijumeau, du glosso-pharyngien, du pneumogastrique, qui peuvent en outre servir à des sensations spéciales); le troisième, ceux qui président à la fois aux mouvements volontaires, et à certains mouvements respiratoires (moteurs oculaires commun et externe, pathétique, portion non ganglionnaire du trijumeau ou masticateur, facial, spinal, grand hypoglosse);

2° D'autres nerfs émanent de la moelle épinière, sortent du canal rachidien à travers les trous de conjugaison des vertèbres; ce sont les nerfs *spinaux* ou *rachidiens*, au nombre de trente et une paires. Ils se dirigent en dehors pour se répandre dans des régions composées d'éléments partout les mêmes et peu nombreux; ils sont remarquables par l'uniformité de leur origine et l'analogie de leur distribution (M. Sappey). Tous les nerfs rachidiens naissent par une double rangée de racines que leur lieu d'implantation sur la moelle a fait distinguer en postérieures et antérieures. Les premières convergent de dedans en dehors et constituent par leur réunion un faisceau séparé qui, à la sortie du trou de conjugaison correspondant, se jette dans un ganglion olivaire pour reprendre ensuite sa forme fasciculée; les secondes, isolées des premières à leur point de départ par toute l'épaisseur de la moelle, se rassemblent également en un seul faisceau qui s'unit à celui des racines postérieures, au delà de leur ganglion et en dehors par conséquent du canal vertébral. Le tronc qui résulte de la fusion de ces deux faisceaux nerveux se divise presque aussitôt en deux nouvelles branches : l'une qui se ramifie dans les parties postérieures du tronc, du cou et du crâne; l'autre, d'un volume plus grand, qui se distribue dans les régions latérales et antérieures du cou, des parois du thorax et de l'abdomen, ainsi que dans les membres supérieurs et inférieurs;

3° D'autres nerfs enfin tirent leur origine à la fois de l'encéphale et de la moelle. Ils viennent former à droite et à gauche du rachis, sur les côtés et en arrière des gros vaisseaux artériels et veineux, deux cordons noueux de distance en distance, étendus de la base du crâne à la base du coccyx; en haut, ils se prolongent jusque dans l'intérieur du crâne, accolés aux artères carotides internes sur les branches desquelles ils se perdent en filaments d'une extrême ténuité, et s'anastomosent ceux d'un côté avec ceux du côté opposé; en bas, ils se rapprochent et s'unissent également, de façon que ces deux cordons ne constituent qu'un seul et même système en forme d'ellipse allongée, dont les innombrables ramifications se portent en dedans, s'entremêlent et enlacent dans les mailles de leur réseau tous les organes de la vie végétative : ce sont les nerfs *ganglionnaires*, leur ensemble le système nerveux du *grand sympathique*.

Le grand sympathique tire son origine de toute l'étendue de l'axe cérébro-spinal, surtout de la moelle, par des filets grêles et courts, qui sont confondus à leur point d'émergence avec les nerfs crâniens ou rachidiens; ils procèdent de l'une et de l'autre espèce de racines de ces derniers, et se rendent aux ganglions échelonnés sur le tronc central du système. Le nombre de ces renflements est toujours inférieur à celui des paires encéphalo-rachidiennes, car il n'y en a que deux ou trois pour recevoir les filets émanés des paires crâniennes et des huit premières rachidiennes; dix-neuf ou vingt et une autres paires de ganglions répondent aux dernières paires rachidiennes. Leur forme est variable, leur couleur d'un gris rougeâtre, leur consistance assez ferme. Dans leur intervalle, le tronc du grand sympathique conserve sa couleur blanche ou légèrement grisâtre. Ses rameaux efférents ont une grande tendance à s'anastomoser de diverses manières, avant d'arriver à leur destination dans les viscères; ils forment de nombreux plexus auxquels viennent se joindre directement des branches nerveuses cérébro-spinales, et offrent souvent sur leur trajet des renflements ganglionnaires très-petits, variables dans leur nombre et leur situation, ou au contraire très-apparents et constants.

La substance des parties centrales et périphériques du système nerveux se présente sous deux aspects différents auxquels correspondent deux éléments anatomiques dissemblables : une substance blanche, très-vasculaire, glutineuse, la plus abondante dans le névraxe et la seule dans les nerfs, qui est constituée par l'agglomération de *tubes nerveux primitifs*; une autre grise, plus molle et encore plus vasculaire que la précédente, formant une écorce sur les hémisphères du cerveau et du cervelet, des cordons réunis par une commissure dans l'intérieur de la moelle épinière, des amas, noyaux ou lames enveloppés ou traversés par de la substance blanche dans l'isthme de l'encéphale et les ganglions, et qui est composée de *cellules* ou *corpuscules ganglionnaires* placés sur le trajet des tubes, comme les ganglions sur le trajet des nerfs. Les tubes nerveux primitifs ont été distingués en tubes larges (0^{mm},01), blancs, à double contour ou de la vie animale, et en tubes minces (0^{mm},005), gris, à simple contour ou de la vie végétative. Les uns et les autres présentent chacun une paroi homogène, hyaline, souple, extrêmement délicate; au centre, une fibre cylindrique, flexible et fragile, de nature azotée, le *cylinder axis*; en dedans de la gaîne amorphe et autour de la fibre centrale, un liquide visqueux, huileux, homogène et clair ou d'un blanc brillant, la *moelle nerveuse*. La paroi propre des tubes fait défaut dans la masse nerveuse encéphalo-rachidienne; de là la faible résistance de celle-ci comparée à la solidité des racines et des nerfs périphériques.

M. Ch. Robin divise les tubes primitifs larges et minces en deux espèces : les *tubes sensitifs* ou à *cellules ganglionnaires* qui se distribuent aux parties sensibles de l'organisme, et les *tubes moteurs* ou sans *cellules ganglionnaires* qui se terminent dans les muscles[1]. Les cellules des tubes sensitifs larges se rencontrent dans l'épaisseur des ganglions; elles peuvent être considérées comme des dilatations des tubes, avec lesquels elles communiquent par leurs deux pôles opposés. On distingue dans chacune de ces cellules ou chacun de ces corpuscules bipolaires (0^{mm},05 à 0^{mm},1) une paroi plus épaisse que celle du tube, finement granuleuse, parsemée de petits noyaux dans son épaisseur, et un contenu solide, granuleux, offrant à son centre un gros noyau transparent, sphérique, avec un nucléole jaunâtre et brillant. Il existe des corpuscules multipolaires, c'est-à-dire qui sont en continuité de substance avec plusieurs tubes à la fois. Dans le névraxe, de même que les tubes les cellules ganglion-

1. *Dictionnaire de Nysten*, 1865, p. 1000.

naires situées dans la substance nerveuse grise sont dépourvues de paroi propre ; elles donnent naissance à plusieurs cylindres-axes, qui se subdivisent et s'anastomosent d'une cellule à l'autre. En passant de la substance grise dans la substance blanche, chacun de ces cylindres-axes et chacune de ces subdivisions s'entourent d'une couche de moelle et forment ainsi autant de tubes primitifs. Les tubes moteurs naissent dans le centre encéphalo-rachidien de cellules généralement quadripolaires, les tubes sensitifs de cellules ordinairement tripolaires, ceux qui gagnent le grand sympathique de cellules analogues, mais plus petites et plus régulières. Les cellules des tubes sensitifs minces diffèrent seulement des cellules des tubes larges par leur volume qui est plus petit, l'épaisseur de leur paroi qui est un peu moindre, leur forme qui est généralement ovoïde au lieu d'être sphérique (M. Ch. Robin). Les organes nerveux centraux contiennent encore constamment de fines granulations analogues à celles qui sont renfermées dans les corpuscules, des cellules pâles ($0^{mm},01$) et des noyaux libres à contours foncés ($0^{mm},005$) ou myélocytes.

Tandis que dans les nerfs du grand sympathique on ne rencontre qu'un seul tube large pour dix tubes minces, dans le système nerveux cérébro-spinal les tubes larges sont beaucoup plus nombreux que les tubes minces. Mais, indépendamment de ces éléments, Remak a le premier décrit sous le nom de *fibres grises* ou *gélatiniformes*, et observé dans les nerfs rachidiens, entre chaque ganglion intervertébral et le point d'émergence des filets radiculaires du grand sympathique, dans les filets gris de celui-ci, d'autres éléments spéciaux très-déliés. Ce sont des tubes nerveux un peu aplatis, pâles, à bords nets et parallèles, larges de $0^{mm},003$, parsemés de granulations grisâtres et de noyaux allongés, en connexion avec les corpuscules ganglionnaires.

Le système nerveux tenant sous son influence les actes de nutrition, établissant la solidarité d'action des organes internes, tout en assurant la vie de relation, on devine quelles sont, au début de l'existence aérienne, les parties de ce système qui doivent offrir l'organisation la plus complète : ce sont celles qui sont absolument nécessaires à l'exercice des fonctions nutritives. La raison indique et l'observation anatomique et physiologique démontre que chez le nouveau-né la moelle épinière et le grand sympathique, où l'activité nerveuse est continuellement et spontanément départie, possèdent déjà un degré de perfection que l'encéphale est loin encore d'avoir atteint. Le nouveau-né emploie toutes ses ressources à la sanguification, tous ses actes sont dirigés vers la conservation et le développement de son individualité. Pour lui, le monde extérieur est pour ainsi dire renfermé dans les deux bras de celle qui l'allaite. Les facultés sensoriales et intellectuelles s'ébauchent ensuite rapidement durant le premier âge. A mesure que la croissance physique du jeune être avance, les instruments des sensations externes, de la volition réfléchie, de la locomotion, de la parole, achèvent de s'organiser et acquièrent la solidité nécessaire à leur exercice actif. Comme tout est nouveau pour lui, tout ce qui l'entoure le frappe et arrête son attention; se nourrir et dormir ne lui suffit plus, il éprouve et manifeste avec vivacité le besoin d'agir, de se mouvoir, de connaître, de fournir enfin des matériaux à ses facultés cérébrales en même temps qu'il en fournit d'un autre ordre à ses organes.

On a prétendu caractériser les périodes successives de la vie humaine par la prédominance d'action que, dans chacune d'elles, une des grandes sections centrales de l'économie exercerait par rapport aux deux autres; on a dit que la tête était le centre dominant chez l'enfant, la poitrine chez le jeune homme, l'abdomen chez l'homme fait et le vieillard. De ce que les convulsions se montrent faciles et fréquentes dans le premier âge, de ce que les affections de la face et du cuir chevelu sont communes chez l'enfant et que, relativement au reste du corps, son crâne paraît volumineux, s'ensuit-il que l'encéphale ait alors une grande puissance fonctionnelle ? Je ne m'arrêterai pas à discuter ces assertions, erronées à mon avis, et basées sur une observation vraiment trop superficielle. Si l'on tenait à établir de semblables rapprochements entre l'âge et l'activité fonctionnelle des organes contenus dans les trois grandes cavités du corps, il aurait été plus exact de définir la période de croissance par la prédominance des appareils thoraciques et abdominaux, et la période suivante par l'extrême activité de l'encéphale; mais on caractérise toujours mal un ensemble en ne considérant qu'une seule de ses parties.

Le travail de formation du système nerveux se fait avec plus de rapidité vers la moelle épinière que vers l'encéphale; c'est à partir du cinquième mois de la vie fœtale que le volume du cerveau l'emporte sur celui de la moelle, qui jusque-là avait prédominé sur lui. Les nerfs et les ganglions se forment en même temps que la masse spinale et avant l'encéphale. D'après Tiedemann, la substance grise se dépose, vers le cinquième mois, dans l'intérieur de la moelle, sur la substance blanche produite d'abord; tandis qu'elle ne se montre au pourtour des hémisphères cérébraux et cérébelleux que vers la fin du neuvième mois[1]. La substance nerveuse du fœtus constitue une masse homogène d'un blanc rougeâtre.

A l'époque de la naissance, la moelle et le bulbe rachidien sont très-bien conformés, fermes et blancs à leur surface, encore un peu mous et d'un gris rosé à leur centre, qui est parcouru par un canal large d'un demi-millimètre environ, limité par une membrane très-mince, l'épendyme, qu'une rangée de cellules épithéliales prismatiques tapisse. Son extrémité inférieure arrive dans le canal rachidien au niveau de la troisième ou de la quatrième vertèbre lombaire; chez l'adulte, elle répond à la seconde de ces vertèbres.

Le cerveau du nouveau-né ne ressemble que par sa configuration générale à celui de l'adulte. Il est de faible consistance et de faible densité; il se laisse cependant couper par tranches assez nettes, mais la substance nerveuse ne tarde pas à se ramollir au contact de l'air et à prendre un aspect pulpeux. Sa couleur est d'un blanc cendré pâle; on reconnaît la neurine grise seulement à la présence d'une mince couche superficielle moins opaline que la masse sous-jacente, et qui serpente le long des circonvolutions peu proéminentes. Tout l'encéphale est très-vasculaire; dans les points où se trouvera plus tard la substance grise, les capillaires sanguins sont plus abondants et plus larges qu'ailleurs. La distinction entre les deux substances grise et blanche est un peu moins difficile à faire dans le cervelet que

1. *Anatomie du cerveau*, 1823, p. 120.

dans le cerveau. Chez le jeune enfant, le cervelet n'a pas un volume proportionnel à celui du cerveau. Chaussier a constaté que le premier organe ne représentait au plus, jusqu'à la quatrième année environ, que la treizième partie du poids total du second, tandis que chez l'adulte il en représente à peu près la huitième partie. Tout l'encéphale a, au début de la vie, un volume proportionnel plus grand que celui qu'il possédera dans l'âge viril; son poids est à la masse corporelle comme 1 est à 8, tandis qu'il sera plus tard comme 1 est à 40. Les membranes du centre nerveux offrent de très-bonne heure la disposition et la solidité qu'elles devront toujours avoir.

Après la naissance, l'accroissement de l'encéphale continue avec lenteur; il n'atteint son maximum qu'entre la trentième et la quarantième année (Parchappe). La couche corticale des hémisphères cérébraux prend une teinte d'abord rosée, puis rougeâtre, brunâtre et enfin grise. A la fin de la première année, l'organisation du cerveau est achevée; il ne diffère alors de ce qu'il sera ensuite que par son volume absolu, qui est encore moindre, ou son volume comparé à la masse corporelle qui est, au contraire, plus grand chez l'enfant que chez l'adulte. Cette augmentation de volume du système nerveux, qui est loin d'ailleurs d'être proportionnelle à l'accroissement des autres organes, résulte uniquement, assure M. Harting, de la plus grande épaisseur que les éléments histologiques déjà formés acquièrent peu à peu, le nouveau-né possédant le même nombre de tubes primitifs que l'homme fait; les tubes de l'un auraient une largeur de $0^{mm},01$, ceux de l'autre $0^{mm},016$.

Chez le jeune enfant, les nerfs ont un développement en rapport avec celui des centres encéphalo-rachidiens et, contrairement à ce qui a lieu pour les vaisseaux nourriciers, leur volume n'augmente pas en proportion de l'accroissement des autres parties de l'organisme. Ils sont relativement très-gros. Les ganglions du grand sympathique sont très-apparents, déjà semblables par leur coloration grise et leur consistance ferme à ce qu'ils seront plus tard.

II. — PROPRIÉTÉS ET FONCTIONS GÉNÉRALES DU SYSTÈME NERVEUX.

Quelque étendus et variés que soient les phénomènes physiologiques dans lesquels il intervient, le système nerveux n'exerce son action que par trois ordres de propriétés : la *sensibilité*, la *motricité*, reliées entre elles par un mode d'activité intermédiaire qui caractérise mieux qu'aucun autre l'animalité et appartient en propre à l'encéphale, la *volition*. Le névraxe est à la fois impulsif et réceptif; les nerfs le mettent en relation avec tous les points de l'économie où ils se répandent, et transmettent les impressions sensitives de la périphérie vers le centre, l'incitation motrice du centre à la périphérie.

Il existe des éléments nerveux conducteurs du mouvement, d'autres du sentiment parfaitement distincts ; mais ils s'accompagnent les uns les autres dans leur distribution, de façon que partout où il y a mouvement il y a sentiment. C'est principalement dans les nerfs rachidiens, qui sont constitués chacun par deux racines, que la distinction entre les éléments conducteurs du mouvement et ceux qui transmettent les sensations est bien tranchée. La racine *postérieure* de chacun de ces nerfs, pourvue d'un ganglion, est *sensitive* ; la racine *antérieure*, dépourvue de ganglion, est *motrice*. Le tronc nerveux qui résulte de la fusion de l'une et de l'autre est mixte, à la fois sensible et moteur ; il se porte à la périphérie du corps, dans les parties contractiles ou impressionnables servant à la vie de relation, et dont les actes nerveux sont volontaires et conscients. Quoique les aptitudes fonctionnelles des deux sortes de racines ne soient pas les mêmes, toutes les deux, étant excitées, sont susceptibles de témoigner de la sensibilité, mais d'une manière différente : les postérieures directement, les antérieures indirectement. Si l'on coupe la racine antérieure motrice d'un nerf sans léser la postérieure, on constate que le bout central de la racine coupée est complétement insensible, et que l'irritation du bout périphérique cause de la douleur avec des contractions violentes comme celles des crampes (la section des racines postérieures donne un résultat inverse); cette douleur arrive au névraxe, dont le nerf moteur irrité est séparé, par les filets de sensibilité musculaire faisant partie de la racine postérieure correspondante. Ce phénomène a reçu de Magendie le nom de *sensibilité récurrente;* M. Brown-Séquard, en faisant voir que celle-ci portait sur les muscles, l'a fait rentrer dans l'ordre des actions réflexes dont je parlerai tout à l'heure.

Les nerfs crâniens n'ont, pour la plupart, qu'une origine simple ou une seule racine; l'association des deux propriétés, motrice et sensitive, qui constitue l'unité physiologique du nerf, y est souvent trop intime, et les anastomoses, qui font communiquer beaucoup de ces cordons entre eux, sont trop nombreuses pour qu'il ne soit pas très-difficile quelquefois de distinguer les filets moteurs des filets sensitifs. On a pu cependant, je l'ai dit, classer ces douze paires nerveuses crâniennes en trois catégories: l'une de sensibilité générale, l'autre de mouvement, la troisième de sensibilité spéciale. Les nerfs de ce dernier groupe destinés à la vision, à l'audition et à l'olfaction offrent des caractères tout à fait propres; ceux des deux premiers ont des attributions moins bien accusées, ils se mêlent fréquemment pour produire des nerfs mixtes.

Le système du grand sympathique se rattache aux deux espèces de racines des nerfs cérébro-rachidiens par des filets qui en partent ou y arrivent; il contient, lui aussi, des tubes moteurs et des tubes sensitifs, qu'il distribue aux tissus moteurs ou sensibles de la vie végétative, aux muscles, aux organes splanchniques, aux muqueuses et aux parois des vaisseaux. Les phénomènes qui lui sont soumis sont inconscients et indépendants de la volonté.

On a considéré les filets qui relient entre eux les deux systèmes de l'innervation comme étant les racines motrices et sensitives du grand sympathique, et celui-ci comme une simple émanation du centre cérébro-spinal, au double point de vue fonctionnel et anatomique. Opposé à cette opinion, Bichat professait que le système nerveux ganglionnaire était distinct et indépendant, constitué par des centres nerveux multipliés, les ganglions, sortes de petits cerveaux végétatifs disséminés en communication avec le névraxe, et par des branches viscérales extrêmement nombreuses rayonnant dans toutes les directions pour se distribuer à tous les appareils de nutrition. Il est, en effet, impossible de ne pas être frappé des différences qui séparent le système cérébro-spinal du système du grand sympathique; mais plus on avance dans leur étude, plus on voit que l'unité est l'un des traits caractérisques des organes nerveux, et que les modifications qu'ils présentent en passant d'une espèce à l'autre, tout en étant importantes et remarquables, n'établissent pas une ligne de démarcation aussi nettement accusée que Bichat l'avait soutenu.

Les deux ordres de racines nerveuses des nerfs encéphalo-rachidiens se distinguent par des propriétés bien déterminées : les postérieures, par la sensibilité ou douleur plus ou moins vive qui est ressentie lorsqu'on applique sur elles des irritants chimiques, mécaniques ou galvaniques; les antérieures, par les mouvements que leur excitation produit dans les parties où leurs branches périphériques se terminent.

Il suffit de faire passer un faible courant électrique par les nerfs moteurs rachidiens pour mettre en jeu aussitôt la contractilité des muscles dans lesquels ils se distribuent; le même courant faible appliqué sur un filet sympathique ne produira rien de notable, il faudra employer une pile beaucoup plus forte pour obtenir un effet analogue. C'est ainsi que M. Claude Bernard, déterminant une excitation d'un nerf moteur cérébro-spinal au moyen du courant propre au tissu musculaire, a essayé souvent, et toujours sans résultat satisfaisant, d'obtenir le même effet sur les filets moteurs ganglionnaires [1]. L'action motrice exige, pour se manifester par l'intermédiaire du grand sympathique, une intensité d'électricité plus grande ; elle est, en outre, lente à se produire et, après la suppression de l'excitant, lente à s'éteindre. Le cœur enlevé de la poitrine d'un animal vivant continue de battre quelque temps encore, jusqu'à ce que les filets et les ganglions sympathiques qui entretiennent ses contractions aient dépensé toute la force nerveuse qu'ils retenaient. Les mouvements provoqués par l'entremise des nerfs ganglionnaires, identiques quant à leur mécanisme à ceux qui dépendent de la volonté, en diffèrent par la variété de leurs

1. *Leçons sur la physiol. et la pathol. du système nerveux*, 1858, t. I, p. 302.

effets : tantôt ils augmenteront l'intensité d'une sécrétion, d'une exhalation, exerceront une influence directe sur la calorification, tantôt ils modifieront la situation des viscères en provoquant le déplacement des matériaux nutritifs ou l'expulsion des produits de désassimilation; ils prendront part tantôt à des phénomènes chimiques, tantôt à des phénomènes physiques. L'excitation d'un nerf moteur cérébro-spinal, en mettant en jeu la contractilité musculaire, se bornera toujours à modifier la direction des organes mobiles, la forme des muscles, à agrandir ou à diminuer l'angle des leviers sur lesquels les muscles s'attachent.

Le grand sympathique, conducteur de la motricité, possède-t-il également, comme les nerfs de la vie animale, la propriété de servir de conducteur à la sensibilité? Renferme-t-il des éléments sensitifs dans son organisation? N'ayant aucune conscience de ce que les organes internes ressentent, on pourrait croire que les parties dont l'innervation est soumise au système ganglionnaire sont dépourvues de sensibilité. Mais, quoique non perçue à l'état physiologique, une sensibilité d'une nature spéciale, vague, obscure, n'existe pas moins dans ces organes. C'est elle qui accuse les besoins de la vie nutritive, besoins de respirer, de manger, de boire, d'uriner, etc.; c'est à elle aussi qu'il faut rapporter les angoisses qui accompagnent la gêne de la circulation. On a un exemple incontestable de cette sensibilité végétative dans la sécrétion abondante de salive que provoque le contact des aliments, des substances acides surtout, avec la muqueuse buccale, dans l'écoulement de bile et de suc pancréatique que détermine l'action des excitants mécaniques et chimiques sur les orifices intestinaux des conduits biliaire et pancréatique. Inconsciente, incapable de causer des réactions volontaires, elle produit seulement des réactions réflexes du genre de celles que je viens de mentionner. En raison de cela probablement, on lui a donné le nom de *sensibilité réflexe*. M. Claude Bernard a vu qu'on pouvait amener des secousses violentes dans les membres et dans les muscles de la vie extérieure par le frottement des filets nerveux sympathiques dans l'abdomen[1]. Il est cependant impossible de distinguer physiolo-

1. *Ouvrage cité*, p. 323.

giquement, dans le système nerveux ganglionnaire, deux ordres de racines, dont les unes, analogues à celle des racines antérieures rachidiennes, auraient des propriétés motrices, et les autres des propriétés sensitives à part comme celles des racines postérieures.

On éveille difficilement la sensibilité du grand sympathique, même à l'aide de stimulants très-énergiques. Suivant M. Longet, les animaux chez lesquels on irrite les ganglions semi-lunaires ou les grands nerfs splanchniques donnent des signes non équivoques de douleur, toutefois ni aussi vive, ni aussi rapidement qu'après la simple excitation d'un nerf sensitif cérébro-spinal. M. Claude Bernard, qui a fait à cet égard une série d'expériences décisives, a au contraire remarqué que tous les ganglions sympathiques étaient insensibles aux irritants, et que le tiraillement ou l'électrisation des nerfs splanchniques ne causait jamais de douleur; leur cautérisation et leur arrachement paraissent bien déterminer une souffrance plus ou moins vive, mais ces manœuvres produisent des mouvements réflexes très-évidents, parfois très-violents dans le tronc et les membres, qui ne doivent pas être pris pour des signes de douleur, car on les observe au moins aussi énergiques sur des animaux dont on excite le grand sympathique après les avoir sacrifiés par la section du bulbe rachidien.

Enfin, dernière différence d'action très-remarquable entre les deux grandes sections du système nerveux, l'éminent physiologiste que je viens de citer a découvert que la destruction des nerfs sympathiques (sauf les deux splanchniques et ceux qui entrent dans le foie), ou l'ablation de leurs ganglions (sauf le ganglion lombaire dont les filets se rendent au rectum), était constamment et immédiatement suivie d'une élévation de température à la surface et dans l'épaisseur des régions correspondantes. La chaleur, ainsi augmentée, excède parfois de 5 à 10 degrés celle du côté opposé à l'opération; elle persiste très-longtemps, indéfiniment même chez les chiens après l'excision des ganglions. Cet effet s'accompagne d'une suractivité de la circulation sanguine et d'une augmentation de sensibilité; la région affectée devient rouge, irritable, la résistance au froid est plus marquée. Quand on place l'animal dans un milieu ambiant dont la température est beaucoup au-dessous de celle de son corps, on voit la partie lésée se refroidir moins vite que celle du côté opposé; de telle sorte que la différence de calorification entre l'une et l'autre devient de plus en plus prononcée. Le même animal étant placé dans une étuve dont la température est fort au-dessus de la sienne, on constate que la région déjà plus chaude ne le devient pas sensiblement davantage, tandis que les autres s'échauffent si bien que toutes les parties du corps sont bientôt en harmonie de température[1]. Le sang qui distend les capillaires après la section du sympathique a lui-même une chaleur plus forte, les artères battent avec plus d'énergie, et c'est sans doute à ce phénomène circulatoire plutôt actif que passif, à l'accroissement des actes intimes de nutrition qui en résultent, qu'est due l'exaltation calorifique. Or, quand on pratique la section des branches nerveuses du système cérébro-spinal, on observe constamment un effet inverse, c'est-à-dire le refroidissement des parties où ces nerfs se ramifient.

La section des nerfs du sentiment, outre l'abolition du sentiment, produit un abaissement de température; celle des nerfs du mouvement, à la fois de la paralysie et du refroidissement; celle d'un tronc mixte, les trois effets réunis; seule, la section des nerfs sympathiques, qui ne produit ni l'immobilité des muscles, ni perte de sensibilité, cause toujours une augmentation de chaleur et de vascularisation dans la région correspondante. D'un autre côté, l'excitation galvanique de ces derniers nerfs amène toujours un résultat opposé à celui que détermine leur section, à savoir : un abaissement de température au-dessous de l'état normal, et un affaiblissement de la circulation capillaire[2].

On voit que le système ganglionnaire, comparé au système cérébro-spinal, offre quelques dissemblances prononcées; il ne faudrait pas en conclure cependant, comme on l'a fait, que l'un est indépendant de l'autre. Ils sont, au contraire, tous les deux étroitement associés; ils s'influencent mutuellement. Le grand sympathique puise son action, par de nombreuses racines, dans le névraxe; quand ses connexions avec ce dernier sont détruites,

1. *Ouvrage cité*, t. II, p. 478 et suiv.
2. *Id.*, t. II, p. 490-511.

il perd la faculté d'entretenir le mouvement involontaire et la sensibilité réflexe dans les appareils nutritifs. Ses ganglions ne sont pas des centres nerveux indépendants, agissants par eux-mêmes isolément, ou du moins dont l'action propre suffise au développement et à l'entretien de la force nerveuse végétative. Lorsque, par exemple, les communications du ganglion ophthalmique avec l'encéphale sont rompues (ce qui s'obtient en divisant dans le crâne le nerf moteur oculaire commun qui lui fournit son filet gros et court, et le tronc du trijumeau qui lui envoie son filet sensitif long et grêle), les nerfs ciliaires, qui naissent de ce petit ganglion et vont se distribuer pour la plupart dans l'iris, n'empêchent pas l'iris de demeurer immobile, les sécrétions et la nutrition de l'œil d'être entravées ou viciées, l'organe de s'atrophier et la vision de se perdre; le ganglion ne fonctionnant plus parce que ses connexions avec les nerfs cérébraux sont détruites, il est clair, dit M. Longet, que ceux-ci lui apportaient une influence fonctionnelle qu'il ne possède pas par lui-même, au moins à un degré suffisant[1]. D'un autre côté, la galvanisation du nerf moteur oculaire commun, avant sa liaison avec le ganglion ophthalmique, ne fait pas contracter la pupille; tandis que l'on peut solliciter des mouvements iriens en portant l'excitation sur les filets que ce ganglion reçoit du sympathique cervical. Le grand sympathique influencé par le système nerveux de relation réagit à son tour sur celui-ci, de même que les tubes moteurs rachidiens influencent les tubes sensibles de ces nerfs, pour produire le phénomène de la sensibilité dite récurrente. L'unité de tous les organes de l'innervation est établie par ces faits bien constatés. P. A. Béclard, en disant que le système ganglionnaire avait une sphère d'action propre mais renfermée dans la sphère d'action générale du système cérébro-spinal[2], a caractérisé ce qui les rapproche et les éloigne l'un de l'autre, et en même temps exprimé leur mode d'union d'une manière parfaite.

L'innervation de la vie animale et l'innervation de la vie végétative sont solidaires. Des mouvements involontaires peuvent succéder à des sensations perçues; des contractions involontaires peuvent être déterminées par des sensations non perçues, aussi

1. *Traité de physiologie*, 1850, t. II, p. 376.
2. *Éléments d'anatomie générale*, 1852, p. 644.

bien dans les appareils intérieurs que dans les appareils extérieurs. Ce sont là des actions nerveuses très-communes, que l'on a désignées sous le nom d'*actions réflexes* pour celles qui se rattachent principalement aux appareils de relation, et de *sympathies* pour celles qui se rapportent plus spécialement aux appareils de nutrition. Pour se manifester, le pouvoir réflexe a nécessairement besoin du concours de l'axe cérébro-spinal; les renflements ganglionnaires n'ont pas par eux-mêmes la puissance de réfléchir sur les filets moteurs les impressions qui leur sont transmises par les filets de sensibilité. Tandis que sur de très-jeunes mammifères, dont la moelle épinière est intacte, le pincement du canal digestif y détermine des contractions qui se propagent à une assez grande distance, on n'obtient plus après la destruction de la moelle qu'une simple dépression inégale sur le point de l'intestin que l'on irrite.

Dans l'état de santé, les deux systèmes nerveux s'équilibrent, ils sont en complète harmonie d'action, l'un n'empiète pas sur la sphère de l'autre; mais, dans un état pathologique même sans gravité et passager, il arrive souvent, quand l'activité nerveuse est exaltée de part ou d'autre, que les divers phénomènes nerveux se mêlent, s'influencent réciproquement, que les mouvements réflexes d'un organe splanchnique, par exemple, deviennent la cause de contractions convulsives des muscles habituellement soumis à la volonté. C'est ainsi que, chez les enfants, la présence d'helminthes dans le tube intestinal, ou des troubles circulatoires, le travail de la dentition, etc., déterminent très-souvent des mouvements violents et désordonnés dans les muscles extérieurs. On peut produire ces réactions générales en excitant les plexus ganglionnaires abdominaux d'un animal récemment tué; on observe alors des contractions non-seulement dans le canal digestif, mais encore dans le thorax et les membres. Par contre, des impressions transmises au névraxe par des nerfs de relation peuvent, en stimulant d'abord celui-ci, amener une réaction motrice dans les appareils de la sphère végétative : une douleur vivement ressentie à la peau fait battre le cœur avec rapidité par l'intermédiaire des seuls filets cardiaques sympathiques. L'action des nerfs moteurs plaçant toujours les muscles dans un état opposé à celui dans lequel ils se trouvent au moment de l'excitation, le cœur, sans cesse en mouvement, est arrêté par l'influence exaltée du pneumogastrique.

Sans aucun doute, les actions réciproques des différentes parties du système nerveux les unes sur les autres, qui physiologiquement se contre-balancent, jouent un grand rôle dans les états pathologiques, surtout chez l'enfant dont l'impressionnabilité et l'irritabilité sont extrêmes. La solidarité vitale est, dans son organisme, particulièrement étroite; un point est-il atteint, il va réagir sur plusieurs autres à la fois. Les sympathies sont plus puissantes, plus variées et, à l'occasion d'une affection légère par elle-même, capables souvent de mettre la vie en danger; mais chez lui, la mobilité de ces phénomènes est heureusement si grande, que le danger pourra se dissiper aussi vite qu'il s'était montré.

Le névraxe est le point de départ ou d'arrivée de tous les conducteurs des mouvements et des sentiments. La moelle épinière, constituée extérieurement par de la substance blanche et intérieurement par de la substance grise, est plus ou moins sensible à la surface et insensible au centre. Le cerveau présente une disposition inverse des deux substances: ses parties profondes sont blanches et sensibles, et ses parties périphériques grises et insensibles[1]. Mais la sensibilité n'est pas égale dans toutes les régions blanches de la moelle. Dans le faisceau antérieur, elle est récurrente; il n'en possède pas par lui-même, il la doit aux connexions des racines postérieures avec les racines antérieures; lorsqu'on divise ces dernières, la sensibilité disparaît dans le faisceau antérieur. Sur les côtés de la moelle, la sensibilité est également récurrente; pourtant elle persiste encore après la section des racines antérieures. Le faisceau postérieur est constamment sensible, et c'est lui qui paraît fournir par l'entremise de ses nerfs la sensibilité aux autres parties[2].

La moelle est un conducteur du mouvement et du sentiment,

1. Toutefois d'après plusieurs expérimentateurs, M. Longet notamment, la substance médullaire, aussi bien que la substance corticale des hémisphères cérébraux et cérébelleux, des couches optiques et des corps striés, serait complétement insensible à toute espèce d'irritations mécaniques ou chimiques; la sensibilité et l'excitabilité de l'isthme encéphalique disparaîtraient dès qu'il s'est engagé dans le cerveau et le cervelet.

2. Cl. Bernard, *ouvrage cité,* t. I, p. 330.

les deux ordres de nerfs venant s'y insérer. Elle transmet par les cellules nerveuses de sa substance grise, elle-même insensible, au cerveau pour y être perçues, les impressions qui lui arrivent de la périphérie de l'organisme par les racines postérieures. La perception cérébrale effectuée, la volonté peut la transformer en une réaction motrice consciente; la volonté précède immédiatement le mouvement, dont l'incitation est transmise aux muscles de la vie animale par le centre encéphalo-rachidien et les nerfs des racines antérieures. Les hémisphères cérébraux ont également la faculté de déterminer des mouvements volontaires spontanés, c'est-à-dire sans le concours d'aucune sensation extérieure; par une opération de l'intelligence, l'action motrice est éveillée et conduite directement de la surface cérébrale aux nerfs moteurs et aux muscles volontaires. Dans d'autres cas, les impressions sensitives qui arrivent à la moelle n'étant pas perçues, n'arrivant pas jusqu'au cerveau, centre unique de perception, il pourra survenir encore une réaction motrice dans les parties contractiles; mais la volonté n'y prendra aucune part, le retour de l'excitation nerveuse se fera des racines postérieures aux racines antérieures par la substance grise du centre spinal, la sensibilité sera non consciente, le mouvement involontaire et réflexe.

La moelle n'est donc pas uniquement un organe de transmission; elle est aussi un centre d'innervation. Il en est de même du bulbe rachidien, portion renflée de la moelle à son entrée dans le crâne; outre son rôle de conducteur, il jouit du pouvoir réflexe à un assez haut degré. Il est encore le foyer et le régulateur des mouvements respiratoires, l'intégrité de sa substance grise centrale est indispensable à l'entretien de la respiration et de la vie; c'est en raison de ce pouvoir spécial du bulbe, localisé dans un point circonscrit de son centre, qu'on a désigné celui-ci par l'épithète de *nœud vital*.

La protubérance annulaire ou portion médiane de l'isthme encéphalique agirait plus particulièrement, pense M. Longet, comme centre perceptif des impressions tactiles et comme agent incitateur des mouvements de locomotion, seul ou avec le concours du cerveau[1]; mais rien ne prouve que l'agitation des ani-

1. *Ouvrage cité*, t. II, p. 37 et 213.

maux auxquels on a détruit les hémisphères cérébraux ne soit pas involontaire, et que leurs cris dans cet état de mutilation soient des signes de sensibilité générale perçue. Les pédoncules cérébraux et cérébelleux, qui relient les masses centrales cérébro-rachidiennes entre elles, servent à la transmission des impressions sensitives à l'encéphale et des impulsions motrices à l'appareil musculaire. Les tubercules quadrijumeaux, situés au-dessus des pédoncules, sont indispensables à la vision; lorsqu'ils sont détruits, celle-ci est abolie.

Malgré les tentatives nombreuses qui ont été faites pour spécifier la part du cervelet dans les phénomènes de l'innervation, il est encore aujourd'hui impossible d'en rien dire de positif. On sait seulement que cet organe remplit un rôle important dans la coordination des mouvements de translation, et que sa lésion entraîne leur désharmonie.

Enfin, le cerveau est le siége des perceptions sensoriales, le point de départ de l'incitation motrice, le centre des facultés intellectuelles et morales et des déterminations instinctives; leur développement chez l'enfant est en rapport immédiat avec l'évolution organique de la masse cérébrale. Celle-ci est le siége essentiel de la volonté, de la mémoire, et de la juste appréciation de la valeur des diverses impressions faites par les objets extérieurs sur les sens. Les qualités les plus nobles, les facultés de comparer des sensations, de les conserver à l'état de souvenirs, d'associer des idées concrètes et abstraites, de former des jugements, de les exprimer par la parole, de concevoir l'infini, s'affaiblissent et s'éteignent à la suite des altérations graves du cerveau.

Assigner à chacun de ces actes supérieurs une portion déterminée de la masse de l'organe, ce serait croire démontrées des théories non pas inadmissibles ou inutiles, mais la plupart par trop hypothétiques actuellement.

III. — MOUVEMENTS EXTERNES.

Au système nerveux se rattachent : 1° l'appareil locomoteur qui comprend les agents passifs et actifs des mouvements (les os, les cartilages, les muscles); 2° les organes des cinq ordres de sensations spéciales, qui font apprécier les qualités de lumière et de couleur (vue), de saveur (goût), les vibrations sonores (ouïe), les émanations odorantes (odorat), et l'état extérieur (toucher) des corps environnants. Je dois me borner à quelques mots sur chacun de ces organes et chacune de ces fonctions.

L'ensemble des *os*, le squelette, en même temps qu'il fournit des points d'insertion solide aux muscles et constitue des leviers diversement articulés entre eux de manière à pouvoir changer de rapport les uns avec les autres par l'effet de la contraction musculaire, détermine en grande partie les dimensions et la forme générales du corps, et sert à protéger ou à soutenir d'un côté le névraxe (crâne et rachis), de l'autre les appareils splanchniques respiratoire, circulatoire, digestif et sécrétoire (cage thoracique et bassin). Il est formé d'un grand nombre de pièces très-différemment conformées, plus ou moins longues, courtes, aplaties, étroites ou larges, qui au début de la vie aérienne sont encore peu développées; les osselets de l'appareil auditif sont les seules pièces qui le soient désormais parfaitement. Les os longs des membres sont arrondis et composés de trois segments : celui du milieu ou diaphyse, d'un petit diamètre, est ossifié; ceux des extrémités ou épiphyses sont relativement gros et entièrement cartilagineux, sauf les épiphyses inférieure du fémur et supérieure du tibia quelquefois où il existe un noyau osseux. Les os du bassin sont également formés de trois parties, ainsi que les métacarpiens, les métatarsiens, les phalanges et les phalangines; les phalangettes n'en ont que deux, leur sommet est ossifié, leur base cartilagineuse. L'ossification n'a pas encore commencé dans les os du carpe et du tarse (sauf le calcanéum et l'astragale), dans la rotule, le coccyx. Elle a débuté vers le deuxième et le troisième mois de la vie intra-utérine dans les clavicules, les côtes, les mâchoires et le crâne; chez le nouveau-né, ces os ont assez de dureté pour être fracturés, et assez de souplesse en même temps pour que leur enfoncement sans fracture soit possible. Les cartilages costaux sont tendres, très-élastiques, les cinq pièces du sternum restent longtemps distinctes; les omoplates ont quatre épiphyses cartilagineuses; les vertèbres et le sacrum consistent en plusieurs noyaux osseux séparés et mal délimités.

Les os sont chimiquement composés : d'une substance organique azotée (osséine, 35 pour 100), qui se transforme en gélatine par l'action de l'eau bouillante, et à laquelle ils doivent leur élasticité ; d'une petite quantité d'eau et de graisse (2 pour 100); de matières inorganiques (phosphate de chaux 54, phosphate de magnésie 1, carbonate de chaux 7, fluorure de calcium, soude et sels de soude 1), qui donnent aux os leur dureté, leur densité et leur solidité. Les analyses de F. von Bibra démontrent que la proportion des matériaux soit organiques, soit terreux, varie fort peu d'après les conditions d'âge et de sexe; pour un même poids d'os, la quantité d'osséine et de graisse a été de 32,20 chez une petite fille de cinq mois et de 32,15 chez une femme de dix-neuf ans[1].

Anatomiquement, le tissu osseux est constitué par une substance fondamentale stratifiée, creusée de conduits vasculaires ou *canalicules de Havers*, larges de 0^{mm},11 en moyenne, ramifiés et anastomosés comme les vaisseaux nourriciers qu'ils renferment; et de petites cavités ou *ostéoplastes*, pleines de liquide clair, ovoïdes, aplaties, larges de 0^{mm},009, longues de 0^{mm},012 à 0^{mm},024, de la périphérie desquelles partent des prolongements filiformes, flexueux, ramifiés et anastomosés, qui aboutissent dans les canaux vasculaires. Le tissu osseux se présente sous deux aspects différents : compacte à la surface externe de tous les os, et dans la diaphyse des os longs, spongieux dans les extrémités de ces derniers et dans les os courts; les os plats tiennent de l'un et de l'autre. Dans les parties compactes, la substance fondamentale est disposée par couches intimement adhérentes, concentriques autour des canalicules de Havers, ou parallèles à la surface de l'os, qui est recouverte d'une membrane fibreuse, le périoste, blanche et résistante chez les enfants. Dans les parties spongieuses, la substance propre de l'os, étant raréfiée, forme des lamelles et des trabécules limitant des aréoles qui communiquent toutes entre elles, et sont remplies de moelle rougeâtre. La moelle remplit également le canal central des os longs; elle y est jaunâtre. C'est une matière

1. Becquerel et Rodier, *Traité de chimie pathol.*, 1854, p. 578; tabl. des anal. de F. von Bibra.

demi-liquide, composée : de myéloplaxes ou plaques de forme et de volume très-variables, à contenu granuleux parsemé de noyaux ovoïdes multiples; de médullocèles ou cellules médullaires proprement dites, sphériques, nucléées, autour desquelles on rencontre des noyaux libres (M. Ch. Robin); de granulations, de capillaires, de nerfs et de vésicules adipeuses, qui ne se trouvent accumulées dans la moelle qu'après la naissance, et qui lui donnent sa coloration jaunâtre.

Les cartilages sont durs, très-élastiques et flexibles cependant, d'un blanc laiteux devenant jaune ensuite. Leur substance fondamentale (cartilagéine) se dissout en entier dans l'eau bouillante et se convertit en chondrine, qui diffère de la gélatine en ce qu'elle contient du soufre et ne forme pas une gelée tremblante par le refroidissement de sa dissolution concentrée. La masse fondamentale des cartilages vrais est homogène, celle des fibro-cartilages est fibroïde; elles sont l'une et l'autre creusées de cavités, étroites ou grandes (*chondroplastes*), qui contiennent soit des granulations entourées de substance amorphe susceptible de se segmenter en cellules, soit une ou plusieurs cellules à noyau sphérique.

Le tissu osseux, sauf au crâne, dérive du tissu cartilagineux par substitution. En même temps que le cartilage est peu à peu envahi par le dépôt des sels terreux dans sa substance propre, il s'y développe des vaisseaux; les chondroplastes, dont les cellules se résorbent, donnent naissance aux ostéoplastes. La plupart des os de la tête se forment sans cartilage préexistant, aux dépens d'un blastème mou exsudé des vaisseaux et étendu en couche membraneuse, à l'époque seulement où il doit être envahi par les sels terreux. C'est de même aux dépens d'un blastème d'ossification déposé entre le périoste et l'os déjà formé que les os croissent. Tandis que de nouvelle substance osseuse se dépose sans cesse à la surface, la substance déjà formée se résorbe sans cesse à l'intérieur des os. Les espaces médullaires des os courts et le canal médullaire des os longs se creusent, surtout à dater de la naissance, d'abord par liquéfaction du tissu osseux qui a succédé au cartilage, et ensuite par résorption des couches successives issues du périoste (M. Kölliker).

Durant la première enfance, l'ossification envahit toutes les parties restées jusque-là à l'état cartilagineux (excepté le pisiforme où elle ne commence que vers la douzième année), les os augmentent de dimension, leur configuration se modifie, les épiphyses se soudent aux diaphyses, ce qui n'arrive pour quelques os que vers l'époque de vingt et un ans.

L'ossification des os plats du crâne, se faisant du centre à la circonférence et étant loin d'être terminée au moment de la naissance, les rayons osseux ne se rencontrent pas encore aux angles de ces os; les espaces qui les séparent ont reçu le nom de *fontanelles*. Celles-ci sont au nombre de six : deux en haut sur la ligne médiane, deux en bas de chaque côté; l'obstétrique tire de leur connaissance d'importantes données pour établir à la fin de la grossesse le diagnostic de la présentation et des positions de la tête du fœtus dans la cavité utérine. Avec les progrès de l'ossification du crâne, les fontanelles diminuent d'étendue; leur occlusion est habituellement achevée à l'âge de deux ou trois ans, rarement plus tôt ou plus tard dans l'état normal. Le volume de la tête de l'enfant à terme représente le quart du reste du corps, le cinquième à trois ans, le huitième chez l'adulte.

Le rachis, tige solide et flexible constituée par l'assemblage des vertèbres à l'aide de ligaments et de disques fibro-cartilagineux interposés entre elles, s'étend du bassin, sur lequel il s'appuie et qu'il concourt à former, au crâne, qui repose sur lui et dont la cavité communique avec le canal vertébral. Sa longueur augmente jusqu'à la période de virilité; d'abord droit, plus large dans sa portion cervicale que dans ses portions dorsale et lombaire de même grosseur, il acquiert une forme de pyramide à base inférieure et plusieurs courbures alternativement convexes et concaves en avant. Il s'ossifie de haut en bas dans sa partie tubulée, et du milieu vers les extrémités dans sa partie épaisse et pleine. La soudure des points osseux latéraux commence environ un an après la naissance et ce n'est que vers la fin de la quatrième année qu'ils s'unissent avec le point osseux du corps des vertèbres. L'accroissement du rachis est terminé seulement de vingt à vingt-cinq ans.

Dans le premier âge, la longueur de la colonne vertébrale ou du tronc est proportionnellement beaucoup plus grande que celle des membres, ce qui influe d'une façon spéciale sur la stature des jeunes enfants : les plus grands sont ceux qui ont le rachis le plus long, tandis que dans l'âge adulte les différences de taille proviennent bien plus de la longueur des membres inférieurs que de celle du tronc. Les diamètres horizontaux du rachis l'emportent également d'une manière relative au début de la vie. Cela tient surtout à la largeur exagérée du canal rachidien ; car toutes les parties de la tige osseuse qui servent directement à la station et à la locomotion sont encore peu développées ; les corps vertébraux, destinés à supporter le poids du tronc et de la tête, sont petits ; les apophyses, qui ont pour usage de donner attache à des muscles dont l'action est nécessaire au maintien de l'attitude verticale et à la marche, sont peu saillantes. Ces causes contribuent, avec la faiblesse des muscles et le défaut de rigidité des os longs des membres inférieurs, à rendre la station et à plus forte raison les mouvements de progression impossibles au nouvel être.

Les agents actifs des mouvements de la vie animale, les *muscles*, sont formés d'un tissu de fibres contractiles qui s'insèrent sur les organes mobiles, tels que les os, les cartilages, la peau, etc., tantôt directement, tantôt par l'intermédiaire de cordons tendineux ou de membranes aponévrotiques d'un blanc luisant, à peu près inextensibles, et douées d'une grande force de résistance. Les fibres musculaires dont l'action est indépendante de la volonté et qui déterminent les mouvements nécessaires aux divers actes de nutrition, on l'a vu, doublent les muqueuses ou constituent des faisceaux croisés dans l'épaisseur des organes splanchniques.

Le tissu des muscles volontaires a pour élément fondamental de minces fibrilles composées principalement de musculine, substance fibrineuse demi-solide, insoluble dans l'eau bouillante, l'alcool et l'éther, soluble dans l'acide acétique et dans l'eau contenant un dixième d'acide chlorhydrique. Ces fibrilles offrent des parties de même largeur, alternativement transparentes, incolores, et foncées, grisâtres ou rougeâtres, disposées à égale distance les unes des autres, d'où l'apparence de stries transversales que présentent les fibrilles réunies les unes à côté des autres en faisceaux musculaires primitifs. Ceux-ci possèdent une enveloppe tubuleuse homogène, portant çà et là des noyaux fusiformes, plus résistante que les fibrilles qu'elle contient, de nature élastique, le sarcolemme. La masse musculaire rouge résulte de l'accolement des faisceaux primitifs striés, disposés en faisceaux secondaires visibles à l'œil nu. Entre ces derniers se trouvent des vésicules adipeuses, des fibres conjonctives, des tubes nerveux terminés par des extrémités libres, et un réseau de capillaires dont les mailles sont rectangulaires et allongées. Les tendons et les aponévroses consistent en un assemblage de fibres lamineuses d'une extrême ténuité, légèrement onduleuses, qui forment des faisceaux parallèles et solidement unis entre eux. Le sarcolemme du tissu musculaire adhère sur la longueur ou à une des extrémités du tissu tendineux qui, dans ce cas, s'attache par l'autre bout à la substance des os ou des cartilages.

Les muscles du nouveau-né sont grêles, rosés, arrondis, mous, plus albumineux que fibrineux. Leurs faisceaux primitifs striés, dont les fibrilles s'isolent très-facilement, ont de $0^{mm},012$ à $0^{mm},014$ de diamètre; ceux de l'adulte, mesurant $0^{mm},036$ à $0^{mm},07$ et davantage, comportent un volume environ cinq fois plus considérable. Dans la période de croissance, suivant M. Harting, avec la longueur et l'épaisseur des faisceaux musculaires doit augmenter aussi le nombre de leurs fibrilles, car il n'existerait qu'une légère différence de grosseur entre les fibrilles de l'homme et celles du fœtus [1]. En se développant les muscles deviennent plus fermes, moins arrondis, anguleux, et d'un rouge plus foncé. Les faisceaux tendineux sont également cinq fois plus volumineux environ chez l'adulte que chez le nouveau-né.

Les muscles dont la contraction est involontaire ont pour élément histologique des fibres-cellules ou fibres contractiles lisses et pâles, en forme de fuseau étroit et aplati, un peu renflées à leur centre, au niveau du très-long noyau qu'elles contiennent.

La striation ou la non-striation des muscles n'entraîne pas nécessairement le mode volontaire ou involontaire de leur contraction : le cœur, qui est composé de fibres striées, se meut indépendamment de la volonté; d'autre part, les muscles locomoteurs de certains animaux invertébrés sont formés de fibres-

1 A. Kölliker, *ouvrage cité*, p. 220.

cellules lisses. Qu'il soit constitué par l'un ou l'autre de ces deux éléments, le muscle possède la propriété de se raccourcir dans un sens et d'augmenter de diamètre dans le sens opposé alternativement, c'est-à-dire de se contracter à l'occasion de certaines excitations. Le muscle contracté gagne en épaisseur ce qu'il perd en longueur, son volume absolu ne change pas. Les excitants chimiques, mécaniques et galvaniques, comme l'incitation nerveuse, peuvent mettre en jeu la myotilité. L'électricité est le plus puissant de tous; elle fait passer le muscle de l'état statique à l'état dynamique, ou bien, appliquée sur lui au moment de son activité, le ramène au repos : sous son influence, le cœur cesse de battre, les muscles convulsés arrêtent leurs mouvements et ne sauraient plus entrer en tétanos (M. Eckhard). La chaleur, quand elle est modérée, excite également la myotilité; elle l'annihile, au contraire, lorsqu'elle atteint 56 à 60 degrés environ dans un milieu sec, et avant ce degré d'élévation si le milieu est humide.

Les muscles ont une faible sensibilité générale; les irritants y développent des contractions énergiques et pas de douleur bien appréciable. Leur mode de sentir est en rapport avec l'exercice de leur contractilité : il fait apprécier, d'une manière plus ou moins précise, l'intensité et la rapidité de l'action de chaque muscle, l'ordre et la succession des mouvements volontaires, l'attitude des diverses parties de l'organisme, et fournit des notions sur le poids, la résistance et la consistance des corps, d'après l'énergie des contractions; celles-ci, trop souvent répétées, éveillent une sensation de fatigue et même de douleur musculaire.

La vitalité des muscles se manifeste encore en donnant naissance à un courant électrique, dirigé de leur surface longitudinale, regardée comme positive, à leur surface transversale, considérée comme négative, ou de leur centre à leur extrémité tendineuse. Quand, par l'excitation de ses fibres ou de son nerf, un muscle se contracte, et tant que dure sa contraction, ce courant de l'état de repos est remplacé par une succession rapide de courants interrompus, d'intensité variable, et de sens opposé à celui qui reparaît aussitôt que la contraction cesse (M. du Bois Raymond. Mais le pouvoir de dégager de l'électricité n'est pas spécial au tissu musculaire ; le tissu nerveux, celui du foie, des reins, le possèdent aussi, à un plus faible degré cependant. L'électrogénie semble être, comme la calorification, le résultat des actes chimiques d'assimilation et de désassimilation nutritives qui se passent dans les tissus vivants.

La contractilité est une propriété vitale inhérente aux éléments anatomiques des muscles. Elle est indépendante de l'influence nerveuse motrice ; ses seules conditions d'existence sont pour elle les mêmes que pour toutes les autres propriétés organiques d'ordre animal : l'entretien de la nutrition dans les muscles par l'arrivée du sang artériel et le concours des nerfs végétatifs. L'action du curare, qui fait perdre au système nerveux moteur la faculté de provoquer des contractions dans les muscles sans diminuer en rien l'aptitude de ces organes à déterminer des mouvements, est la meilleure preuve de l'indépendance de la myotilité et de l'incitation nerveuse motrice. Les rapports des extrémités terminales des nerfs avec les fibres musculaires sont des rapports de contact non indispensables à l'activité de ces dernières. Longtemps après l'extinction de toute force nerveuse motrice, les muscles manifestent encore leur contractilité sous une influence même purement mécanique.

Le système nerveux n'en est pas moins l'excitateur physiologique normal du système musculaire ; il est le régulateur général des divers actes simultanés d'où résultent les mouvements d'ensemble ou de progression, et les mouvements partiels en vertu desquels l'individu peut prendre les attitudes les plus variées. Dans l'accomplissement régulier des phénomènes de l'innervation, la sensibilité, l'excitation motrice et la myotilité sont toujours associées ; ce n'est qu'artificiellement que l'on parvient à les isoler.

Les mouvements volontaires sont nuls au début de la vie. Le nouveau-né reste à peu près immobile dans la position où on le place ; ses muscles extérieurs n'exécutent que des contractions non coordonnées par l'encéphale, des mouvements automatiques, tels que ceux du bâillement, de l'éternument, du vomissement, de succion, de déglutition, de flexion et d'extension des membres, etc. Ces mouvements reçoivent leur impulsion déterminante de la sensibilité, qui est très-vive chez le jeune enfant; la volonté n'y a évidemment aucune part. Ils sont toujours partiels, bornés, rapides, non dirigés. Plus tard, lorsque par les progrès du développement les facultés cérébrales commencent à se manifester, que la volonté s'éveille, que le système osseux a acquis de la solidité et le système musculaire de la puissance, l'enfant parvient peu à peu à faire agir avec quelque assurance les groupes de muscles congénères et antagonistes qui meuvent la tête, le tronc et les membres. Par l'exercice, l'éducation, l'habitude, il arrive ainsi à se déplacer d'un lieu à un autre et à mesurer sa force contractile au but qu'il veut atteindre.

D'abord difficile, incertaine, vacillante, la locomotion n'est guère qu'une succession de chutes, ayant pour causes la faiblesse des membres et de la myotilité, le défaut de coordination des mouvements et d'appréciation des distances et des obstacles. A deux mois environ, l'enfant peut soutenir sa tête; à quatre ou cinq mois, il est capable de mouvoir le tronc et de se maintenir dans la station assise et verticale; à un an, il exécute quelques mouvements de progression, presque toujours il peut marcher. C'est vraiment alors qu'il entre dans la vie de relation. A la fin de la deuxième année, les actes moteurs sont bien équilibrés, vivaces et énergiques.

La façon dont l'enfant remuera ses membres, se soutiendra sur ses pieds et avancera en rampant, fera connaître le degré d'accroissement continu et plus ou moins rapide de ses forces musculaires. Il convient de les lui laisser librement exercer; vouloir le faire marcher malgré sa débilité, en le soutenant au moyen de lisières ou de chariots roulants, c'est l'exposer sans profit à des accidents de plusieurs sortes, à des déviations osseuses entre autres. A quel âge un nourrisson doit-il être mis sur ses pieds? Underwood réplique judicieusement à cette question : « Abandonnez l'enfant à lui-même, et il vous donnera la réponse quand il sera temps. Il saura bien marcher de lui-même quand il se sentira les forces requises; mais jamais il ne l'essayera qu'il ne soit en état de s'en bien acquitter [1]. »

1. *Traité des maladies des enfants*, trad. Lefebvre de Villebrune, 1786, p. 470 et 471.

IV. — SENSATIONS EXTERNES.

Pendant les deux ou trois premiers mois, les excitants extérieurs de la sensibilité générale et des sens spéciaux ne sauraient déterminer que des impressions confuses, insuffisantes à fournir au jeune être la connaissance du milieu dans lequel il est placé; elles se traduisent sur la physionomie par de simples mouvements d'expansion et de resserrement des traits, et, souvent pénibles ou douloureuses, s'expriment par des cris. A la naissance, le passage brusque d'une température de plus de 37° (celle de la mère) à la température de l'air qui, en moyenne, est de 15°, donne au nouveau-né la sensation du froid; les mains qui le touchent et le pressent, les matières excrétées qui le salissent, le bruit qui le frappe, le premier contact de la lumière et de l'air sur son organisme, la privation des substances nutritives qui, dans l'utérus, lui arrivaient constamment à travers le placenta, la sensation interne de la faim et de la soif qui en résulte, sont pour lui l'occasion de malaises dont il ne saurait se rendre compte. Peu à peu, il parvient à distinguer l'une de l'autre ses diverses impressions, manifestant du plaisir ou de la peine suivant la nature et le degré de la sensation éprouvée.

C'est la peau, organe de la sensation tactile générale ou de contact, qui reçoit en premier lieu l'impression du milieu aérien et des objets extérieurs. La sensibilité cutanée est très-vive chez l'enfant. La couche cornée de son épiderme est mince, la couche muqueuse a, au contraire, une épaisseur relative assez grande; le derme garni de papilles délicates, très-riche en plexus nerveux, composé de faisceaux de fibres lamineuses, musculaires et élastiques peu serrées, est d'après Krause moitié moins épais dans le jeune âge que dans la période de maturité. L'extrême impressionnabilité de l'enfant a pour conséquence une grande mobilité dans les phénomènes nerveux réflexes, mobilité voisine de l'état spasmodique et qui prédispose aux troubles convulsifs.

Le *toucher*, qui fait connaître les qualités palpables des corps, leur configuration, leur résistance, leur état lisse ou rugueux, sec ou humide, etc., est une opération complexe liée aux manifestations de la volonté. Il ne commence à être pratiqué que lorsque les mouvements de la main, son instrument immédiat, ne sont plus seulement instinctifs, mais volontaires.

Le sens de l'*odorat* est éveillé par le passage de l'air dans les fosses nasales, au moment où la respiration s'établit. Le nouveau-né respire à peine par la bouche, presque exclusivement par le nez, qui alors fait plutôt partie de l'appareil respiratoire qu'il ne constitue un organe sensitif spécial. Le nez ne subit, après la naissance, que des changements accessoires; il devient seulement moins large, moins aplati, ses orifices antérieurs et postérieurs moins arrondis, ses cavités moins étroites et plus hautes, et ses cornets plus saillants. Les sinus des os du crâne et des maxillaires supérieurs existent à peine dans la première enfance; ils n'acquièrent toute leur ampleur qu'à l'époque de la puberté. La muqueuse pituitaire, siége immédiat de l'olfaction, revêtue d'épithélium cylindrique à cils vibratiles, pourvue de glandes en grappe simple ou formée d'un petit nombre d'acini, et qui reçoit les ramifications des nerfs olfactifs et des filets de sensibilité générale fournis par la cinquième paire crânienne, a dans le jeune âge une surface peu étendue, une coloration rouge; elle sécrète abondamment, est très-irritable, ce qu'indique la fréquence de l'éternument et du coryza chez l'enfant. Le sens de l'odorat est peut-être celui dont le développement est le plus tardif. Pourtant, les nouveau-nés semblent être impressionnés par les odeurs. Ossiander assure que les aveugles-nés reconnaissent par l'odorat le lait qu'on leur présente; il rapporte qu'un nourrisson de cinq semaines, prenant volontiers le sein de sa nourrice dont la transpiration exhalait une odeur forte, refusait celui de toute autre femme[1].

De même que l'olfaction, le *goût* se forme lentement. L'un et l'autre sens explorent les qualités des substances alimentaires et servent de cette manière à la digestion, ce qui leur a valu la dénomination de sens nutritifs. Tant que le lait est l'unique aliment du jeune être, l'éducation du goût est nulle; les usages

1. *Handbuch der Entbindungskunts*, t. I, p. 685.

de la langue se bornent presque exclusivement à la succion et à la déglutition de ce liquide. Dans ce but, le développement musculaire de la langue est dès la naissance très-avancé; elle est large et son extrémité libre arrondie; ses mouvements, sans être très-variés, sont énergiques. Les papilles filiformes et fongiformes douées surtout de sensibilité tactile sont très-apparentes; mais les papilles caliciformes du V lingual, où la sensibilité gustative est dans l'âge mûr extrêmement fine, ne sont encore que très-imparfaites. Les petits enfants goûtent mal, n'aiment guère que les substances sucrées; ils reconnaissent si peu les saveurs, qu'il suffit souvent de changer la couleur des choses qui semblent leur déplaire pour les leur faire aisément accepter. Le goût se développe faiblement durant le premier âge; il n'acquiert toute sa perfection que par l'exercice habituel que l'homme en fait.

Comme les autres appareils des sens, celui de l'*ouïe* n'éprouve de modifications notables, après la naissance, que dans ses parties non essentielles à l'appréciation des sons, c'est-à-dire dans les parties conductrices des ondes sonores au nerf auditif qui seul les perçoit. L'oreille externe est celle qui change le plus. Le conduit auriculaire est fort étroit chez le nouveau-né et a une courbure en S très-marquée; sa portion membraneuse et cartilagineuse l'emporte de beaucoup sur sa portion osseuse, réduite à un cercle incomplet en haut qui encadre la membrane du tympan, dirigée très-obliquement en bas et en dedans. Le conduit osseux ne se forme que vers la deuxième année par l'expansion graduelle de l'arc inférieur du cercle tympanal. La caisse de l'oreille moyenne est à la naissance large et remplie de mucus épais qui doit être un obstacle à l'audition, mais qui, par la respiration et les cris de l'enfant, disparaît bientôt et fait place du deuxième au troisième jour à de l'air. La trompe d'Eustache est courte, relativement à son grand diamètre surtout, et presque horizontale; elle offre à l'écoulement du mucus dans le pharynx une voie facile. Les cellules mastoïdiennes sont très-petites. Le développement des osselets de l'ouïe est achevé. L'oreille interne ou labyrinthe, dans laquelle le nerf spécial de l'audition se distribue, est également très-bien conformée; elle ne subit que peu de changements après la naissance.

Le jeune enfant est vivement impressionné par les secousses bruyantes et les vibrations sonores, d'une manière indéterminée et sans doute pénible jusqu'à ce qu'il soit capable d'attention; alors, les paroles douces et les chants dont sa mère le caresse apaisent ses cris et épanouissent sa physionomie. Naturellement distrait, si parfois il semble ne pas entendre, c'est qu'il n'écoute pas. L'enfant qui sait écouter saisit, en général, avec une grande justesse les différences de hauteur et d'intervalle des sons de l'échelle musicale; l'éducation de son oreille est d'habitude prompte et aisée.

Dès la naissance, les parties constituantes de l'appareil oculaire qui sont indispensables à la *vision* sont parfaitement développées. Si donc le nouveau-né paraît insensible à l'action de la lumière, c'est que l'organisation de son cerveau n'est pas encore suffisamment achevée pour en percevoir la sensation. Ses yeux offrent cependant quelques particularités qui doivent influer sur la transmission des rayons lumineux à travers leurs milieux transparents.

La cornée est à l'âge naissant un peu moins convexe et moitié plus épaisse (1 à 2 millimètres) qu'à l'âge adulte; elle a d'abord une plus forte épaisseur au centre qu'à la circonférence, le contraire de ce qui a lieu ensuite. Sa face postérieure à peu près plane étant très-rapprochée de l'iris, qui en arrière touche presque le cristallin, les deux chambres de l'œil sont très-rétrécies; Petit évalue la quantité d'humeur aqueuse qui les remplit à 7 ou 8 centigrammes. La membrane pupillaire, qui intercepte toute communication entre la chambre antérieure et la chambre postérieure avant la naissance, a ordinairement disparu chez le fœtus à terme. Le corps lenticulaire ou cristallin est incolore, hyalin, encore peu consistant au centre de même qu'à la superficie; son axe, dont la longueur ne varie pas avec les progrès de l'âge, a de 4^{mm},5 à 5 millimètres; son diamètre est déjà de 7 millimètres, il arrive plus tard à 9 ou 10. Le cristallin du petit enfant pèse, suivant M. Huschke, 123 milligrammes, celui de l'adulte 190. L'artère hyaloïdienne vient se ramifier sur la capsule lenticulaire postérieure, parfois jusque sur la capsule antérieure vers la petite circonférence de l'iris; son existence est transitoire, elle disparaît dans les premiers mois de l'enfance.

Les fibres tubulées, aplaties, finement granuleuses à l'intérieur et nucléées, qui constituent le tissu du cristallin, étant disposées parallèlement en couches distinctes et dirigées de la face antérieure à la face postérieure de la lentille en passant sur ses bords, forment des segments triangulaires qui, au nombre de trois principaux chez l'enfant, sont au nombre de six à douze chez l'adulte. Le plus volumineux des milieux transparents de l'œil, le corps vitré, entouré d'une membrane hyaloïde très-mince tout à fait homogène, est demi-fluide, comparable à l'albumen de l'œuf, comme lui d'aspect délicatement strié, et coagulable par certains réactifs en prenant une apparence de texture fibrillaire; il présente chez l'enfant des cellules à un ou deux noyaux sphériques disséminées dans son épaisseur, et des traces du canal de l'artère hyaloïdienne.

La rétine, membrane grisâtre, demi-transparente, dans laquelle le nerf de la vision s'épanouit, la plus intérieure des tuniques du globe oculaire, en contact avec le corps vitré, est chez l'enfant parfaitement organisée, molle et relativement épaisse; la tache jaune qui occupe le centre optique de l'œil se prononce après la naissance. La choroïde, tunique vasculaire et pigmentaire située entre la rétine et la sclérotique, a une couche de pigment cohérente et des vaisseaux réticulés fins à mailles étroites; la pupille est large et vive dans ses mouvements. La sclérotique est mince et translucide; les rayons lumineux qui la traversent, en allant se perdre dans la choroïde, donnent aux yeux de l'enfant une teinte azurée. Enfin, la membrane qui unit le globe oculaire aux paupières, la conjonctive, est très-riche en vaisseaux sanguins, et adhère faiblement à la sclérotique qu'elle tapisse extérieurement.

Le volume de l'œil n'augmente pas en proportion de celui du corps. D'après M. Sappey, les divers diamètres de cet organe atteignent déjà dans le premier âge une longueur commune de 20 à 21 millimètres, qu'ils conservent jusqu'à l'époque de la puberté, pour s'accroître alors et arriver rapidement aux dimensions moyennes définitives de 23^{mm},2 dans le sens vertical, de 23^{mm},6 dans le sens transversal et de 24^{mm},2 dans le sens antéro-postérieur [1]. Chez un garçon chétif du poids de 1,900

1. *Traité d'anatomie descriptive*, 1852, t. II, p. 624-25.

grammes, M. Huschke a trouvé que le globe oculaire pesait 2gr.,2 et était conséquemment, par rapport au poids du corps entier, dans la proportion de 1 : 864 ; chez l'adulte, l'œil pouvant peser de 6gr.,5 à 8gr.,5, sa masse devient triple ou quadruple de ce qu'elle était primitivement, tandis que celle du corps se multiplie par trente ou quarante [1]. L'orbite osseux est relativement très-grand au début de la vie, ses diamètres n'ont que 3 ou 4 millimètres de moins que dans un âge avancé. Les muscles oculaires sont pâles et n'exécutent que des mouvements asymétriques incertains, de même que les autres muscles externes ; ils ne deviennent aptes à diriger nettement l'organe visuel vers les objets que par l'exercice et l'habitude. Les glandes lacrymales sont dès la naissance très-développées.

L'œil du nouveau-né est inactif durant les premières semaines, sans éclat, sans regard et comme inanimé ; la direction de son axe est indéterminée, il se déplace sans but appréciable. Les paupières, minces et transparentes, sont le plus souvent closes ; le sommeil est l'état habituel du jeune être, il ne s'éveille que pour manifester le besoin de nourriture et se rendort aussitôt que ce besoin est satisfait. Vers la fin de la deuxième semaine, les yeux suivent la direction du jour, ils paraissent regarder sans voir ; le cerveau se perfectionnant ensuite, la vision s'instruit et se complète. L'enfant s'accoutume peu à peu à fixer les objets environnants, il semble les reconnaître quand il a atteint l'âge de six semaines ou deux mois ; il montre une prédilection marquée pour les couleurs vives et brillantes. Les appréciations de la distance, de la situation, de la forme, du volume et du mouvement des objets se font secondairement, par un travail de l'esprit qui interprète leurs phénomènes de réflexion et de réfraction, après que le sens de la vue, le plus utile à l'accroissement des facultés intellectuelles, en a été frappé. Confuse dans le principe et exposant à une foule d'illusions, la vision a besoin, pour devenir exacte et parfaite, d'une véritable éducation.

1. *Traité de splanchnologie*, 1845, p. 718.

V. — MOYENS D'EXPRESSION.

Avant de posséder le langage articulé, l'enfant a pour manifester les sensations qu'il reçoit l'expression de sa physionomie, ses gestes et ses cris.

Les muscles de la face du nouveau-né sont faibles, le tissu adipeux prédomine ; de là, la rondeur des joues, la légèreté des traits, l'absence de sillons et de plis. A l'état de santé et de repos, le visage du nourrisson n'est pas sans expression, comme on l'a dit, il exprime le calme, la douceur et la sérénité. Le bien-être et la joie sont avec la douleur les seules impressions que le jeune enfant ressent et traduit sur sa physionomie. Dans le cas de malaise ou de souffrance, on voit ses traits se contracter d'une façon plus ou moins marquée : la lèvre supérieure se plisse et se soulève à demi, des rides verticales et horizontales se dessinent à la racine du nez, à l'angle externe de l'œil, ou circulairement dans la direction du muscle orbiculaire des paupières. Ces mouvements du visage peuvent se produire indépendamment du cri, qui les accompagne d'habitude. Le facies douloureux se modifie sous l'influence des nombreuses maladies encéphaliques, thoraciques et abdominales dont l'enfant peut être atteint. Jadelot et Billard ont les premiers tiré de la séméiologie physiognomonique des indications utiles pour le diagnostic différentiel. Le bien-être se peint sur le visage par l'absence de contractions ; on l'y sent mieux encore qu'il ne s'y traduit matériellement. Le nouveau-né commence rarement à témoigner de la joie, à sourire et à rire avant l'âge de trois semaines ou un mois. Ce n'est d'abord qu'un simple mouvement de dilatation des lèvres, qui se prononce davantage plus tard ; la physionomie s'épanouit, et cette expression s'accompagne d'éclats de voix répétés et d'une gesticulation expansive.

Le cri est pour l'enfant auquel manque la parole la manifestation la plus naturelle et la plus énergique de ses joies aussi bien que de ses souffrances, de ses impatiences et de ses colères. C'est une sorte de voix inarticulée qui se fait entendre d'une façon plus ou moins forte, sonore et prolongée au moment de l'expulsion de l'air des poumons à travers le larynx, organe essentiel de la phonation. Le larynx du nouveau-né est petit, ses cartilages grêles, ses muscles délicats, ses cordes vocales courtes et étroites. Sa muqueuse, d'un rose foncé d'abord, pâle ensuite, est parfois couverte d'un mucus clair et filant en assez grande abondance pour gêner l'établissement de la respiration ; mais quelques efforts suffisent pour le chasser et rendre le cri aigu et prolongé, de voilé, saccadé, incomplet qu'il était. Ses diamètres transverse et vertical ont de 15 à 18 millimètres, et l'antéro-postérieur de 10 à 12 millimètres. Les cordes vocales inférieures, dont la tension est nécessaire à la production de la voix (les supérieures sont accessoires), ont à peine 4 millimètres de longueur; la partie antérieure ou inter-ligamenteuse de la glotte proprement dite, bordée par elles, est très-grande proportionnellement à la partie postérieure ou inter-cartilagineuse, limitée sur les côtés par les aryténoïdes, les apophyses antérieures de ces petits cartilages existant à peine à une époque rapprochée de la naissance. Cette disposition, dit M. Longet, facilite dans le jeune âge le rapprochement des cordes vocales par le fait même de leur tension pour permettre la production de sons aigus, et explique pourquoi, tandis que les animaux adultes, dont la glotte inter-cartilagineuse est ample, sont rendus aphones par l'excision des nerfs récurrents qui tiennent sous leur dépendance tous les muscles intrinsèques du larynx, excepté les crico-thyroïdiens tenseurs des cordes vocales, les jeunes animaux peuvent encore pousser des cris aigus après qu'on leur a fait subir cette même opération[1]. Le larynx croît insensiblement dans l'enfance; Richerand a trouvé que la glotte d'un enfant de trois ans et celle d'un enfant de douze ans avaient l'une et l'autre une largeur de 3 millimètres environ, variant également suivant leur état de dilatation et de resserrement[2]. A la puberté, l'ouverture du larynx s'accroît en moins d'une année dans la proportion de 5 à 10 chez l'homme, de 5 à 7 chez la femme.

Le cri commence et cesse avec l'expiration ; parfois, il accompagne en outre l'inspiration. Billard a désigné le premier

1. *Ouvrage cité*, t. I, p. 150.

2. *Recherches sur la grandeur de la glotte*, etc., in *Mémoires de la Soc. d'émulation*, t. III, p. 326.

sous le nom de cri proprement dit, le second sous celui de reprise. « L'air, en se précipitant à travers la glotte pour s'introduire dans les poumons, se trouve comprimé par la contraction en quelque sorte spasmodique des muscles vocaux, et fait entendre un bruit plus court, plus aigu, quelquefois aussi moins perceptible que le cri proprement dit ; c'est une sorte de reprise qui a lieu entre le cri qui vient de finir et celui qui va commencer. Souvent le cri existe seul et la reprise ne se fait pas entendre, ou bien on entend la reprise seule et le cri est étouffé[1]. » La reprise est d'autant plus marquée que l'enfant est moins jeune. Quand il est épuisé par la violence ou la continuité de ses cris, elle devient dominante, et quand l'expiration cesse d'être bruyante, l'inspiration peut malgré cela rester sonore quelque temps; il fait entendre par intervalles des sanglots et des soupirs. Mais ordinairement c'est la reprise qui s'affaiblit et disparaît la première; lorsque le cri n'est poussé que dans un des deux mouvements respiratoires, c'est le cri proprement dit qui persiste. L'un et l'autre présentent dans leur timbre, leur hauteur, leur intensité, leur durée, de nombreuses différences. Le timbre particulier du cri des enfants se modifie suivant les individualités, comme la voix des adultes. La gravité ou l'acuité du son dépend de la pression expiratrice qui, en chassant l'air sur les cordes vocales affrontées et tendues, les fait entrer en vibration ; son intensité est en raison directe de l'intensité de pression que le courant d'air peut supporter sans que la tonalité change.

Les cris de l'enfant naissant sont petits, faibles et plaintifs, surtout lorsqu'il est chétif et dans un état voisin de l'asphyxie; les impressions variées qu'il reçoit du nouveau milieu dans lequel il se trouve subitement placé en sont le mobile. Ces vagissements facilitent l'action respiratoire en favorisant l'expansion des alvéoles pulmonaires, l'expulsion du mucus bronchique et l'arrivée du sang dans les poumons; mais quand, au lieu d'être modérés, ils se prolongent avec violence, il peut en résulter un trouble dans la circulation et une menace d'asphyxie. Un cri sonore et facile est toujours pour le nouveau-né

1. *Ouvrage cité*, p. 48.

l'indice d'une respiration libre et ample et d'une santé vigoureuse.

Un peu plus tard, les cris sont provoqués par un besoin, un malaise, une souffrance. On reconnaît que les cris de l'enfant étaient déterminés par le besoin de nourriture, lorsqu'on le voit se calmer en le mettant au sein. La gêne provenant des vêtements dont on l'enveloppe, d'une position mauvaise ou trop longtemps prolongée dans un berceau mal disposé, etc., amènent des cris interrompus, qu'une légère diversion fait cesser, mais qui recommencent tant qu'on n'a pas supprimé leur cause. Le cri de la douleur est remarquable par sa force, sa fréquence, son opiniâtreté, la rapidité avec laquelle les deux temps qui le composent se succèdent, trois ou quatre cris expiratoires précédant une reprise, et aussi par l'expression particulière qu'il donne à la physionomie et l'agitation des membres qui l'accompagne; il peut offrir certaines modifications suivant les organes souffrants. Il arrive encore que les enfants crient uniquement parce qu'on ne devine et ne satisfait pas assez vite leurs désirs; ce sont des criaillements d'impatience, de colère, qui ne s'accompagnent que d'une légère accélération du pouls. Pendant les autres cris, l'arrivée du sang dans les cavités gauches du cœur est embarrassée, il stagne momentanément dans les poumons et même dans le système veineux général. De là la teinte violacée et la turgescence des téguments, à la face principalement, et les congestions qui peuvent survenir dans les organes thoraciques et l'encéphale; l'enfant tombe alors affaissé et se pâme un instant en demeurant la bouche béante, les muscles de la face contractés, jusqu'à ce qu'un nouveau cri violent termine l'effort pénible de la respiration. Quoique les glandes lacrymales aient dès la naissance toutes les conditions anatomiques voulues pour une parfaite sécrétion, les larmes ne commencent à couler au moment des cris que vers le troisième ou le quatrième mois; jusque-là, malgré l'agitation, le malaise, les émotions et la douleur, la sécrétion lacrymale est à peu près nulle.

Les sons vocaux, qui au début de l'existence de l'enfant lui servent à exprimer instinctivement ses sentiments intérieurs, sont bientôt poussés sous l'impulsion de l'entendement que l'exercice et l'éducation des sens et du cerveau ont éveillé. Au cinquième mois environ, l'enfant fait entendre un son laryngé qui n'est pas encore articulé, mais qui est plus qu'un simple cri. Vers le huitième ou le neuvième mois, sa voix augmentant sans cesse, il remue les lèvres à l'imitation de sa mère pour balbutier quelques mots. Ses facultés intellectuelles et affectives, restées obtuses, se révèlent alors par le mode d'expression le plus élevé de la vie de relation, le langage articulé ou la parole, qui résulte du concours des sons produits par les vibrations du larynx, modifiés par leur passage dans les différentes parties du tuyau vocal (pharynx, bouche, fosses nasales), et de l'acte cérébral qui donne aux sons articulés la signification des idées.

L'enfant ne fait d'abord entendre que des voyelles, sons purs traversant librement le tuyau vocal et que l'oreille distingue clairement les unes des autres; il vocalise avant de savoir solfier. Pour former les sons *a*, *à*, *â*, *o*, *ô*, il suffit que la bouche et l'isthme du gosier soient largement ouverts et la cavité buccale plus ou moins allongée: pour produire les sons *ê*, *è*, *é*, *e*, *i*, *eu*, *ou*, *u*, *û*, la langue doit s'appliquer au palais insensiblement de la partie postérieure de ses bords à la pointe, ou au contraire s'abaisser en même temps que les joues, les lèvres et les mâchoires se rapprochent de manière à rétrécir et allonger le tuyau oral. Les voyelles nasales *an*, *in*, *on*, *un*, résultent du retentissement des voyelles simples correspondantes dans les fosses nasales.

La prononciation des consonnes se fait d'une façon pour ainsi dire instantanée : tantôt par des mouvements d'occlusion et d'écartement brusques des lèvres (labiales *p*, *b* ; pour l'*m* les lèvres agissent comme dans l'articulation du *b*, mais avec un retentissement nasal); tantôt par l'application des dents incisives supérieures à la lèvre inférieure, suivie de leur écartement subit (dento-labiales *v*, *f*); tantôt par les contractions des muscles de la langue, les changements de forme et de situation de cet organe mobile par rapport aux parois buccales (linguales antérieures sifflantes *z*, *s*, *j*, *ch*; antérieures muettes *l*, *r*, *t*, *d*, *n* ou *d* nasal; linguales palatines *q*, *g*, *gn*); l'*x* est une consonne composée qui se prononce soit comme *gz*, soit comme *qs*. La conjugaison des voyelles et des consonnes constitue les syllabes, les mots, le langage parlé.

Les premières syllabes que l'enfant articule, à peu près les mêmes dans toutes les langues, fait remarquer M. Longet, sont formées des consonnes labiales *p*, *b*, nasale *m*, et de la voyelle *a*, le son le plus naturel, celui du chant non solfié. Son premier mot est un mot de reconnaissance pour sa mère qu'il désigne. C'est en même temps l'annonce de l'existence individuelle qui doit isoler l'enfant de celle qui l'a élevé et entouré d'amour, le placer de plus en plus en relation avec la nature extérieure, au milieu de laquelle il puisera des sensations nouvelles, des idées, des jugements, et dont l'étude bientôt attentive devra, en multipliant la somme de ses connaissances, développer ses facultés morales, donner à sa volonté un but utile et affermir sa conscience.

TABLE DES MATIÈRES.

CHAPITRE PREMIER.

VITALITÉ ET DÉVELOPPEMENT DE L'ENFANT.

CHAPITRE DEUXIÈME.

RESPIRATION.

CHAPITRE TROISIÈME.

CIRCULATION.

CHAPITRE QUATRIÈME.

DIGESTION.

CHAPITRE CINQUIÈME.

SÉCRÉTIONS.

CHAPITRE SIXIÈME.

NUTRITION ET CALORIFICATION.

CHAPITRE SEPTIÈME.

INNERVATION.

PARIS. — J. CLAYE, IMPRIMEUR, RUE SAINT-BENOIT,

BIBLIOTHEQUE NATIONALE DE FRANCE
3 7531 03287333 4

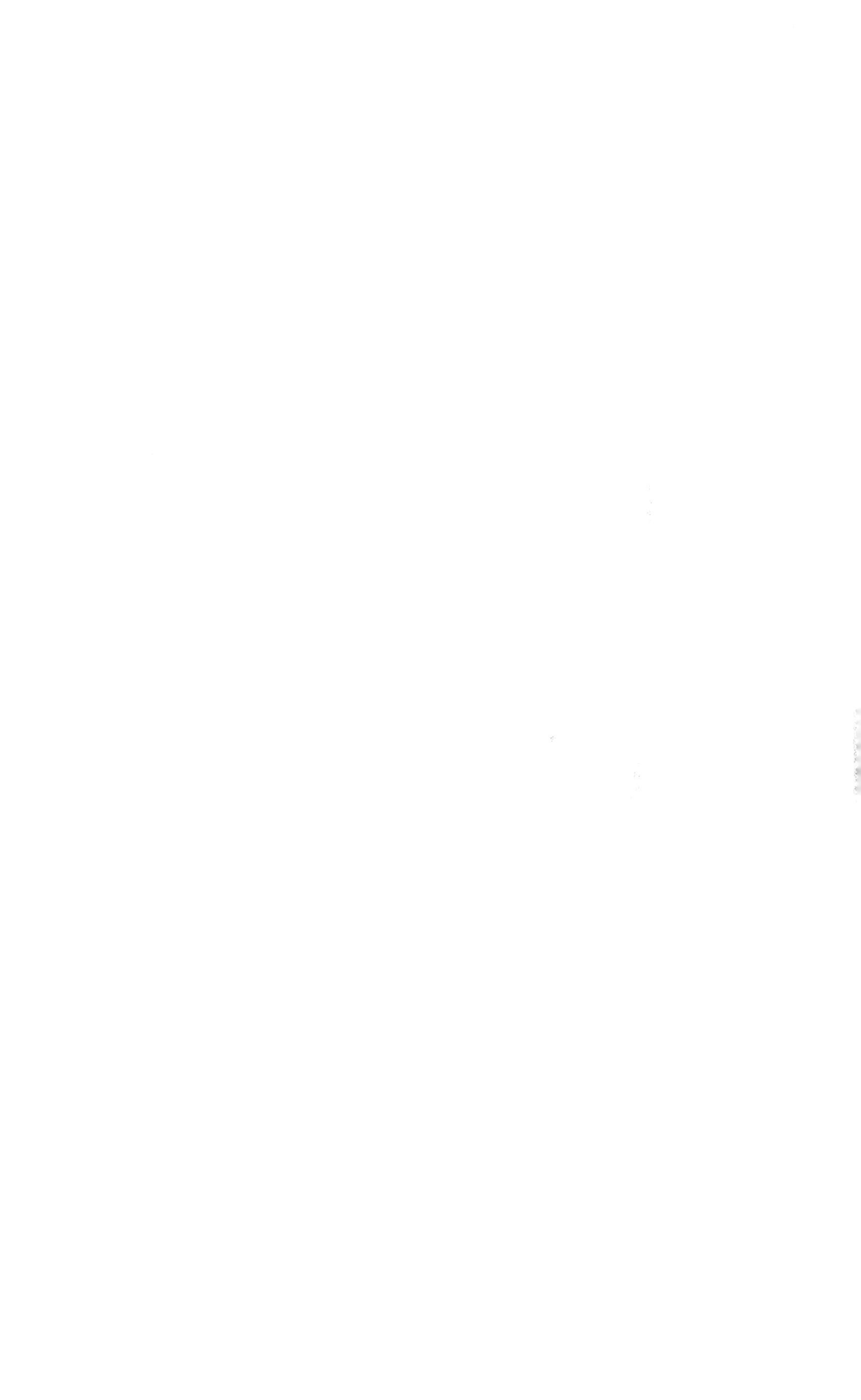

www.ingramcontent.com/pod-product-compliance
Ingram Content Group UK Ltd.
Pitfield, Milton Keynes, MK11 3LW, UK
UKHW012203240726
13966UKWH00002B/554

9 782012 955653